제3판

Medical Tourism

의료관광학개론

이정학 · 이은지 공저

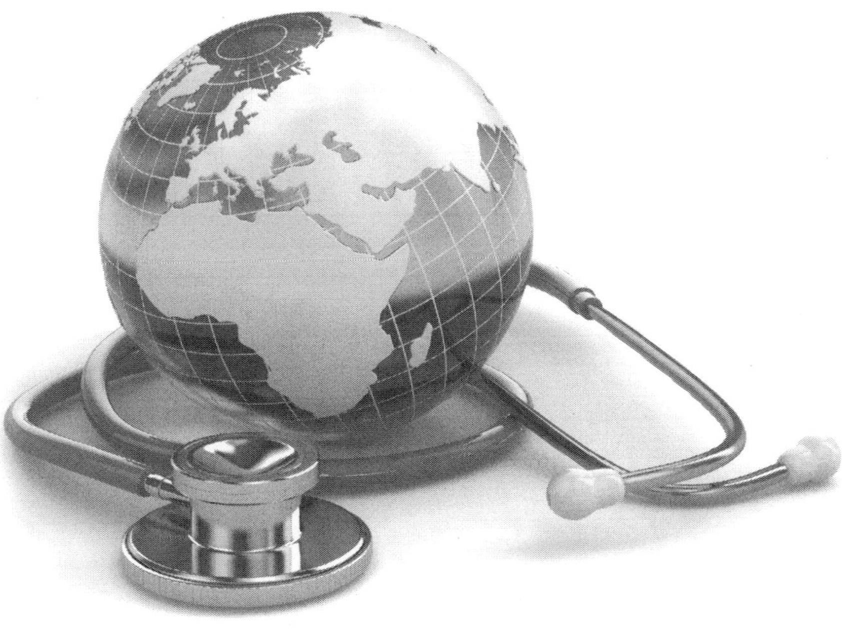

백산출판사

제3판
머리말

의료관광학개론 초판과 2판의 성원에 힘입어 제3판을 출간하게 되있다.

의료관광(medical tourism)산업은 의료와 관광이 융합된 신생산업으로서 1990년대 후반 태국을 비롯하여 2000년대 싱가포르, 인도 등 동남아국가를 중심으로 태동하였다. 의료관광객은 체재일수가 길고, 그에 따른 진료비와 관광수입이 막대하여 외화획득은 물론 고용창출 등 경제적 효과를 톡톡히 누리고 있어 이들 국가들은 의료관광산업을 국가전략산업으로 육성하였던 것이다.

의료관광산업에 대한 국가 간의 경쟁이 치열해지자 우리나라도 부가가치가 높은 의료관광객 유치 경쟁력 강화를 위해 2009년 1월 30일 '외국인환자 유치행위 허용 등'을 골자로 하는 「의료법」 제27조2(외국인환자 유치에 대한 등록 등)를 신설하여 의료관광객 유치 및 알선행위를 허용함으로써 의료관광산업이 본격화하기 시작했고, 2009년 3월 25일 「관광진흥법」 개정 때에는 외국인 의료관광 유치 · 지원 관련 기관에 관광진흥개발기금의 지원근거(동법 제12조의2)를 마련함으로써 해외 의료관광객의 국내 유치 활성화를 도모하고 있다. 또한 의료관광 코디네이터의 질적 향상을 위해 지원자격을 엄격히 규정하고, 공인자격증을 통한 신뢰성과 타당성 및 공정성을 확보하기 위해 '국제의료관광 코디네이터(International Medical Tour Coordinator)'라는 국가공인 자격증이 2013년에 처음으로 도입되었다.

외국인환자를 유치하기 위해서는 국제의료관광 코디네이터와 같은 전문가의 양성은 물론 의료기관과 관광사업체의 서비스 및 고객만족을 위한 다양한 노력이 요구된다. 이를 위해 각 대학에서 의료관광 관련학과 또는 과목을 신설하고 있는데, 이에 즈음하여 본서를 출간하게 되었다. 본서는 의료관광 시대의 조류에 맞추어 이론과 실무능력을 향상시키기 위해 만들었으며, 제3판의 특징은 다음과 같다.

첫째, 혼란스러운 의료관광과 유사개념을 이론화하여 정리하였다.

둘째, 각종 사례 및 용어해설을 통하여 이해를 쉽도록 하였다.

셋째, 의료관광객에게 초점을 두고 외국인 유치 의료기관 및 유치업자와 국제의료관광 코디네이터를 위한 실무적 내용을 중심으로 전개하였다.

넷째, 국제의료관광 코디네이터 자격증 시험과목에 대비하도록 구성하였다. 다만, 시험과목 중 의학용어 및 질환의 이해부분과 보건의료서비스 지원관리과목 중 건강과 질병관리에 대한 부분은 워낙 전문적이고 방대해서 생략했다. 국제의료관광 코디네이터 자격증을 위해서는 이 부분을 별도로 공부해야 할 것이다.

의료관광산업은 인류가 멸망하지 않는 한 계속될 산업이라고 한다. 아무쪼록 본서를 통하여 의료관광 전문인이 양성되고, 의료기관과 관광사업체에 도움이 되기 바란다. 저자는 관광관련 전공교재를 10종 이상 출간하여 시장에서 호평을 받고 있다. 이번에도 백산출판사에서 의료관광 교재를 부탁하기에 펜을 들게 되었는데, 나름 공부를 하였고, 차별화된 내용으로 출간하게 되었지만, 그 판단은 독자의 몫이라고 생각한다.

2023년 5월 서재에서

이 정 학

목차

제11장 | 의료관광마케팅 1 ▸ 261

제12장 | 의료관광마케팅 2 ▸ 291

Medical Tourism

제 1 장 의료관광의 이해

1. 의료관광의 개요
2. 의료관광의 유사개념
3. 의료관광의 유형
4. 의료관광 시스템의 이해
5. 의료관광 발전사

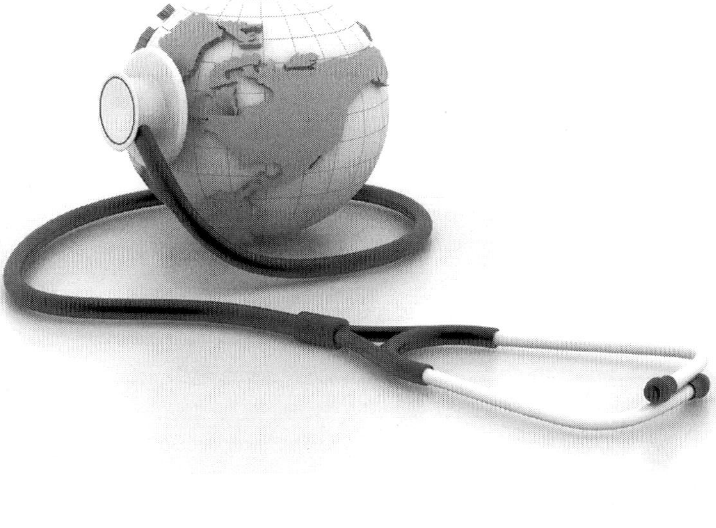

1. 의료관광의 개요

1.1_ 의료관광의 개념

의료관광이란 의료와 관광의 복합어로서 의료(醫療)는 '의술로 병을 고치는 일', 관광(觀光)은 '다른 지방이나 나라의 풍경, 풍물 따위를 구경하고 즐김'이라고 사전적으로 정의되고 있다. 결국 의료관광은 겸목적의 관광형태로서 의료를 목적으로 방문하여 그 전후에 관광을 즐기는 행위하고 할 수 있다. 우리나라 「관광진흥법」 제12조의2(의료관광 활성화)에서는 "의료관광이란 국내 의료기관의 진료, 치료, 수술 등 의료서비스를 받는 환자와 그 동반자가 의료서비스와 병행하여 관광하는 것을 말한다"고 정의하고 있다. WTO(World Trade Organization; 세계무역기구)에서는 의료관광을 보건의료서비스(health services) 교역 중의 하나로 해외 보건의료서비스의 소비라고 규정하고, 유학생에게 제공되는 보건의료교육서비스는 제외된다고 하였다.

우리나라 「관광진흥법」의 의료관광 정의는 국내 의료기관에서 의료서비스를 강조하여 의료관광객 유치목적의 인바운드(inbound) 성격이 강한 반면에, WTO(세계무역기구)의 의료관광 정의는 단지 해외에서 이루어지는 보건의료서비스의 소비라고 강조하여 국제관광의 성격을 띠고 있는데, 결국 양자 모두 의료관광객은 외국인환자를 의미한다고 할 수 있다.

이와 같이 의료관광은 국제관광의 성격을 띠고 있으며, 그 정의는 학자별, 국가별, 기관별로 다양한 실정이다. 의료관광의 명확한 정의를 위해서는 우선 의료의 범위와 관광에 대한 정의를 구체적으로 살펴볼 필요가 있다.

1.2_ 의료의 범위와 기관

1) 의료의 범위

의료의 범위는 현행 「의료법」 제2조(의료인)에서 찾아볼 수 있는데, 여기서 의료인이란 의사, 치과의사, 한의사, 조산사 및 간호사를 말한다. 이들의 임무는 각각 다음과 같이 규정하고 있는데, 결국 의료인의 임무가 곧 의료의 범위라고 할 수 있다.

- 의사는 의료와 보건지도를 임무로 한다.
- 치과의사는 치과 의료와 구강 보건지도를 임무로 한다.
- 한의사는 한방 의료와 한방 보건지도를 임무로 한다.
- 조산사는 조산(助産)과 임부(姙婦) · 해산부(解産婦) · 산욕부(産褥婦) 및 신생아에 대한 보건과 양호지도를 임무로 한다.
- 간호사는 다음 각 목의 업무를 임무로 한다.
  가. 환자의 간호요구에 대한 관찰, 자료수집, 간호판단 및 요양을 위한 간호
  나. 의사, 치과의사, 한의사의 지도하에 시행하는 진료의 보조
  다. 간호 요구자에 대한 교육 · 상담 및 건강증진을 위한 활동의 기획과 수행, 그 밖의 대통령령으로 정하는 보건활동

2) 의료기관

현행 「의료법」은 제3조에서 "의료기관이란 의료인이 공중(公衆) 또는 특정 다수인을 위하여 의료 · 조산의 업을 하는 곳을 말한다"고 규정하고 있는데, 의료기관을 다음과 같이 구분하고 있다.

- 의원급 의료기관(의원, 치과의원, 한의원)
- 조산원(조산사가 조산과 임부 · 해산부 · 산욕부 및 신생아를 대상으로 보건활동과 교육 · 상담을 하는 의료기관을 말한다)

- 병원급 의료기관(병원, 치과병원, 한방병원, 요양병원, 정신병원, 종합병원)

현행 「의료법」은 제27조에서 "의료인이 아니면 누구든지 의료행위를 할 수 없으며, 의료인도 면허된 것 이외의 의료행위를 할 수 없다"고 규정하고 있다. 이는 무면허 의료인과 인가받지 않은 기관에서 발생할 수 있는 의료사고를 예방하고, 궁극적으로는 국민의 건강을 보호하고 증진하고자 하는 데 목적이 있다.

1.3_ 관광의 정의와 관광객의 분류

1) 관광의 정의

일상용어로 사용하고 있는 관광(觀光)의 사전적 의미는 '다른 지방이나 다른 나라에 가서 그곳의 풍경, 풍습, 문물 따위를 구경함'으로 되어 있다. 이와 같이 우리가 일상적으로 사용하고 있는 '관광(觀光)'이란 용어의 어원은 중국 고대국가인 주(周)나라에서 편찬되었다고 하는 『역경』(易經; 周易이라고도 부른다)에 '觀國之光 利用賓于王(관국지광 이용빈우왕)'이라는 표현이 있는데, 여기의 "觀國之光"에서 "觀光"이라는 용어가 유래되었다고 전해지고 있다. 당시 '나라의 빛을 본다'는 관국지광(觀國之光)은 그 나라의 정치·경제·사회·문화 등 백성을 다스리는 정치제도를 살피는 것, 즉 한 나라의 정책과 풍습을 유람하면서 시찰하는 의미로 해석함에는 이론이 없는 것 같다.

한편, 관광의 영어적 표현인 '투어리즘(tourism)'이라는 용어는 1811년에 「The Sporting Magazine」이라는 잡지에 최초로 언급되었다고 옥스퍼드 영어사전(Oxford Dictionary)은 밝히고 있다. Tourism이라는 말은 영어로 '짧은 기간의 여행'을 뜻하는 tour의 파생어이고, tour라는 말은 라틴어의 도르래를 의미하는 tornus에서 유래한 것으로 처음에는 순회여행을 의미했다고 한다. 따라서 tourism은 주유(周遊)를 의미하는 tour에 행동이나 상태 혹은 ~주의(主義) 등을 나타내는 접미어 '-ism'이 붙어 만들어진 말로서, 문맥에 따라서는 관광, 관광대상, 관광사업을 의미하기도 한다. 이와 같은 투어(tour), 투어리스트

(tourist), 투어리즘(tourism) 등의 용어가 일반적으로 사용된 것은 1930년대 이후의 일이라고 한다. 그 후 1975년부터는 모든 국제기구에서 관광의 영어적 표현을 'tourism'으로 통일하였다.

많은 학자의 관광에 대한 정의를 종합하면 관광이 성립되기 위해서는 일탈성, 목적성, 체재성, 소비성, 한시성 등 5가지의 전제조건을 충족시켜 주어야 하는 것으로 나타나고 있다.

일탈성 관광은 거주지나 일상생활권을 벗어난 일탈적 이동이어야 한다. 즉 타 지역으로 출퇴근 및 가사 등을 위한 이동은 일상생활권이므로 관광으로 볼 수 없는 것이다.

목적성 관광은 여행의 목적이 뚜렷해야 한다. 세계관광기구(UNWTO)는 관광의 주목적에 대하여 '만약 그 관광이 없었더라면 이루어지지 않았을 것'이라고 정의하면서 관광의 목적은 '그 여행이 관광으로서의 자격을 가질 수 있는지, 또 여행객이 관광객으로서의 자격을 가질 수 있는지를 결정하는 데 있다고 하였다. 구체적으로 관광의 목적을 ① 상용(business and professional), ② 휴양 · 레저 · 레크리에이션(holiday, leisure and recreation), ③ 친구 및 친척 방문(visiting friends and relative), ④ 교육 및 훈련(education and training), ⑤ 보건 및 의료(health and medical care), ⑥ 종교 및 성지순례(religion/pilgrimages), ⑦ 쇼핑(shopping), ⑧ 타국에서의 교통편 이용(transit), ⑨ 기타(other) 등으로 제시하였다.

체재성 관광은 타 지역 또는 타국에서 체재를 해야 한다. 만약 타 지역 또는 타국에서 체재하지 아니하고 교통수단에 의하여 단지 스쳐 지나간다면 그것은 관광이 아니라는 것이다.

소비성 관광은 숙박 · 음식 · 교통 등에 소비가 수반되어야 하며, 그 소비는 관광지에서 취득한 돈이 아니어야 한다. 즉 무전여행 등은 관광으로 볼 수 없으며, 타 지역이나 타국에서 돈을 버는 행위는 취업이지 관광이 아니라는 것이다.

한시성　관광은 일정 기간 또는 1년 이내와 같이 기간이 한시적이어야 한다. 즉 1년 이상의 장기간 체재 또는 거주지로 돌아올 예정이 아닌 이주 등은 관광으로 간주하지 않는다는 것이다.

따라서 관광이란 "일상생활권을 벗어나 여행의 목적이 뚜렷해야 하고, 여행지에서 체재하면서 그 기간 동안에는 숙박 · 음식 · 교통 · 관람 · 체험 · 쇼핑 등에 소비를 하고, 1년 이내에 다시 거주지로 돌아오는 현상"이라고 정의할 수 있다.

2) 관광객의 분류

세계관광기구(UNWTO; UN World Tourism Organization)에서는 관광객과 비관광객을 다음과 같이 구분하고 있다.

관광객(관광통계에 포함)　관광통계에 포함되는 관광객은 1박 이상 체재자와 당일방문자로 구분하고 있는데, 당일방문자(same-day visitor: excursionist)는 지상에서 숙박을 하지 않는 것으로 규정하였으며, 크루즈 여객, 국경지대를 넘나드는 상인, 그 지역에 비거주하는 항공사 및 크루즈의 승무원 등을 들고 있다. 관광객으로서 1박 이상(24시간) 체재자와 당일방문자는 다음과 같은 여행의 목적이 뚜렷해야 한다.

- 상용(business and professional)
- 휴양 · 레저 · 레크리에이션(holiday, leisure, and recreation)
- 친구 및 친척 방문(visiting friends and relatives)
- 교육 및 훈련(education and training)
- 보건 및 의료(health and medical care)

- 종교 및 성지순례(religion/pilgrimages)
- 쇼핑(shopping)
- 타국에서의 교통편 이용(transit)
- 기타(other)

비관광객 관광통계에 포함되지 않는 비관광객은 다음과 같다.

- 국경을 오가는 근로자(border workers)
- 국경을 오가는 계절적 근로자(seasonal workers)
- 국경을 오가는 단기 근로자(other short-term workers)
- 국경을 오가는 장기 근로자(long term workers)
- 유목민 및 망명자(nomads and refugees)
- 통과여객(transit passenger not entering the economic and legal territory)
- 교통승무원(crews on public modes of transport)
- 이주자(migrants)
- 장기체류 학생, 환자 및 그 가족(long term students and patients and their family joining them)
- 외교관, 영사, 주둔 군인 및 그 가족(diplomats, consular staff, military personnel and their dependants)

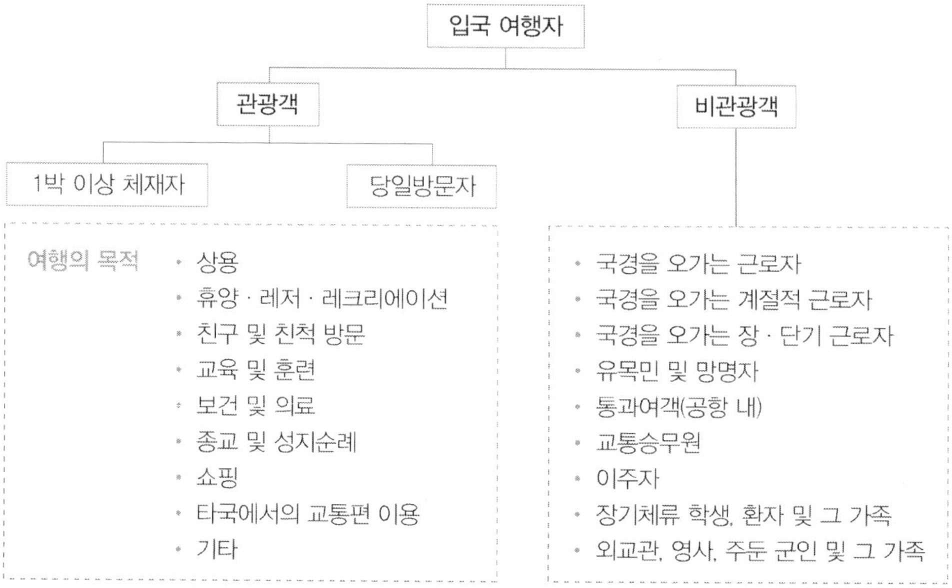

입국 여행자
관광객
비관광객
1박 이상 체재자
당일방문자
여행의 목적
· 상용
· 휴양 · 레저 · 레크리에이션
· 친구 및 친척 방문
· 교육 및 훈련
· 보건 및 의료
· 종교 및 성지순례
· 쇼핑
· 타국에서의 교통편 이용
· 기타
· 국경을 오가는 근로자
· 국경을 오가는 계절적 근로자
· 국경을 오가는 장 · 단기 근로자
· 유목민 및 망명자
· 통과여객(공항 내)
· 교통승무원
· 이주자
· 장기체류 학생, 환자 및 그 가족
· 외교관, 영사, 주둔 군인 및 그 가족

【그림 1-1】 **입국 여행자의 분류**

출처: UNWTO(2008), International Recommendations for Tourism Statistics 2008.

1.4_ 의료관광 용어의 배경과 정의

1) 의료관광 용어의 배경

의료관광(medical tourism)이란 용어가 사용되기 시작한 것은 그리 오래되지 않았다. 초기의 의료관광은 주로 선진국의 환자가 개발도상국에 가서 치료도 받고 휴양을 하는 등의 형태로 시작되었다. 즉 값비싼 자국에서 치료를 받는 것보다, 비교적 의료수준이 높은 개발도상국에서 저렴하게 치료하고, 그 여유 자금으로 현지에서 휴양 및 관광을 즐기는 형태였다. 이러한 의료관광이 사회적 현상으로 대두되자 1990년대 중후반부터 언론에서 다루기 시작하였는데, 영국의 인디펜던트(The Independent, 1996) 신문은 "호텔에서의 관상동맥우회수술 시대 도래"라는 기사에서 주로 보건관광(health tourism)이라는 용어를 사용하였지만, "의료관광(medical tourism)"이란 용어가 1회 등장하여 최초의 사용으로 분석되고 있다(문성민, 2010).

이후 학계에서도 의료관광에 대한 연구가 진행되기 시작했다. 2003년에 헨더슨(Henderson)은 "동남아시아 건강관리관광(Healthcare Tourism in Southeast Asia)"이란 논문을 발표하였는데, 내용 중에 "의료관광(medical tourism)"을 언급하였으며, 2006년 콘넬(Connell)은 논문(Medical tourism: Sea, Sun, Sand and... Surgery) 제목에 최초로 "의료관광(medical tourism)"을 명명하였다. 이후 "의료관광(medical tourism)"이라는 용어가 보편화되기 시작했다.

2) 의료관광의 정의

의료관광의 주된 목적은 의료이며, 그 주체인 의료관광객(medical tourist)은 의료를 전후로 관광하는 외국인을 지칭한다. 내국인이 자국 먼 곳의 의료기관을 찾을 수도 있으나 관광과는 거리가 있기 때문에 의료관광객으로 간주하지 아니하고, 모든 의료관광객 통계에서도 제외된다. 앞에서 언급한 의료(medical)의 범위 및 의료기관과 관광(tourism)의 정의를 바탕으로 의료관광(medical tourism)의 정의를 도출하면 다음과 같다.

> "자국을 떠나 외국의 의료기관에서 의료와 보건지도를 받거나 양호 및 간호 등의 서비스를 받고, 그 전후 여가시간을 통하여 방문국에서 관광행위를 한 후, 다시 거주지로 돌아오는 현상"

여기서 관광행위란 숙박 · 음식 · 교통 · 관람 · 체험 · 쇼핑 등에 소비하는 것을 말한다. 그리고 장기 입원 및 치료를 요하여 1년 이상 머무르는 경우는 관광으로 간주하지 않는다. 이는 세계관광기구가 관광통계를 국제적으로 객관화하기 위하여 관광의 기간을 1년 이내로 한다는 규정에 의한 것이다.

2. 의료관광의 유사개념

2.1_ 의료관광 유사개념의 분석

의료관광과 유사한 개념으로 보건관광(health tourism), 건강관리관광(healthcare tourism), 미용관광 등이 있는데, 혼용되고 있는 실정이다. 결론적으로 보건관광, 건강관리관광, 미용관광 등은 의료관광에 해당되지 않는다. 우리나라의 경우 의료관광객에 대한 통계는 외국인환자 유치 의료기관에서 진료를 받은 외국인환자에 한하고 있다. 따라서 비의료기관에서 행해지고 있는 보건, 건강관리, 미용 등의 관광은 의료관광의 범주에서 제외하고 있다. 다만, 의료관광객이 공식적인 의료기관에서 치료를 받고 겸목적으로 비의료기관의 보건, 건강관리, 미용 등의 서비스를 받았다면 이는 의료관광객에 포함된다. 본서에서는 의료관광 유사개념의 용어를 다음과 같이 정리하고자 한다.

1) 의료와 보건

의료(醫療; medical)는 "의술로 병을 고치는 일"이고, 보건(保健; health)은 "건강을 지키고 유지하는 일"이라고 사전적으로 정의되고 있다. 결국 의료는 병이나 상처를 잘 다스려 낫게 하는 치료(治療; treatment)의 성격이고, 보건은 병을 예방하고, 건강을 유지하고자 하는 성격이라고 할 수 있다. 현행 「의료법」은 제2조 제2항 제1호에서 "의사는 의료(medical)와 보건(health)지도를 임무로 한다"고 규정하고 있는데, 이는 의료와 보건을 구분하고 있는 것이다. 따라서 의료관광(medical tourism)과 보건관광(health tourism)은 구별되어야 하는 것이다.

2) 보건관광과 건강관리관광

'health'는 보건 또는 건강이라고 번역되는데, 보건은 "건강을 지키고 유지하는 일"이며, 건강은 "몸이나 정신에 아무 이상이 없는 상태"를 말한다. 따라서 본서에서는 의료관광의 차원에서 'health'를 '보건'으로 해석하기로 한다. 보건(health)과 건강관리(healthcare)의 차이점은 문자 그대로 영어 케어(care)의 유·무에 있다. 케어(care)는 '돌보다', '관리하다'라는 뜻으로 단순히 병을 예방하고 건강을 유지하고자 하는 보건의 개념에서 나아가 구체적으로 관리하는 것을 의미한다. 그런데 보건에 관광의 요소가 더해지면 그 자체가 건강을 관리하고자 하는 의지가 내포되어 있다는 점에서 건강관리관광과 같은 개념이라고 할 수 있다. 따라서 보건관광(health tourism)과 건강관리관광(healthcare tourism)은 동일한 개념으로서 병을 예방하고 건강을 유지하고 관리하고자 건강검진, 병원에서의 요양 등의 의료요소를 포함하여 자연치유, 보완대체의학 등 비의료기관을 통한 치료를 목적 등으로 여행하는 것을 말한다.

3) 건강관리관광과 의료관광

앞에서 언급했듯이 건강관리(healthcare)는 건강검진, 병원에서의 요양 등 일부 의료의 요소도 포함하고 있다. 그렇다면 의료관광(medical tourism)과 건강관리관광(healthcare tourism)이 일부 상충하게 되는데, 건강관리(healthcare)에 의한 건강검진 및 병원에서의 요양 등 의료의 요소는 자국에서의 행위로서 이것이 관광현상으로 이어지면 건강관리관광(healthcare tourism)이라고 한다. 반면에 의료관광(medical tourism)은 국외에서 자국민의 의료와 관광현상이 이루어지는 것을 말한다. 그래서 의료관광(medical tourism)을 '글로벌 헬스케어관광(global healthcare tourism)'이라고도 한다.

또한 의료관광에서 의료는 공식적인 의료기관에서 의료인으로부터 치료받는 것에 한정하지만, 건강관리관광에는 건강검진 및 병원에서의 요양 등 공식적인 의료 외에 자연치유, 보완대체의학 측면에서의 치료도 포함하는 등 광범위한 개념이라고 할 수 있다. 단지, 건강관리관광(healthcare tourism)은 자국에 한정하여 표현하는 것이다.

2.2_ 건강관리관광의 유형

1) 휴양관광

휴양관광(relaxation tourism)이란 휴양소나 리조트에서 편안히 쉬면서, 지치거나 병든 몸과 마음을 회복하고 활력을 되찾고자 하는 관광을 말한다.

2) 보양관광

보양관광(Recuperation tourism)이란 식도락이 목적이 아니라 건강유지나 회복차원에서 특정 음식이나 보약을 먹기 위한 관광을 말한다.

3) 웰니스 관광

웰니스 관광(Wellness tourism)이란 심신을 단련하여 건강을 유지 · 발전시키고자 하는 목적의 관광형태로서 보다 적극적이고 창조적인 관광의 형태라고 할 수 있다. 웰니스는 크게 신체적 웰니스, 정신적 웰니스로 구분할 수 있다.

신체적 웰니스(physical wellness) 요가, 운동 및 체력관리, 식이요법, 다이어트 관리 등을 통하여 건강한 삶을 유지 · 발전시키는 것을 말한다.

정신적 웰니스(spiritual wellness) 자연, 문화예술 프로그램, 명상, 단, 참선 등을 통하여 건강한 삶을 유지 · 발전시키는 것을 말한다. 정신적 웰니스와 유사한 용어로 힐링이 있는데, 힐링(healing)이란 마음의 상처나 스트레스 등으로 손상된 감정과 마음을 치유하여 온전한 심신의 상태로 회복하는 것을 말한다.

4) 자연 치유관광

자연 속에 함유된 특수한 성분을 통하여 질병의 증상을 완화시키고 건강을 증진시키고자 하는 관광으로서 대표적으로 치유목적의 온천관광, 숲 치유관광(forest therapy) 등을 들 수 있다.

온천관광 온천(溫泉)은 땅속에서 지표 위의 평균 기온보다 높은 온도의 물이 자연히 솟는 샘을 말하며, 법률상으로는 25℃만 넘어가고 유해성분이 없는 물이면 전부 온천으로 분류되고 있다. 과거부터 온천은 기본적인 긴장완화 효과 외에 함유된 성분에 의하여 자연치료법으로 애용되어 왔다. 따라서 온천관광은 이러한 치유의 효험을 얻고자 여행하는 것을 말한다.

숲 치유관광 숲은 아토피는 물론 알코올중독, 주의력 결핍, 과잉행동장애, 인터넷 중독, 우울증 등 정신적인 고통을 받고 있는 사람들에게 도움이 되는 것으로 알려져 있는데, 그 이유는 숲의 '피톤치드'라는 물질 때문이다. '피톤치드(phytoncide)'는 나무가 자라는 과정에서 자신을 보호하려고 내뿜는 물질로 자체에 살균, 살충 성분이 포함되어 있고, 나무가 왕성하게 잘 자라는 초여름부터 가을까지 많이 발산하며, 사람이 피톤치드를 호흡하면 피부와 마음이 맑아져 안정을 가져오며 건강에 좋은 것으로 알려져 있다. 따라서 숲 치유관광은 이러한 치유의 효험을 얻고자 여행하는 것을 말한다.

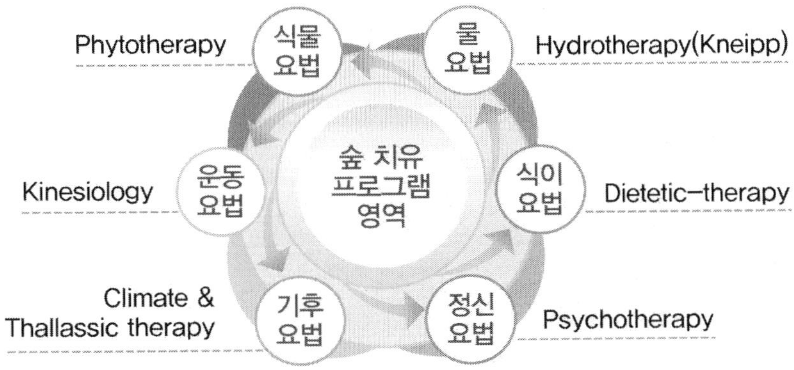

【그림 1-2】 **숲 치유 프로그램의 영역**
출처: 정부대표 블로그 정책공감.

5) 보완대체의학 치료관광

보완대체의학(CAM; Complementary and Alternative Medicine)이란 현대의학의 주류인 서양의학을 정통의학으로 추정했을 때 그 정통의학의 반대되는 개념을 말한다. 즉 아로마테라피(aromatherapy) 등과 같은 민간요법이나 자연요법 등이 이에 속한다.

미국 국립보건원(NIH)의 보완대체의학센터에서는 보완대체의학을 "다양한 범위의 치료철학, 접근방식, 치료법들을 포괄하는 것으로 의과대학이나 병원에서 일반적으로 교육하거나 사용하지 않고, 의료보험을 통해 수가가 지급되지 않는 치료나 진료행위"라고 정의를 내리고, 크게 자연제품(natural products), 심신수련(mind and body practices), 기타 보완건강접근법(other complementary health approaches) 등 3개의 유형으로 구분하고 있다.

표 1-1 미국 국립보건원(NIH)의 보완대체의학 분류

구분	예
자연제품 Natural products	약초, 비타민, 미네랄, 프로바이오틱스
심신수련 Mind and Body practices	침술, 마사지, 명상, 동작요법, 이완요법, 척추교정, 태극권, 기공, 요가, 최면
보완건강접근법 Other complementary health approaches	인도의 아유르베다의학, 전통중국의학, 동종요법*, 자연요법 등

주: *동종요법(同種療法) : 인체에 질병 증상과 비슷한 증상을 유발시켜 치료하는 대체의학.

그런데 우리나라에서는 한의학이 제도권 내의 의학으로서 보완대체의학에 속하지 않지만, 서양에서는 우리의 전통의학인 한방(韓方)의료를 보완대체의학으로 인식하고 있다. 따라서 미국인을 비롯한 서양 의료관광객은 한방의료를 기피하는 경향이 있다. 만약 보완대체의학을 제도권 의학과 함께 사용했을 때에는 보완의학(Complementary Medicine)이라 하고, 제도권 의학을 대신했을 때에는 대체의학(Alternative Medicine)이라고 한다.

결국 보완대체의학 치료관광이란 제도권 내의 의료가 아닌 보완대체의학에 속하는 치료를 목적으로 여행하는 것을 말한다.

용어해설

아로마테라피(aromathérapie)

아로마테라피는 건강증진, 질병예방, 미용 등을 목적으로 향기 나는 식물(Herb)에서 추출한 100% 순수한 정유(Essential oil)를 이용하는 자연치료법으로서 흡입, 입욕, 마사지 등의 방식으로 진행된다. 그러나 아로마테라피는 의료행위가 아니라 일종의 민간요법이라고 할 수 있다.

아로마를 이용한 치료방법은 고대부터 있어 왔다. 아로마테라피(aromathérapie)라는 말은 20세기 프랑스의 화학자 르네 모리스 가트포세(Rene M. Gattefosse)에 의해 만들어진 조어로서, '아로마(Aroma)'는 방향, '테라피(Therapy)'는 치료요법을 의미하는 프랑스어이다. 이것을 영어로 발음하면 '아로마세라피(aromatherapy)'가 된다.

2.3_ 미용관광

미용관광도 종종 의료관광으로 오해되고 있다. 미용은 아름답게 보이기 위해 얼굴, 피부, 머리 등을 다듬고 가꾸는 일로서 보건 및 건강 관리와는 관련이 없으며, 더욱이 의료와는 전혀 관련이 없다. 특히 미용성형수술(cosmetic surgery)은 성형외과 전문의가 담당한다는 점에서 미용과는 구분되어야 하고, 미용성형수술 전후의 관광은 의료관광에 해당된다. 따라서 미용관광이란 비(非)치료적 목적으로 의료인이 아닌 미용사 등으로부터 서비스를 받고, 그 전후를 통하여 관광행위가 이루어지는 것을 말한다. 결국 미용관련 전문인은 의료인이 아니라는 점에서 의료와는 구분되어야 한다.

우리나라의 미용사 자격증은 미용사(일반), 미용사(피부)로 구분되는데, 미용사(일반)는 헤어부분의 자격증, 미용사(피부)는 피부부분의 자격증을 말한다. 흔히 피부미용사, 피부관리사라고 칭하는 것은 미용사(피부)의 자격증을 얻은 사람을 말한다. 따라서 미용사(피부) 즉 피부관리사는 질병이 아닌 피부의 상태를 관찰하여 분석하고, 천연재료나 화장품, 기기와 기구 등을 사용하여 분석결과에 적합한 피부관리 서비스를 제공하는 사람을 의미한다.

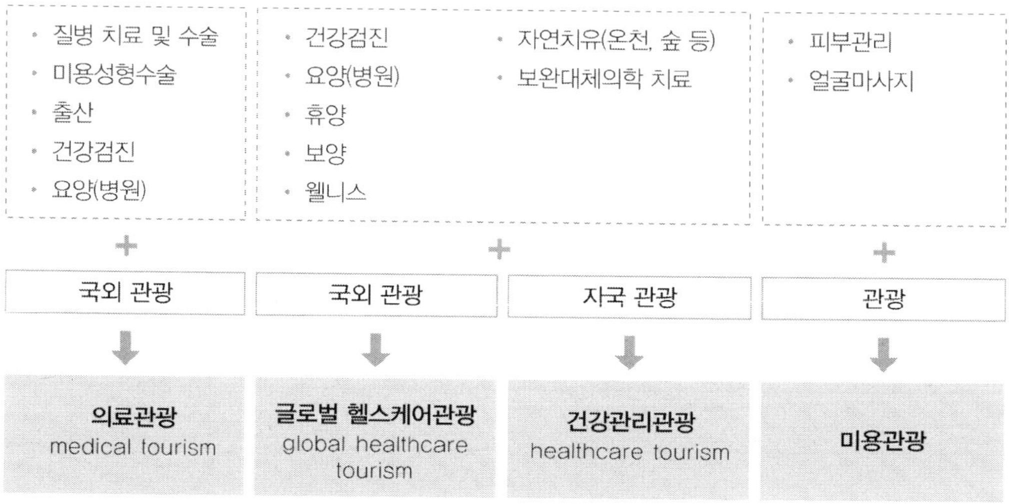

【그림 1-3】 **의료관광 유사개념의 정리도**

3. 의료관광의 유형

3.1_ 진료목적에 의한 유형

1) 질병치료 목적의 의료관광

암을 비롯하여 각종 질병의 치료목적으로 입국하여 그 전후로 관광이 이루어지는 형태로서 비교적 장기간을 요한다.

2) 미용성형 목적의 의료관광

얼굴성형, 쌍꺼풀 수술 등 미용성형의 목적으로 입국하여 그 전후로 관광이 이루어지는 형태로서 비교적 중기간을 요한다.

사례

쁘띠 성형

중국과 일본은 물론 휴양리조트, 간병서비스 등이 발달한 태국이나 싱가포르, 인도 등지에서도 한국의료진의 성형 기술력이 높이 평가되고 있다. 외국인 의료관광객들은 짧은 일정 안에 원하는 부위의 성형수술을 받아야 하기 때문에 회복이 빠르고 간편한 '쁘띠 성형'과 사각턱이나 광대 등의 안면윤곽수술에 비해 수술시간은 물론 회복기간을 줄인 '퀵 안면윤곽'과 같은 빠른 성형을 선호하고 있으며 그중 퀵 안면윤곽술의 귀뒤사각턱축소술, 퀵 광대 축소술은 짧은 수술시간을 투자해 안전하면서도 얼굴 전체적인 입체감을 살릴 수 있어 큰 인기를 얻고 있다.

쁘띠(petit)란 프랑스어로 '작은'이라는 의미이다. 따라서 쁘띠 성형은 '작은 성형'이라는 의미인데, 보톡스와 필러 등을 통하여 원하는 부위에 주사함으로써 간단하게 끝나는 시술을 말한다. 마취 및 회복기간 걱정이 없으며, 시술시간은 10~30분 내외로 무척 짧은 편이고, 바로 일상생활이 가능하다는 장점이 있는 반면에 얼굴이 과도하게 붓거나 마비 등의 부작용이 있을 수도 있다. 시술 전에 미국 FDA(Food and Drug Administration)나 식품의약안전처(MFDS; Ministry of Food and Drug Safety)로부터 안전성을 검증받은 약물인지 확인한 후 시술받는 것이 좋으며, 수술집도의가 성형전문의인지, 해당 의료기관이 안전성을 검증받은 전문 의료기관인지도 확인할 필요가 있다.

3) 건강검진 목적의 의료관광

자신의 건강상태를 체크하고자 입국하여 그 전후로 관광이 이루어지는 형태로서 비교적 단기간을 요한다. 그러나 검진의 결과에 따라 재방문의 가능성이 높은 유형이라고 할 수 있다.

4) 기타의료 목적의 의료관광

환자를 동행하거나 환자를 방문하고자 하는 목적으로 지인들이 입국하거나 기타 의료 관련으로 입국하여 그 전후로 관광이 이루어지는 형태를 말한다.

3.2_ 순수와 복합에 의한 유형

1) 순수 의료관광

치료 및 검진이나 진찰 등 진료의 목적으로 입국하여 의료기관에서 의료인으로부터 그에 대한 서비스를 받고, 그 전후로 관광하는 것을 말한다.

2) 복합 의료관광

치료 및 검진이나 진찰 등 순수 의료관광의 목적에 건강관리(휴양 · 보양 · 웰니스 · 자연치유 · 보완대체의학 치료 등), 미용(피부관리 · 얼굴마사지 등) 등이 복합되어 그 전후로 관광하는 것을 말한다.

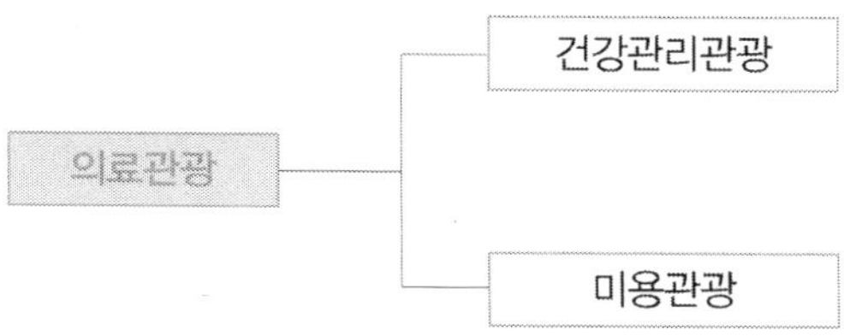

【그림 1-4】 복합 의료관광

4. 의료관광 시스템의 이해

4.1_ 관광시스템의 이해

관광시스템(tourism system)이란 관광현상을 발생시키는 총체적인 구조를 말하는 것으로 관광주체, 관광객체, 관광매체의 기본 3요소에 관광환경이 더해져 4요소로 구성되어 있다. 즉 관광현상이 발생하려면 관광의 주체인 관광객이 있어야 하고, 객체인 관광자원이 있어야 하며, 관광객과 관광자원을 연결시켜 주는 매체, 즉 여행사 · 관광교통 등의 사업체가 있어야 하는 것이다. 그리고 관광주체, 관광객체, 관광매체는 정치 · 경제 · 사회 · 문화 · 기술 · 보건 등의 여러 요인에 의하여 많은 영향을 받게 되는데, 이를 관광환경이라고 하며, 관광시스템의 제4요소로서 의미가 있다고 할 수 있다.

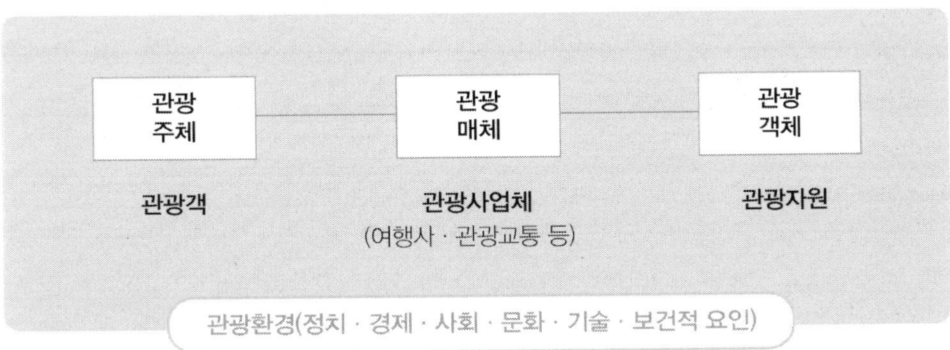

【그림 1-5】 **관광시스템**
출처: Leiper(1979)의 관광시스템이론을 저자가 도식화함.

특히 관광자원(tourist attractions)은 '관광객의 관광욕구를 충족시켜 주거나 관광행동을 유발하게 하는 매력성(attraction)과 신기성(novelty)을 갖춘 유・무형의 관광대상'이라고 정의할 수 있는데, 관광객의 방문을 유도하는 매력물로서 관광객에게 교육적・문화적 가치를 제공할 뿐만 아니라 이를 통한 경제적 가치를 창출하고 있다. 관광자원은 다음과 같이 분류할 수 있다.

4.2_ 의료관광 시스템 요소

1) 의료관광주체

의료관광의 행위자로서 외국인환자를 말한다. 의료관광주체인 외국인환자는 진료의 목적으로 입국하여 관광을 겸하는 자로서 결국 의료관광수요자 또는 의료관광시장이라고 할 수 있다.

2) 의료관광객체

의료관광객의 욕구를 충족시켜 줄 대상으로서 1차 치료목적의 욕구를 충족시켜 줄 수 있는 의료기관 및 의료호텔, 2차 관광목적의 욕구를 충족시켜 줄 수 있는 관광자원을 말한다. 이와 같은 의료기관과 관광자원은 의료관광객의 욕구를 충족시켜 줄 매력성을 지녀야 하고 때로는 개발을 통하여 부가가치를 높일 필요성이 있다.

3) 의료관광매체

의료관광매체는 의료관광주체와 의료관광객체를 원활하게 연결시켜 주는 것을 말하는데, 구체적으로는 「의료 해외진출 및 외국인환자 유치 지원에 관한 법률」 제6조에 따라 등록한 외국인환자 유치 의료기관 또는 외국인환자 유치업자를 말한다. 결국 외국인환자 유치업자는 의료기관을 알선하고, 의료서비스를 원활하게 받도록 도와주며, 그 전후의 관광활동을 보장하는 등 입국에서 출국까지 의료와 관광을 위한 원스톱 서비스 및 코디네이터를 담당하는 업체라고 할 수 있다.

4) 의료관광환경

국내외 정치 · 경제 · 사회 · 문화 · 기술 · 보건적 요인 등에 의하여 의료관광현상에 영향을 주는 것을 말한다. 각 요인별 구체적인 내용은 다음과 같다.

- 정치적 요인 : 방문국의 테러, 전쟁, 의료관광정책, 방문국과의 외교관계 등
- 경제적 요인 : 외국인환자의 소득 증감, 환율문제 등
- 사회 · 문화적 요인 : 외국인환자의 종교, 삶의 질 추구 등
- 기술적 요인 : 교통수단의 발달, 컴퓨터예약시스템, 인터넷 등
- 보건적 요인 : 방문국의 조류독감 등과 같은 각종 질병의 발생 등

4.3_ 의료관광의 이해관계자

의료관광을 구성하고 있는 이해관계자를 그림으로 설명하면 다음과 같다.

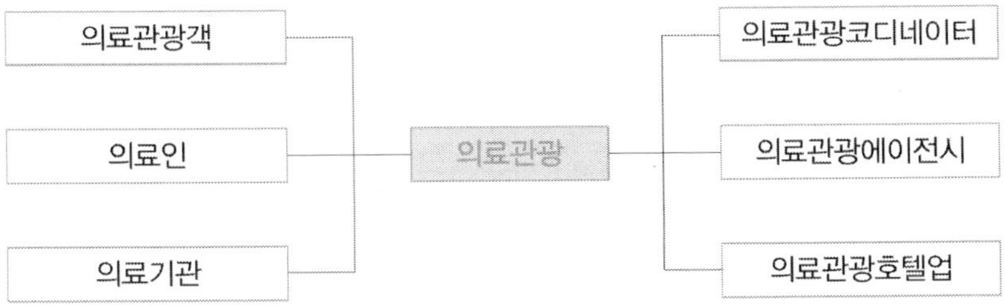

【그림 1-6】 의료관광의 이해관계자

5. 의료관광 발전사

5.1_ 선사시대 의료관광

인간의 질병은 인류의 출현과 동시에 발생하였을 것이고, 처음에는 자연현상 또는 신이 내린 벌로 인식하였을 것이다. 그러나 삶을 영위하는 과정에서 점점 건강하고 오래 살고 싶은 욕망이 생겨 질병의 치료방법을 고민하였을 것이다. 선사시대부터 질병을 치료하려는 의료행위는 있었다. 석기시대에 두개골에 천공하는 장면을 담은 벽화는 주술적인 내용이라는 의견이 있으나, 선사시대에도 수술과 같은 외과치료가 있었다는 것을 알 수 있다(김혜경 역, 2000). 당시의 질병은 신이 내린 벌이거나 잡귀에 의한 것으로 인식하였으며, 병원이나 관광인프라가 전무하였다는 점에서 의료관광의 현상은 발생하지 않은 것으로 추측된다.

5.2_ 고대 의료관광

1) 고대 그리스

고대 그리스(기원전 900년~200년경)에는 치료의 신이라고 불리는 아스클레피우스(Asklepius)의 신전이 있었다. 거기에는 '아스클레피온(Asklepion)'이라는 병원이 있었는데, 기원전 4세기부터 기원후 4세기까지 약 800년 동안 운영된 세계 최초의 병원이라고 할 수 있다. 아스클레피온의 유적은 고대 그리스 식민도시였던 페르가몬왕국(현재 튀르키예; 터키의 새로운 국호)에 아직도 남아 있다. 아스클레피온은 공기와 물이 깨끗하고, 풍경이 수려한 장소에 위치하였으며, 광천수도 솟고 있었다. 치료방법은 물, 진흙, 스포츠, 연

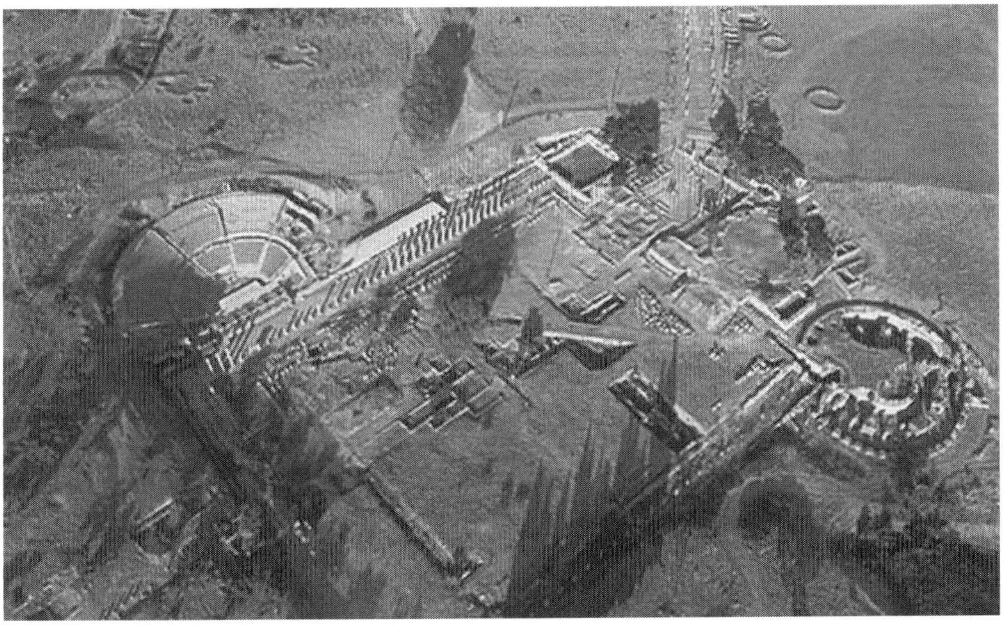

▶ 아스클레피온(Asklepion) 유적지와 복원도

① 성스러운 길
② 도서관
③ 진흙 목욕풀장
④ 신전
⑤ 치료동
⑥ 야외극장
⑦ 지하도
⑧ 샘
⑨ 야외온천
⑩ 북쪽 문
⑪ 화장실
⑫ 대기실
⑬ 단체 숙소
⑭ 서쪽 문
⑮ 남쪽 문
⑯ 숙소

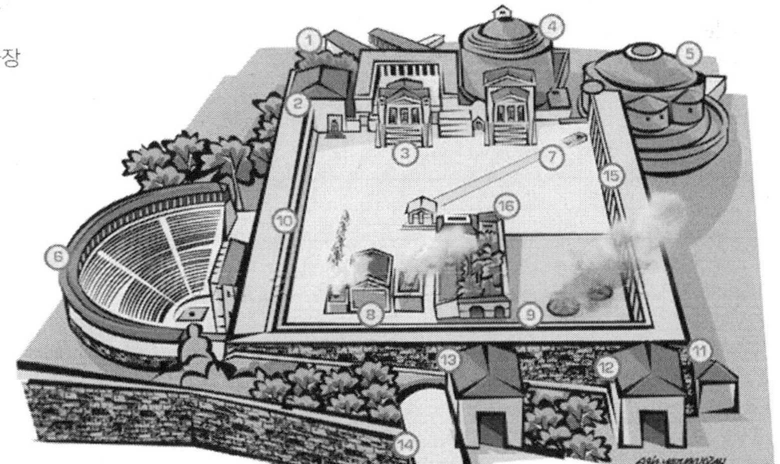

극 그리고 도서관 등이었다. 환자들은 신전 옆 숙박시설에 머물면서 치료를 하였다. 기록에 의하면 발가락을 다친 사람, 맹인, 폐에 화살을 맞아 고생하는 사람 등이 있었는데, 고약 정도만 등장하고, 의술로 고쳤다기보다는 어떤 종류의 목욕이나 운동을 할 것 또는 하지 말 것, 어떤 식품을 먹을 것 또는 먹지 말 것, 연고를 바를 것 등과 같이 다소 추상적으로 병을 낫게 한 것으로 인식하고 있다.

어떻든 일상생활권을 떠나 숙박을 하는 등 치료목적의 여행을 하였고, 다소 원시적이지만 관광행위가 발생하였다는 점에서 최초의 의료관광이라고 볼 수 있다.

질병을 보다 객관적으로 다루고, 치료법에 의한 합리적인 의학이 출발한 것은 기원전 280년경 고대 그리스 의학의 아버지라고 불리는 히포크라테스(Hippocrates)가 『히포크라테스 전서』를 출간하면서부터이다. 당시 환자들이 히포크라테스를 만나기 위해 여행했을 것으로 충분히 상상할 수 있다.

2) 고대 로마제국

고대 로마제국시대(기원전 500년~서기 300년)의 사람들은 귀족과 부유층을 중심으로 자유로운 여행이 활발하였는데, 관광의 동기는 주로 종교, 요양, 식도락 등이었다. 즉 로마인들은 신화에 등장하는 각종 신전을 참배하였고, 그들은 게스트로놈(gastronome; 미식가)이었으므로 각지로 여행을 다니면서 포도주와 함께 맛있는 식사를 즐겼다. 그러나 많은 로마인들은 식도락을 통하여 비만해졌고, 그에 따라 온천 등지에서 요양을 하게 되었는데, 이것이 온천관광의 효시라고 할 수 있다. 특히 시칠리아섬 중에도 리파리(Lipari)섬은 유명한 광천을 통하여 온갖 병마에 고통을 받는 환자들이 건강을 회복하였다는 기록이 있으며, 당시 나폴리의 경우 해안일대에 온통 광천수욕장 건물이 즐비하였고, 로마에서 가장 호화로운 온천관광지였다. 결국 고대 로마시대의 온천관광은 의료관광이라기보다는 건강관리관광이었던 셈이다.

물론 고대 로마제국에도 히포크라테스 이후 최고의 의사로 불리는 갈레노스(Claudius Galenus, 129년~?)라는 유명한 의사가 있었는데, 환자들이 이 의사에게 치료받기 위하여 의료관광했을 것으로 추측할 수 있다.

5.3_ 중세 의료관광

세계사에서 중세는 시기적으로 로마제국 붕괴 이후 4세기 말에서 14세기 르네상스운동이 일어나기 전까지의 약 1000년간을 말한다. 로마제국의 붕괴는 다양한 관광활동의 위축을 초래하였다. 중세사회는 교회를 중심으로 크리스트교 문화가 주류를 이루면서 정치 · 경제 · 사회 전반에 종교적 영향을 받게 되었고, 봉건제도가 자리를 잡았다. 따라서 관광활동은 예루살렘 및 로마 교황청 등지로 성지순례와 같은 종교여행이 주류를 이루었다.

중세 유럽에서 의학은 독자적인 영역이라기보다는 여러 직업군의 부차적인 업무로써 다루어졌으며, 외과치료는 이발사에 의해 이루어지는 경우가 흔했다(강신익, 2007). 결국 중세의 의학은 승의(僧醫)를 중심으로 승원의학(僧院醫學)이 발달하게 되었다. 특히 중세시대에는 "알베르게(Albergue)"라는 순례자를 위한 숙소가 있었는데, 대피소 및 간이 병원 역할도 하였다. 당시 순례자들은 순례과정에서 발생한 질병이나 부상을 알베르게에서 승의(僧醫)로부터 치료를 받았을 것이다. 이와 같이 순례자들은 치료를 목적으로 종교여행을 떠난 것이 아니기 때문에 진정한 의미의 의료관광은 아니라고 할 수 있다. 오늘날에도 알베르게는 스페인 등지에서 여행객들을 위한 호스텔(hostel), 게스트 하우스(guest house)와 같은 숙소의 명칭으로 사용되고 있다.

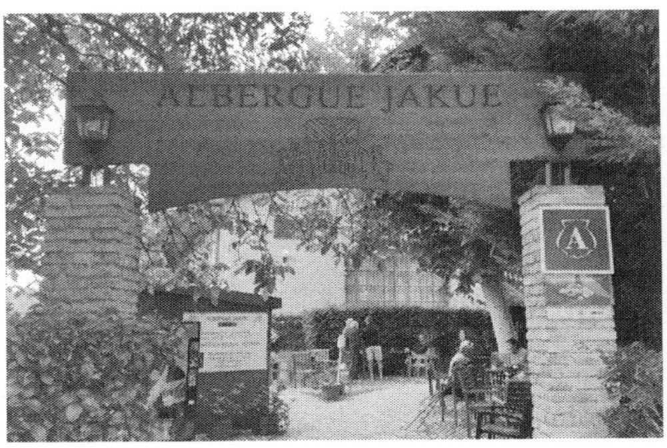

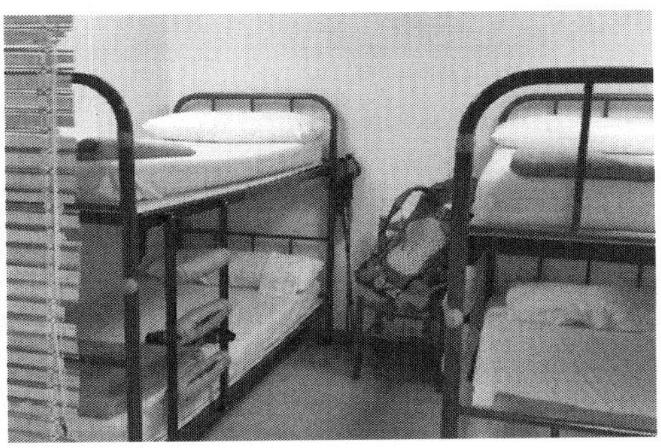

오늘날 스페인의 알베르게(Albergue)

5.4_ 근대 의료관광

르네상스 이후 종교적인 의료가 쇠퇴하고, 과학적 의료가 급속도로 발달하기 시작하였으며, 중세 말기인 1252년 파리대학에서 의사를 양성하기 시작하면서 의료의 인적 인프라가 구축되기 시작하였다. 18세기에 들어 유럽에서는 계몽주의와 자연주의의 영향으로 과학적 방법에 의한 의학연구가 활발히 진행되었고, 각 대학에는 해부학 실험실이 마련되었으며, 당시 지식인에게 인체에 대한 이해는 필수적인 교양이 되었다. 또한 현미경의 발명으로 미생물을 직접 관찰하게 되었고 병원균을 확인하게 되면서 백신의 접종과 같은 전염병의 예방기술이 발전하게 되었다.

한편, 르네상스(문예부흥기)를 계기로 괴테를 비롯한 당시의 저명한 작가와 사상가들이 유럽대륙을 여행하면서 집필한 그들의 작품이 여행의 자극제가 되어 1613~1785년에는 유럽의 귀족 및 문예가들이 지식과 견문을 넓히고자 유럽의 여러 나라를 여행하는 것이 유행이었는데 이를 '교양관광(Grand Tour)'이라고 하며, 이 시기를 '여행의 황금시대(The Golden Age Travel)'라고 일컫는다.

14세기 초에 출간된 마르코 폴로의 『동방견문록』은 동방에 대한 호기심을 자극하였고, 이후 인도항로의 발견, 아메리카 대륙의 발견, 마젤란의 세계 일주 및 포르투갈과 에스파냐를 비롯한 유럽 제국들의 해상을 통한 식민지 건설 등은 국제 간 교류의 활성화를 도모하였다. 그리고 18세기 중반에 시작된 산업혁명은 증기선, 기차 등 교통수단의 발달로 인하여 육상 및 해상 관광여행을 보다 용이하게 하였으며, 대량관광의 발판을 마련하는 계기가 되었다.

1841년 영국의 토마스 쿡(Thomas Cook)은 금주동맹회의에 참가하는 회원을 모아 단체열차관광을 시도하여 성공을 거두었는데, 이 여행은 영리를 목적으로 한 단체할인에 의한 최초의 여행이었고, 여행알선이라는 개념을 도입했다는 점에서 그를 여행업의 창시자라고 부른다. 18세기 중엽 이후에는 관광객을 수용할 호텔들이 들어서게 되는데, 1794년에 건립된 미국의 시티호텔(City Hotel)은 세계 최초의 호텔로 불리게 되었고, 19세기 초 독일의 바덴바덴에 건립된 바디셰호프(Badische Hof) 호텔은 오늘날 개념의 최초의 호텔이었으며, 1829년 미국의 보스턴에서 개관한 170개의 객실 규모의 트레몬트

하우스(Tremont House)는 호텔 건축 및 경영에 대한 모델을 제시하였다.

따라서 근대에는 의학과 관광의 인프라가 본격적으로 갖추어지기 시작하여 의료관광도 태동한 것으로 충분히 추측할 수 있지만, 일부 특권층에 국한되었다는 점에서 사회적 현상으로 추정하기에는 무리가 있다고 할 수 있다.

5.5_ 현대 의료관광

자연과학의 발달로 현대의학은 많은 과학분야와 관련된 학제 간(學際間) 연구가 심화되었고, 엑스선(X-ray) 촬영이 진단을 위한 기술로 도입된 이후 CT(Computerized Tomography; 컴퓨터 단층촬영), MRI(Magnetic Resonance Imaging; 자기 공명 영상) 등과 같은 영상의학 기술 및 장비의 첨단화가 이루어지기 시작했다. 또한 분자생물학과 유전학의 발달은 질병의 원인을 밝혀내는 데 큰 역할을 하였다. 이와 같이 현대의학은 의술뿐만 아니라 다양하고 첨단화된 장비로 인하여 점점 발전하게 되었다.

한편 관광분야도 제2차 세계대전 이후 1952년 제트여객기의 출현 및 관광버스와 자가용 등 교통수단의 대량보급과 함께 대형 호텔에서부터 모텔에 이르기까지 다양한 숙박시설이 등장하여 보다 빠르고, 보다 안락하고, 보다 저렴한 형태의 국내외관광을 할 수 있게 되었다. 또한 매스컴의 발달은 미지의 세계에 대한 관광동기를 자극하였을 뿐만 아니라 다양한 관광정보도 획득할 수 있게 하였으며, 가처분소득 및 여가시간이 증대하는 등 관광환경이 크게 변화하여 대량 또는 대중관광(mass tourism)의 시대를 맞이하게 되었다.

이후 국제 간의 교류는 더욱 확대되었고, 각국마다 외화획득의 수단으로 관광산업을 육성하면서 국제관광이 활성화되었으며, 관광객을 수용하기 위한 관광인프라도 확충되었다. 따라서 2000년대 이후 현대사회에서는 의학과 관광산업의 발전으로 인하여 대중의료관광의 시대를 열 수 있게 되었다.

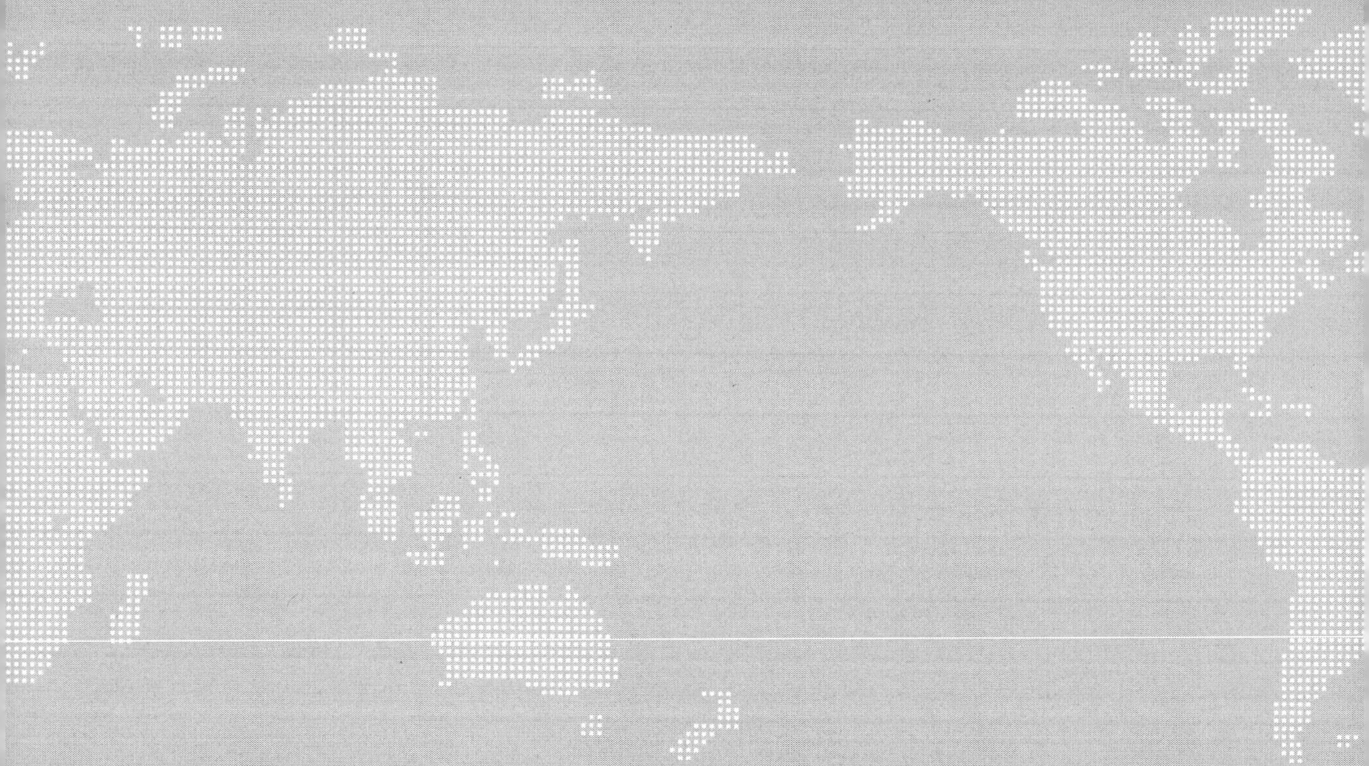

Medical Tourism

Medical Tourism

제 2 장

의료관광산업의 이해

1. 의료관광산업의 개요
2. 세계 의료관광산업

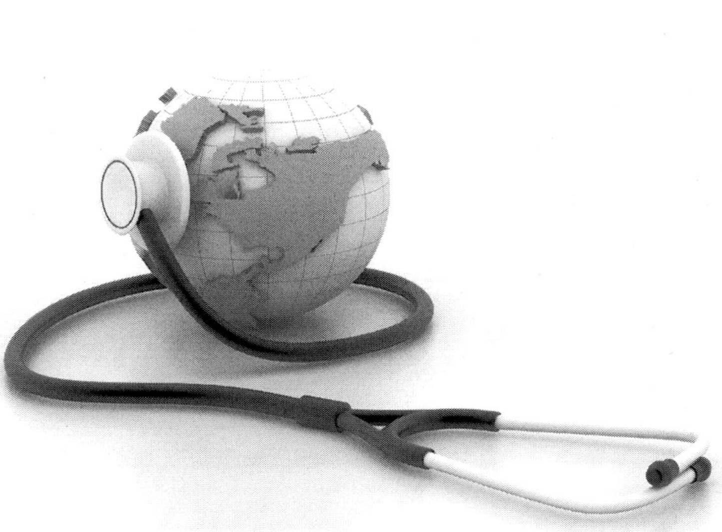

1. 의료관광산업의 개요

1.1_ 의료관광산업의 정의

영국의 경제학자 클라크(C. Clark)는 산업을 크게 1차산업, 2차산업, 3차산업으로 분류하였다. 1차산업은 자연으로부터 자원을 직접 채취하거나 생산활동 과정이 자연환경과 직접 연관된 것으로 농업, 축산업, 어업, 임업, 수산업 등을, 2차산업은 생활에 필요한 재화에 초점을 두고 있는데 광업, 건설업, 공업 등을, 그리고 3차산업은 1차산업이나 2차산업이 생산한 재화의 이동, 소비, 축적과 관련된 것으로 운수업, 금융업, 보험업, 유통업, 도매업, 소매업 등의 서비스업을 말한다.

그러나 클라크가 분류한 산업체계는 1950년대 경제환경에 기준한 것으로서 한계가 있다고 할 수 있다. 즉 오늘날에는 기술의 진보와 산업이 점점 고도화 및 세분화되면서 다양한 업종이 생겨나고, 과거에는 산업으로 인식되지 못한 서비스 업종이 산업화되기 시작했다. 의료관광산업도 신생산업이라고 할 수 있다.

우리나라 한국표준산업분류에서는 산업(産業)을 유사한 성질을 갖는 산업활동에 종사하는 생산단위의 집합이라 정의하고 있다. 여기서 생산단위란 사업체 또는 기업체를 말한다. 따라서 의료관광산업이란 의료의 서비스사업체와 관광의 서비스사업체가 융합된 하나의 산업을 말한다.

1.2_ 의료관광산업의 구조

의료관광이 의료부분과 관광부분이 결합된 형태라는 점에서 우리나라의 담당 행정부처도 이원화되어 각각 관리하면서 상호협조하에 의료관광산업을 육성하고 있다. 즉 의료서비스사업과 관련해서는 보건복지부 관리하에, 외국인환자 유치 의료기관 및 유치업자(agency), 관광서비스사업과 관련해서는 문화체육관광부 관리하에 여행업(외국인환자유치업자 등록), 의료관광호텔업 등이 단위 생산업체들이다.

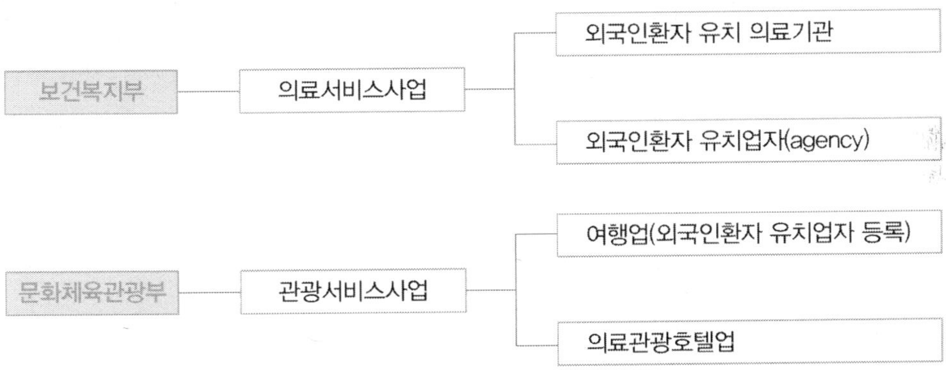

【그림 2-1】 **의료관광산업의 구조**

1.3_ 의료관광산업의 배경

우리나라 의료관광산업은 2000년대 초중반 드라마와 가요 중심의 문화콘텐츠가 동남아시아를 비롯한 중동지역에 확산되어 한류관광이 붐을 이룬 것이 계기가 되어 2000년대 중후반부터 태동하기 시작하였다. 이 시기에는 우리나라 스타들의 외모를 닮고 싶어 하는 미용성형 목적의 의료관광이 주를 이루었다. 물론 국내 의료진의 우수한 의술도 한몫을 하였다.

의료서비스산업에 대한 국가 간의 경쟁이 치열해지자 우리나라도 부가가치가 높은 의료관광객 유치 경쟁력 강화를 위해 2009년 1월 30일 '외국인환자 유치행위 허용 등'을 내용으로 하는 「의료법」 제27조의2(외국인환자 유치에 대한 등록 등)를 신설하여 의료관광객 유치 및 알선행위를 허용하면서부터 의료관광산업이 본격화되기 시작하였다. 이전에는 의료기관 및 의료인이 의료비 할인, 금품 및 교통편의 제공 등 환자를 유치하기 위한 일체의 소개나 알선 및 유인행위 하는 것을 원칙적으로 금지하고 있었다.

이후 의료의 목적이 다변화되면서 의료관광산업은 더욱 활성화되기 시작하였고, 2009년 3월 25일 「관광진흥법」 개정 때에는 외국인의료관광 유치 · 지원 관련 기관에 관광진흥개발기금의 지원근거(동법 제12조의2)를 마련함으로써 해외 의료관광객의 국내 유치 활성화를 도모하고 있다. 또한 2009년 1월 30일 「의료법」 제27조의2(외국인환자 유치에 대한 등록 등)의 신설 등을 계기로 외국인환자 유치행위가 허용된 이래 메디컬비자 도입, 외국인환자 유치 의료기관 및 유치업자 등록제, 의료기관의 숙박업 및 부대사업 인정 등 의료관광 활성화를 위한 다양한 지원정책에 힘입어 오늘날 아시아 주요 의료관광산업 국가로 부상하고 있다.

1.4_ 의료관광산업의 현황

1) 일반적 현황

우리나라 의료관광 경쟁력은 경제협력개발기구(OECD) 34개국 중 19위를 차지하고 있다. 의료시설 장비 2위, 의료서비스 4위, 기술수준 9위이며, OECD 국가 중 상위권으로 경쟁력을 보유하고 있다. 다만, 의료인의 양적 규모인 인적 자원은 31위, 관광산업 성장성은 33위로 최하위권에 머물러 있는 실정이다. 특히 기술수준의 경우 위암, 간암, 대장암, 유방암 등 일부 항목에서 '암 환자 5년 생존율'은 우리나라가 미국이나 캐나다, 일본보다 앞서는 것으로 밝혀졌다(산업연구원, 2013). 또한 OECD 국가의 국민 1인당 CT와 MRI 수는 30개가 안 되지만, 우리나라는 평균을 크게 웃돈다는 것은 의료선진국으로서 인프라와 기술을 확보하고 있다는 증거이기도 하다.

최근 값싼 의료비와 의료기술 수준 향상 등을 배경으로 의료관광목적지로서 신흥국을 선호하는 패턴의 변화로 인하여 아시아에서 외국인환자 유치 경쟁이 치열하게 전개되고 있다. 이로 인해 우리나라는 아시아의 의료관광 선도국인 태국, 싱가포르, 인도 등과 경쟁해야만 하는 상황에 직면해 있다.

특히 의료관광객은 체류기간이 길고, 체류비용이 커서 21세기 고부가가치 관광산업으로 주목받고 있으며, 일자리 창출에도 크게 기여하는 것으로 나타나고 있다.

이와 같은 성장의 배경에는 정부의 지원뿐만 아니라 선진 의료수준과 의료 인프라 및 관광인프라, 그리고 상대적으로 저렴한 요금에 기인하고 있다고 할 수 있다. 정부도 의료관광산업을 '차세대 신성장동력산업'으로 추진하고 있다는 점에서 그 전망은 밝다고 할 수 있다. 의료관광산업의 성장요인은 다음과 같다.

- 세계 각국의 기대수명 연장으로 인한 의료서비스 수요의 증가
- 의료시장 개방으로 인한 의료서비스의 국제화
- 중국의 고령화사회

2) 국적별 의료관광객의 특성

국적별로 진료유형을 살펴보면 미국인들은 검진, 일본인은 한방과 피부, 중국인은 미용·성형, 러시아인은 심혈관·정형외과를 많이 이용하는 것으로 나타났다.

미국인환자 검진과 치과진료를 받는 환자가 많은 것으로 나타났다. 미국은 민영의료보험체제여서 보험에 가입하지 않으면 병원에 가기 어렵고 외국에 나가서 치료하는 것이 더 싸다고 생각하며, 최근에는 우리나라 의료수준이 알려지면서 심혈관 질환 등 중증환자도 늘기 시작했다.

일본인환자 외국인 한방치료의 76%, 피부과 진료의 35%가 일본인 환자였는데, 이들은 관광을 온 김에 한방을 이용한 침술이나 피부미용과 관련한 간단한 주름제거, 미백, 동안(童顔) 시술 등을 많이 받는 것으로 나타나고 있다.

중국인환자 외국인 성형외과 환자의 66%는 중국인환자였다. 한류 영향을 받은 20~30대 젊은 여성이 대부분을 차지하는 것으로 나타났다.

러시아인환자 블라디보스토크 등 극동지역 환자들이 많고, 추운 날씨 때문에 심혈관 질환자와 고관절 · 디스크 등 정형외과 환자가 많은 것이 특징이다. 특히 부산을 찾는 외국인환자 중 러시아인이 35%로 가장 큰 비중을 차지하고 있다.

1.5_ 의료관광산업의 효과

의료관광산업의 활성화는 국내 환자에게는 대기시간이 길어지는 등 다소 불편한 점이 야기되지만, 경제적 · 사회문화적 등의 측면에서 다양한 효과로 인하여 국가차원에서 장려되고 있다.

1) 경제적 효과

외화획득 의료관광목적지로서 우리나라의 경우 의료관광객의 1인당 평균의료비는 186만 원이고, 이들을 통한 1인당 관광수입은 평균의료비의 약 1.3배로 나타나고 있으므로 약 240만 원 정도이다. 따라서 의료관광객 1인당 약 426만 원 정도의 외화를 획득하고 있는 것이다. 이와 같이 의료관광산업은 의료와 관광을 융합하여 시너지효과를 극대화할 수 있는 부가가치가 높은 산업이라고 할 수 있다.

고용창출 및 지역경제 활성화 의료관광객의 유입은 이들을 서비스하기 위하여 의료기관, 외국인환자 유치업체, 관광사업체 등 의료와 관광분야에 고용이 증대될 뿐만 아니라 의료관광객의 지출로 인한 지역의 경제도 활성화된다고 할 수 있다.

낙수효과 낙수효과(落水效果; trickle-down effect)란 경제학적으로 유산자(부유층, 지주, 기업가)의 투자 · 소비가 늘어남으로써 자연스럽게 저소득층의 소득도 나아지게 되는 효과를 일컫는 말이다. 즉 부유층의 경제활동을 촉진함으로써 국가 전체의 부가 증대되고 경기부양이 이루어지는 현상을 말한다. 이와 같이 의료관광객의 지출은 의료와 관광분야의 경제활동 촉진뿐만 아니라, 타 산업의 촉진에도 영향을 미친다는 점에서 낙수효과가 작용하는 것이다.

2) 사회문화적 효과

의료관광의 사회문화적 효과는 다음과 같다.

의료기술의 발달 촉진 의료관광객의 다양한 욕구와 진료는 경험으로 축적되어 의료기술의 발달을 가져다준다.

의료서비스의 국제화 의료관광객의 국제 간 교류는 의료서비스 수준의 국제화를 촉진시켜 의료관광목적지로서 대외 이미지도 제고할 수 있다.

교류확대 및 국제친선 증진 다양한 의료관광객의 유입은 해당 국가와의 교류확대는 물론 국가 간의 상호 이해증진을 통한 국제친선을 도모할 수 있는 것이다.

2. 세계 의료관광산업

2.1_ 세계 의료관광산업 동향

의료관광(medical tourism)은 의료대기시간의 단축, 저렴한 의료비용, 질 높은 다양한 의료기술과 서비스 제공, 요양기간 동안의 쇼핑과 관광 등의 장점을 기반으로 2000년대 이후 최근 몇 년간 싱가포르, 인도, 태국, 말레이시아 등의 아시아 국가와 벨기에, 폴란드, 스페인 등의 유럽국가 및 멕시코, 코스타리카, 브라질 등의 남미국가를 중심으로 급속히 발전해 왔다. 최근 인터넷의 발달과 보급으로 타 국가의 의료시설, 의료서비스의 질, 의료비용 정보를 쉽게 얻을 수 있고 교통의 발달로 여행시간이 단축되었으며 저렴한 의료비용만을 장점으로 하던 아시아권 국가 등의 의료기관의 의료기술과 의료서비스의 현저한 향상은 의료관광시장의 성장을 더욱 촉진시키고 있다(한국보건산업진흥원, 2010).

이와 같이 현재 의료관광 시장은 태국, 인도, 싱가포르, 한국 등 아시아 국가들이 주도하고 있으며, 또 활성화되어 있다. 그 이유는 ① 우수한 의료 인프라, ② 저렴한 진료비용, ③ 원스톱 진료서비스, ④ IT 및 인터넷 시스템의 발달, ⑤ 휴양 및 연계 관광자원 풍부, ⑥ 의료비자 확대, ⑦ 국제인증 병원의 증가 등을 들 수 있다.

세계 의료관광산업의 발전요인으로는 ① 국가 간의 이동 용이 ② 국제적 네트워크의 활성화 ③ 의료서비스의 산업화 ④ 의료기관의 마케팅 노력 등을 들 수 있다.

2.2_ 태국의 의료관광산업

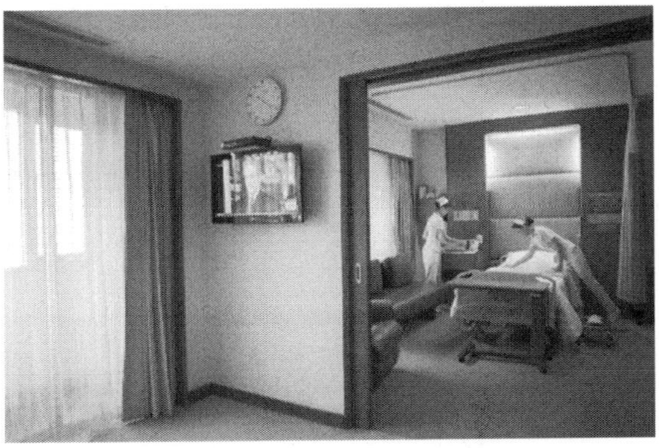

세계 1위인 의료관광이 태국 경제를 지탱하는 주춧돌 중 하나가 되고 있다.

태국은 1990년대 금융위기 극복 방안의 하나로 의료관광산업을 육성하기 시작하여 지금은 세계 의료관광 목적지로서 제1위를 자랑하는 국가가 되었다. 2013년 기준 외국인 환자 유치 수는 180만 명에 달하며, 의료관광의 수입은 전체 관광수입의 10%를 차지하는 것으로 나타나고 있다. 태국을 찾는 의료관광객의 국적은 미국, 호주, 영국, 일본, 인도네시아 등 다양한 편이다. 태국은 국가차원에서 전략적으로 의료관광산업을 육성하고 있는데, 특히 최대 민간병원인 범룽랏 국제병원(Bumrungrad International Hospital)은 동남아시아 최대의 개인병원으로서 매년 200여 개국에서 온 520,000여 명의 환자를 치료하며 태국의 의료관광 분야를 선도하고 있으며, 2002년 아시아 최초로 JCI 인증은 물론, 550병상에 1,000여 명의 의사 수를 자랑하고 있다. 그리고 민간병원과 국영병원을 합쳐 1,200개 이상의 병원에서 주로 성형수술, 피부관리, 치아관리, 라식, 성전환수술, 건강관리 등의 서비스를 제공하고 있다. 또한 태국은 미국 의사면허를 가지고 있는 의사가 500여 명에 이르는 등 국제적 경험이 풍부한 의료진을 보유하고 있는 것도 강점이라고 할 수 있다. 태국의 의료관광 목적지로서의 약점은 잦은 정변을 들 수 있지만, 다음과 같은 강점요인으로 인하여 각광받고 있다.

- 국제적 수준의 의료인프라(JCI 인증병원 등) 구축
- 의료 전문성과 발전된 기술에 비하여 낮은 요금(미국, 호주 등 선진국의 절반 이하)
- 4계절 온화한 기후와 파타야, 푸껫 등의 휴양지
- 태국 전통 마사지 등과 같은 대체의학의 발달

• 리조트, 호텔, 레저 시설 등 관광인프라를 통한 시너지효과 극대화

2.3_ 인도의 의료관광산업

인도를 찾는 의료관광객 국적은 유럽, 미국, 중동, 아프리카 순이며, 주변국가인 아프가니스탄, 방글라데시, 스리랑카의 의료관광객 수도 꾸준히 늘어나고 있는 실정이다. 주변국의 경우 자신의 국가보다 더 진보된 의료혜택을 받기 위하여 인도를 찾는 것으로 나타나고 있다. 의료관광 목적지로서 인도를 선호하는 이유는 다음과 같다.

- 의료 전문성과 발전된 기술에 비하여 낮은 가격과 보험혜택(대부분의 인도 병원은 국제보험 상품에 가입되어 있음)
- 큰 병원을 중심으로 의료관광 지원부서가 개설되어 비자, 통역, 음식, 법률, 입원 후 거주, 관광, 출국 후의 원격의료 등 복합적 의료서비스 편의 제공
- 대부분 영어가 통용되므로, 의사와의 커뮤니케이션, 이질감 완화 등이 주요 매력요인으로 작용함
- IT와 네트워크를 활용한 편리한 서비스
- 선진국 대비 대기시간이 단축(선진국은 수술을 받기 위해 수개월 이상의 대기시간이 소요되는 반면, 인도에서는 동일한 수술을 대기시간 없이 바로 수술 가능)
- 인도의 전통적인 치료요법인 아유르베다(Ayurveda)

용어해설

아유르베다(Ayurveda)

고대 힌두교부터 5000년 역사를 가지고 있는 인도의 전통 테라피로서 일종의 대체의학 치료법을 말한다. 아유르베다 테라피는 천연 약초로 만든 오일을 온몸에 발라 마사지로 몸 안에 스며들게 하여 신경과 근육의 독소를 제거하는 게 핵심이다.

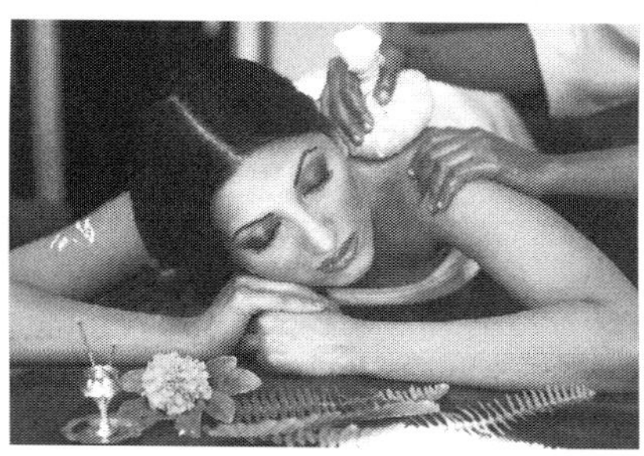

의료관광 목적지로서 인도의 약점은 다음과 같다.

- 세계적으로 통일된 환자진단 기준의 부재
- 각기 다른 후속 식이요법
- 생활 위생
- 안전 문제
- 몇몇 국가들의 복잡한 비자규정
- 후속 치료의 부족 등

2.4_ 싱가포르의 의료관광산업

싱가포르는 일찍부터 국제화된 도시국가답게 서양화는 물론 영어의 공용화, 높은 의료서비스 수준 그리고 지리적 여건과 맞물려 아시아 의료관광의 허브 국가로서 역할을 하고 있는데, 국가차원에서 2001년 의료관광 국가브랜드인 "Singapore Medicine"을 개발하여 의료관광산업을 육성하고 있다. 외국인환자 유치 수는 2006년 55만여 명, 2010년 72만여 명, 2012년에는 약 100만 명에 수입은 약 15억 달러에 이르고 있다. 상가포르를 찾는 의료관광객의 국적은 주변국가인 말레이시아와 인도네시아가 주를 이루고 있으나 미국과 유럽, 남아시아 및 중국 등 다변화되고 있는 실정이다. 태국, 인도, 말레이시아 등의 국가는 경증치료와 관광의 비중이 상대적으로 높은 의료관광상품을 운영하는 데 반하여, 싱가포르는 치료나 수술목적 등 의료의 비중이 상대적으로 높은 의료관광상품을 지향하는 것이 특징이다. 의료관광목적지로서 싱가포르의 강점은 다음과 같다.

- 세계 교통의 요지(항공 접근성 용이)
- 의료관련 콘퍼런스 유치를 통한 선진화 및 국제화
- 다국적 의료인 유치(2013년 기준 전체 의사 1만 1,433명 중 39.7%인 4,539명이 외국 의사면허 소지자. 한국에는 까다로운 절차 때문에 외국인 의사가 40여 명밖에 없음)

- 치안의 안전
- 비자 조건 완화
- 효율적 대중교통 시스템, 다양한 종류의 숙박업소 등 관광인프라 구축

특히 싱가포르 의료산업 자문단에서는 자국의 의료관광 활성화와 경쟁력 강화를 위하여 다음과 같은 5가지 정책을 제시했다.

- 가격투명성 확보
- 가격 경쟁력 강화
- 의사인력의 확보
- 해외환자 입국절차 간소화
- 적극적 해외마케팅

2.5_ 의료서비스산업

1) 의료서비스의 국제화 배경

1995년 세계무역기구(WTO) 체제 출범과 함께 무역 자유화를 위한 다자간 무역규범들을 마련하고 있는데, 상품에 대한 무역규범이 '관세와 무역에 관한 일반협정(GATT; General Agreement on Tariffs and Trade)'이고, 서비스 교역에 대한 다자간 무역규범이 '서비스무역에 관한 일반협정(GATS; General Agreement on Trade in Services)'이다. 특히 GATS는 서비스 전 부문을 망라하여 서비스 교역의 자유화를 위해 만든 최초의 협약으로서 정부당국(지방정부 포함)이 아닌 민간이 제공하는 모든 서비스의 교역에 대하여 각국이 취하고 있는 제한조치를 자유화하는 것을 목적으로 하고 있다.

2) 의료서비스의 공급형태

의료서비스 부분에서 GATS 협정의 대상이 되는 서비스공급의 형태는 ① 국경 간 이동(cross-border), ② 해외소비(consumption abroad), ③ 상업적 주재(commercial presence), ④ 자연인의 이동(movement of natural persons) 등 4가지 모드로 분류하고 있다.

국경 간 이동 의료서비스 제공자와 소비자가 각기 다른 국가에서 서비스를 주고받는 것으로 원격진료 및 처방의 허용이 대표적인 형태이다. 예를 들어 의약품 및 의료기기의 우편 및 인터넷 구매와 처방전의 국제적 인정여부 등을 규정하고 있다. 결국 인력과 자본의 이동은 없고, 서비스의 이동만 가능한 형태이다.

해외소비 환자의 해외진료 및 국내외 의료기관의 환자이송이 가능하며, 해외 원정출산과 같은 의료서비스 및 처방약품, 의료기기 등의 해외원정소비와 이에 대한 공공의료보험의 적용(보상) 등을 규정하고 있다. 즉 소비자의 국가 간 이동형태라고 할 수 있다.

상업적 주재 시장개방의 가장 핵심적인 이슈로 국내 의료시설, 약국, 의약품 도소매업, 복지시설에 대한 외국인 투자로 외국병원, 체인 약국 등이 들어올 수 있다. 즉 수요지에 서비스 공급주체를 설립하여 서비스를 공급하는 형태로서 자본의 이동(투자), 외국 의료기관 설립 등이 발생되는 형태이다. 대표적인 사례가 병원 플랜트 수출이며, 우리나라에서도 지속적으로 증가 추세를 보이고 있다.

자연인의 이동 외국 의료인과 경영자 등의 자연인이 국내에서 의료 서비스 및 경영이 가능한데, 보건 의료인의 자격 및 인력의 국제적 이동문제, 각국의 면허자격증 상호인정문제와 결부되어 있다.

표 2-1 의료서비스 부분 GATS 협정 4가지 모드

공급자의 주재 여부	공급 형태	정의	사례
공급자가 수요지에 주재하지 않음	Mode 1 : 국경 간 이동	인력과 자본의 이동은 없고, 서비스만 공급	원격진료, 자문 등
	Mode 2 : 해외 소비	소비자가 다른 나라에서 서비스 이용	해외진료 및 원정출산 등
공급자가 수요지에 주재함	Mode 3 : 상업적 주재	수요지에 의료서비스 공급 주체를 설립하여 공급	자본의 이동(투자), 외국 의료기관 설립 등
	Mode 4 : 자연인 이동	수요지에 의료서비스 공급 인력 주재	의료인, 경영자 등이 주재

2.6_ 의료산업의 국가경쟁력

1) 포터의 국가경쟁력 모델

포터(Michael Porter)는 국가경쟁력을 국내 산업의 생산성에 의해 결정된다고 하였으며, 국가경쟁력이 높은 국가란 국내 산업이 높은 생산성을 달성하고 이를 계속 향상시킬 수 있는 국내 여건을 조성해 주는 국가를 의미한다고 하였다. 결국 국가경쟁력이란 이러한 국내 여건을 조성하는 능력이라는 것이다. 포터는 국가경쟁력을 결정하는 4가지 근본요소로서 ① 생산요소(factor conditions) ② 내수시장수요(local demand conditions) ③ 관련 및 지원 산업(related and supporting industries) ④ 기업의 전략, 구조 및 경쟁양상(firm strategy, structure and rivalry)을 제시했고, 정부(government)와 기회(chance)라는 2가지 변수를 국가경쟁력에 간접적으로 영향을 미치는 외생변수로 들었는데 이를 다이아몬드 모델로 설명했다.

생산요소 자본과 노동의 질은 단순한 양보다는 중요하며, 한 국가가 경쟁력을 보유하기 위해서는 다른 국가가 쉽게 모방할 수 없는 선진적이고 전문적인 생산 요소를 갖추어야 한다. 특히 질적 우위의 생산요소를 위해서는 연구 개발에 대한 투자가 매우 중요하다.

내수시장수요 내수시장의 크기와 질은 중요한데 이는 내수 소비자가 공급자의 경쟁력을 제고하는 주요 요인이 되기 때문이다. 특히 내수시장의 확장 및 성장속도가 빠르고 포화상태의 정도가 높을수록 기업의 혁신이 더 많이 창출된다.

관련 및 지원 산업 관련 및 지원 산업의 경쟁력이 높을수록 해당 산업의 경쟁력도 함께 높아진다. 즉 자국 지원 산업의 경쟁력이 해외 산업의 경쟁력보다 중요한데 이는 내국 지원 산업이 해외 산업보다 협력 및 연구 성과의 교류 측면에서 용이하기 때문에 해당 산업의 발전에 더 많은 시너지효과를 준다고 할 수 있다. 결국 유관산업 간의 지리적 접근성이 매우 중요하며 특정 산업이 경쟁력을 가지기 위해서는 해당 산업을 중심으로 하는 클러스터(cluster) 형성이 중요하다고 할 수 있다.

기업의 전략, 구조 및 경쟁양상 국내 기업 간의 시장경쟁은 국제 경쟁력의 원천이 되며, 국내에서 세계적 경쟁력을 가진 기업이 있을 때, 후발 주자도 국제경쟁력을 갖추기가 용이하다.

2) 의료산업의 국가경쟁력

앞에서 살펴본 포터의 국가경쟁력 다이아몬드 모델을 의료산업에 적용하면 다음과 같다.

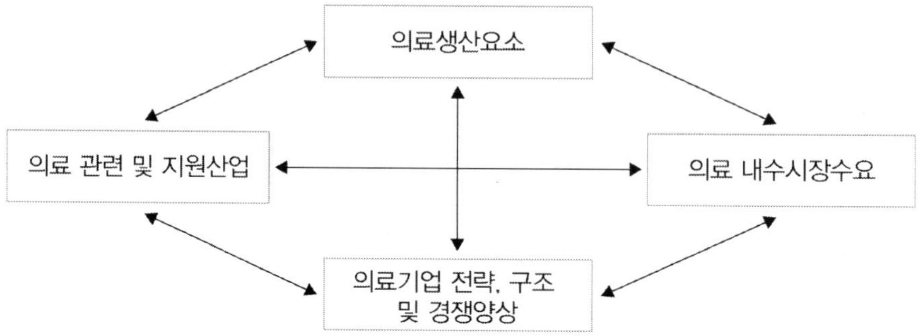

【그림 2-2】 **의료관광산업의 국가경쟁력 모델**

Medical Tourism

제3장

외국인환자 유치업자와 코디네이터

1. 외국인환자 유치업자의 개요
2. 국제의료관광 코디네이터의 개요
3. 외국인환자 유치업자 및 코디네이터의 업무

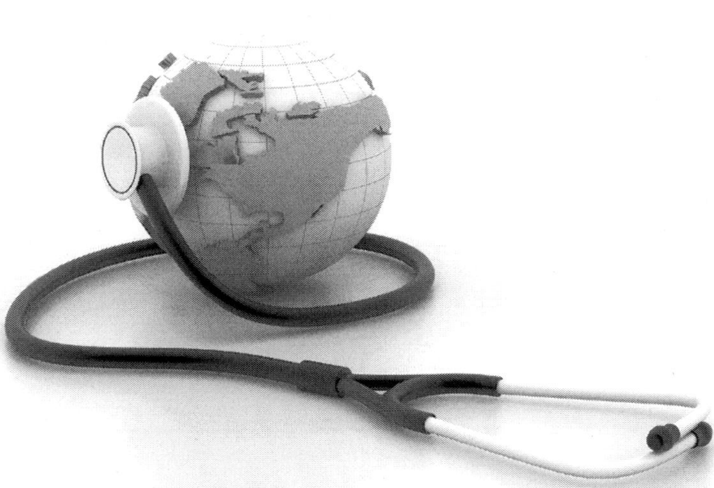

1. 외국인환자 유치업자의 개요

1.1_ 외국인환자 유치업자의 개념

1) 외국인환자 유치업자의 규정

「의료법」에 의한 외국인환자 유치업자를 의료관광 에이전시(agency)라고 한다. 의료관광 에이전시는 의료행위를 직접적으로 실시하지 않고, 의료관광객을 국내병원으로 알선하고, 관광을 비롯한 국내 체류에 있어 필요한 서비스 업무를 제공하는 업체를 말한다. 외국인환자 유치업자는 의료관광 코디네이터나 의료관광 마케터 등을 고용하여 의료관광상품을 개발 및 판매하면서 의료관광객에게 가장 적절한 의료기관을 추천하고, 의료관광객이 만족할 만한 서비스를 받을 수 있도록 지원하는 등 의료와 관광의 욕구를 충족시켜 주는 역할을 한다. 한국보건산업진흥원에서는 외국인환자 유치업자를 다음과 같이 규정하고 있다.

- 영리를 목적으로 의료기관이 외국인환자와 진료계약을 하는 것
- 의료기관 및 유치업자가 타 의료기관에 외국인환자의 진료계약을 알선(주선)하고 대가로 수수료를 지급받는 것(수수료 거래가 없으면 유치행위로 볼 수 없음)
- 숙박알선, 항공권 구매 및 사증발급 대행을 통해 의료기관과 외국인환자의 진료계약을 알선(주선)하는 것
- 외국인환자에게 국내에서 제공하는 제반 비의료서비스(입국에서 출국까지 제공하는 컨시어지 서비스)와 국내외에서 행해지는 외국인환자 유치 의료기관 홍보활동(옥외간판 설치, 외국어홈페이지 개설, 일간지, 책자, 팸플릿 등 외국어 간행물 제작 및 배포 포함)으로 의

료기관과 외국인환자의 진료계약을 알선(주선)하는 것

2) 외국인환자 유치사업 등록제도 의의

외국인환자를 유치하려는 의료기관 및 유치업자에게 일정한 요건을 갖춰 등록하게 함으로써 무분별한 외국인환자 유치행위로 인한 국내 의료시장질서 혼탁화를 방지하고, 외국인환자 유치 과다경쟁으로 인한 공공의료서비스의 질적 저하를 막으며, 미자격 의료기관 및 유치업자의 난립으로 인해 발생할 수 있는 한국의료서비스의 대외 이미지 실추를 방지하기 위해 마련된 제도적 장치이다.

사례

의료관광 발목 잡는 불법 브로커

정부 등록 알선업체가 받는 수수료는 진료비의 10~20%인데, 불법 브로커는 적게는 30%에서 최고 70%까지 수수료를 받고 있다. 불법 브로커와 공생관계인 중소병원들은 비싼 수수료를 내기 위해 진료비를 부풀려 비용을 고스란히 환자에게 부담시키는 실정이다. 불법 브로커를 통한 외국인환자는 수술 이후 재수술이나 의료사고에 대한 피해보상 등에 대해 불법 브로커나 해당 병원에 책임을 지우기가 어렵다.

1.2_ 외국인환자 유치업의 등록기준

「의료법」에 의하면 의료기관이 아닌 외국인환자 유치업자는 보건복지부령에 따라 보증보험, 자본금, 기타 사항의 요건을 갖추어 보건복지부장관에게 등록하도록 하고 있다. 이에 대한 사항은 다음의 「의료 해외진출 및 외국인환자 유치 지원에 관한 법률 시행규칙」 제4조(외국인환자 유치업자의 등록요건)에 구체적으로 언급되어 있다.

「의료 해외진출 및 외국인환자 유치 지원에 관한 법률 시행규칙」
제4조(외국인환자 유치업자의 등록요건)

① 법 제6조제1항제2호에 따라 외국인환자를 유치하려는 의료기관이 가입해야 하는 의료사고배상책임보험 또는 「의료사고 피해구제 및 의료분쟁 조정 등에 관한 법률」에 따른 의료배상공제조합(이하 "의료배상공제조합"이라 한다)은 다음 각 호의 기준을 모두 충족해야 한다. [개정 2022.12.29]

1. 「의료사고 피해구제 및 의료분쟁 조정 등에 관한 법률」 제2조제1호에 따른 의료사고로 인한 손해배상을 내용으로 할 것
2. 연간 배상한도액은 다음 각 목의 구분에 따른 금액 이상일 것
   가. 「의료법」 제3조제2항제1호 또는 제2호에 따른 의원급 의료기관 또는 조산원: 1억원
   나. 「의료법」 제3조제2항제3호가목부터 라목까지에 따른 병원급 의료기관: 1억원
   다. 「의료법」 제3조제2항제3호바목에 따른 종합병원: 2억원
3. 법 제6조제6항에 따른 외국인환자 유치에 대한 등록 유효기간 동안 계속 유지할 것

② 법 제6조제2항제1호에서 "보건복지부령으로 정하는 보증보험"이란 다음 각 호의 기준을 모두 충족하는 보증보험을 말한다.

1. 외국인환자를 유치하는 과정에서 고의 또는 과실로 외국인환자에게 입힌 손해에 대한 배상책임을 보장하는 보증보험일 것
2. 「보험입법」 제4조제1항제2호라목에 따라 금융위원회의 허가를 받은 보험회사의 보증보험일 것
3. 보험금액이 1억원 이상일 것

③ 법 제6조제2항제2호에서 "보건복지부령으로 정하는 규모 이상의 자본금"이란 1억원 이상의 자본금을 말한다. 다만, 「관광진흥법」 제4조 및 같은 법 시행령 제2조제1항제1호 가목에 따라 종합여행업 등록을 한 경우에는 5천만 원 이상으로 한다. [개정 2022.12.29]

1.3_ 유치행위를 할 수 없는 외국인의 범위

「의료법 시행규칙」 제19조의2는 "유치행위를 할 수 없는 국내 거주 외국인의 범위"를 규정하고 있는데, 외국인환자를 유치할 수 있는 대상에서 제외되는 국내에 거주하는 외국인은 「국민건강보험법」 제93조에 따른 가입자나 피부양자가 아닌 국내에 거주하는 외국인을 말한다. 유치행위를 할 수 없는 외국인의 구체적인 범위는 다음과 같다.

첫째, 「출입국관리법」 제31조에 따라 외국인등록을 한 사람이다.

「출입국관리법」 제31조(외국인등록)

① 외국인이 입국한 날부터 90일을 초과하여 대한민국에 체류하려면 대통령령으로 정하는 바에 따라 입국한 날부터 90일 이내에 그의 체류지를 관할하는 사무소장 또는 출장소장에게 외국인등록을 하여야 한다. 다만, 다음 각 호의 어느 하나에 해당하는 외국인의 경우에는 그러하지 아니하다.

1. 주한외국공관(대사관과 영사관을 포함한다)과 국제기구의 직원 및 그의 가족
2. 대한민국정부와의 협정에 따라 외교관 또는 영사와 유사한 특권 및 면제를 누리는 사람과 그의 가족
3. 대한민국정부가 초청한 사람 등으로서 법무부령으로 정하는 사람

다만, 「출입국관리법 시행령」 제12조 및 별표 1에 따른 기타(G-1)의 체류자격을 가진 사람은 제외한다.

- **기타(G-1)**

외교(A-1)부터 결혼이민(F-6)까지 관광취업(H-1) 또는 방문취업(H-2) 체류자격에 해당하지 아니하는 사람으로서 법무부장관이 인정하는 사람

둘째, 「재외동포의 출입국과 법적 지위에 관한 법률」 제6조에 따라 국내거소신고를 한 외국국적동포이다.

「재외동포의 출입국과 법적 지위에 관한 법률」 제6조(국내거소신고)

① 재외국민과 재외동포체류자격으로 입국한 외국국적동포는 이 법을 적용받기 위하여 필요하면 대한민국 안에 거소(居所)를 정하여 그 거소를 관할하는 출입국관리사무소장 또는 출입국관리사무소출장소장에게 국내거소신고를 할 수 있다.

② 제1항에 따라 신고한 국내거소를 이전한 때에는 14일 이내에 그 사실을 신거소(新居所)가 소재한 시 · 군 · 구의 장이나 신거소를 관할하는 지방출입국 · 외국인관서의 장에게 신고하여야 한다.

「재외동포의 출입국과 법적 지위에 관한 법률」 제7조(국내거소신고증의 발급 등) ②항

국내거소신고증에는 다음 각 호의 사항을 적는다.
1. 국내거소신고번호
2. 성명
3. 성별
4. 생년월일
5. 국적
6. 거주국
7. 대한민국 안의 거소 등

1.4_ 외국인등록증 발급

「출입국관리법」상 외국인등록증 발급에 대한 규정은 다음과 같다.

「출입국관리법」 제33조(외국인등록증의 발급)

① 제31조(외국인등록)에 따라 외국인등록을 받은 지방출입국 · 외국인관서의 장은 대통령령으로 정하는 바에 따라 그 외국인에게 외국인등록증을 발급하여야 한다. 다만, 그 외국인이 17세 미만인 경우에는 발급하지 아니할 수 있다.

② 제1항 단서에 따라 외국인등록증을 발급받지 아니한 외국인이 17세가 된 때에는 90일 이내에 체류지 관할 지방출입국 · 외국인관서의 장에게 외국인등록증 발급신청을 하여야 한다.

「출입국관리법 시행령」 제40조(외국인등록 등)

② 체류지 관할 사무소장 또는 출장소장은 외국인등록을 마친 사람에게 외국인등록번호를 부여하고 등록외국인대장에 적어야 한다.

2. 국제의료관광 코디네이터의 개요

2.1_ 의료관광 코디네이터의 개념

2009년 1월 30일 '외국인환자 유치행위 허용 등'을 골자로 하는 「의료법」 제27조의2(외국인환자 유치에 대한 등록 등)를 신설하여 의료관광객 유치 및 알선행위가 허용되면서 의료관광객 유치가 본격화되기 시작하였다. 이에 의료관광객을 전담할 전문인력으로서 국제의료관광 코디네이터(medical tour coordinator)의 필요성이 제기되었다.

의료관광 코디네이터는 외국인환자 유치 의료기관이나 외국인환자 유치업체 등에 근무하면서 의료관광을 목적으로 입국하는 외국인환자를 대상으로 의료서비스 지원과 관광가이드의 역할을 수행하는 사람을 말한다.

2.2_ 국제의료관광 코디네이터의 개념

1) 국제의료관광 코디네이터 자격증 개요

기존의 의료관광 코디네이터는 일정한 기준 없이 교육과정이 다양해지면서 수료자들이 무분별하게 양성되어 수료자들의 질적 논쟁과 처우에 대한 문제가 제기되어 왔다. 이에 의료관광 코디네이터의 질적 향상을 위해 지원자격을 엄격히 규정하고, 공인자격증을 통한 신뢰성과 타당성, 그리고 공정성을 확보하기 위해 '국제의료관광 코디네이터(International Medical Tour Coordinator)' 국가공인 자격증이 2013년 처음으로 도입되었다.

이 자격증 시험을 주관하는 한국산업인력공단에서는 국제의료관광 코디네이터를 "국제화되는 의료시장에서 외국인환자를 유치하고 관리하기 위한 구체적인 진료서비스지원, 관광지원, 국내외 의료기관의 국가 간 진출을 지원할 수 있는 의료관광 마케팅, 의료관광 상담, 리스크 관리 및 행정업무 등을 담당함으로써 우리나라의 글로벌 헬스케어 산업의 발전 및 대외경쟁력을 향상시키는 직무"라고 정의하고 있다.

2) 응시자격 요건 및 시험

국제의료관광 코디네이터 국가자격 시험 응시자격은 다음 중에 하나를 충족시켜야 한다. 국제의료관광 코디네이터 국가자격 필기 및 실기시험에 등에 관한 지세한 내용은 부록에서 언급하기로 한다.

- 보건의료 또는 관광분야 학과의 대학졸업자 또는 졸업예정자
- 보건의료 또는 관광분야 학과의 2년제 전문대학 졸업자 + 관련 분야 실무에 2년 이상 종사자
- 보건의료 또는 관광분야 학과의 3년제 전문대학 졸업자 + 관련 분야 실무에 1년 이상 종사자
- 보건의료 또는 관광분야와 관련 없는 학과의 대학 졸업자 + 관련 분야 실무에 2년 이상 종사자
- 관련 분야 실무에 4년 이상 종사자
- 관련 자격증(의사, 간호사, 보건교육사, 관광통역안내사, 컨벤션기획사 1, 2급) 취득자

2.3_ 국제의료관광 코디네이터의 능력

국제의료관광 코디네이터 서비스는 입국 전 상담부터 출국까지 전 일정을 의료관광객 곁에서 원스톱 서비스(one stop service)를 해준다는 점에서 컨시어지 서비스(concierge service)를 한다고 할 수 있다. 이를 위해 국제의료관광 코디네이터는 ① 상담능력, ② 외국어 능력, ③ 관광가이드 능력, ④ 마케팅 지식과 능력, ⑤ 문화적 지식 및 역량, ⑥ 안전사고 및 의료분쟁처리 능력, ⑦ 의료용어 및 병원시스템에 대한 이해, ⑧ 다문화에 대한 이해, ⑨ 관광상품 및 관광시스템에 대한 이해 등이 요구된다.

3. 외국인환자 유치업자 및 코디네이터의 업무

3.1_ 업무 플로어 차트

일반적으로 외국인환자의 의료관광 프로세스는 사전 상담 및 예약 - 비자 준비 및 출국 – 입국수속 – 병원방문 – 관광 – 결과상담 - 귀국 등으로 이루어진다. 특히 외국인환자 유치업자(agency)는 사실상 의료관광 코디네이터 역할을 한다는 점에서, 외국인환자 유치업자와 의료관광 코디네이터의 업무는 동일시된다고 할 수 있다. 이들의 업무는 크게 사전업무 – 수행업무 – 사후업무 등 3단계로 이루어지는데, 업무 플로어 차트는 다음과 같다.

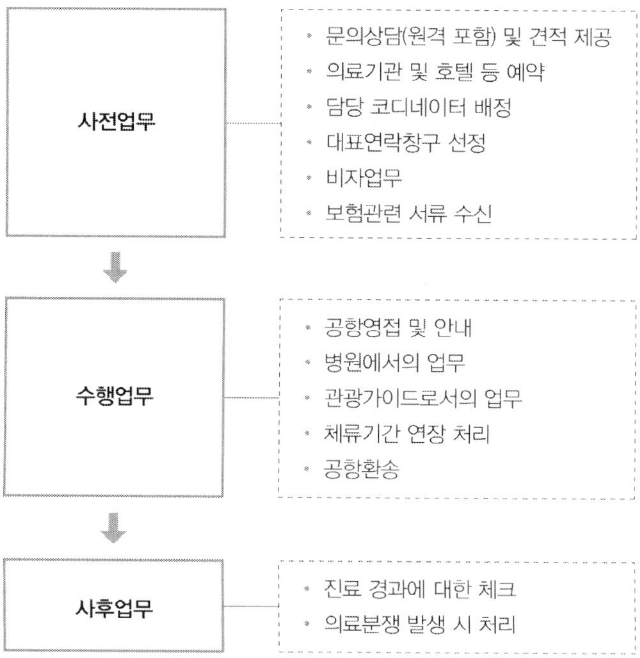

【그림 3-1】 외국인환자 유치업자(코디네이터)의 업무 플로어 차트

이와 같이 외국인환자 유치업자는 상담부터 입국, 의료기관 및 관광안내, 출국, 사후관리 등 의료관광객을 총체적으로 관리한다는 점에서 의료관광객의 입장에서는 원스톱(one-stop) 서비스를 받을 수 있는 장점이 있다. 특히 유치업자는 외국인 의료관광객을 최초로 대면하면서 의료정보와 진료비 등을 상담하고 정보를 제공하기 때문에 의료관광객 유치에 결정적 역할을 한다고 할 수 있다. 의료관광 유치업자는 현지에서 의료관광객을 직접 모객하기도 하고, 해외 현지 유치업자(현지 여행사 및 에이전시)와 협력하여 국내에 유치하기도 한다.

3.2_ 사전업무

1) 상담

의료관광의 첫 번째 절차는 의료관광객과 상담에서 출발한다. 현지 의료관광객은 직접 또는 자국의 에이전시를 통하여 한국의 외국인환자 유치 의료기관이나 유치업자(일반여행업)에게 문의를 하게 되는데, 이때 의료관광 코디네이터가 상담을 하게 된다. 상담과정에서는 각종 정보를 획득하고, 그에 따라 의료관광객의 욕구를 충족시켜 줄 수 있는 의료관광상품의 안내 및 견적을 적절하게 제시해야 한다. 의료관광객의 욕구를 충족시켜 주려면 기초적인 정보의 획득이 중요한데 그 내용은 다음과 같다.

- 의료관광객의 개인정보와 건강상태, 의료 이력 및 기록에 대한 정보를 획득한다.
- 관심을 보이는 진료와 관광상품의 정보를 파악한다.
- 체류일정 및 동행자 여부를 파악한다.

2) 견적제공 및 예약

정보의 획득이 끝나면 곧바로 비용을 산출하여 알려줄 수 없으므로 견적을 제공하게 되는데, 치료계획을 근거로 하여 한국 내 체류일정 및 재원일수, 예상 진료비, 제공 가능한 서비스 등의 내용에 대한 비용이 구체적으로 제시될 수 있어야 한다.

의료관광객의 입장에서는 복수의 견적을 받으려고 하기 때문에 보다 경쟁력 있고 진정성 있는 견적제공이 요구되며, 크게 의료기관과 관광사업체 부분으로 나누어 비용을 산출하고 그것을 종합해서 제시하게 된다.

의료기관 해당 진료에 대한 비용을 의뢰한다. 진료계획안에는 치료일정에 따른 입원일수 및 외래 진료횟수, 치료 전 검사, 예상진료, 부가서비스 등이 고려되어야 하고, 병원의 등급을 포함하여 항목별로 견적을 제공할 수 있어야 한다. 그리고 입국 후 진료과정이나 의사의 소견에 따라 진료비가 변동될 수 있음을 고지해야 한다.

관광사업체 관광일정(교통편, 관광코스, 숙박, 음식 등)에 대한 비용을 의뢰한다. 특히 숙박시설이나 음식은 등급이나 질에 따라 요금의 폭이 크므로 상담과정에서 원하는 등급이나 질이 결정되지 않았다면 구분하여 제시할 필요가 있다. 종종 이 부분을 명쾌히 하지 않아 불평(complaint)이 발생하기도 한다.

기타 공식적인 의료기관과 관광사업체 외에 휴대폰 대여 등 부수적인 부분에 대해서는 비용의 유·무상을 밝힐 필요가 있다.

견적서 제공 후 계약이 완료되면 즉시 견적을 의뢰했던 의료기관과 관광사업체에 해당 부분을 예약하고, 상담과정에서 획득한 의료관광객의 개인정보와 건강상태, 의료 이력 및 기록에 대한 정보를 넘겨준다. 그리고 의료관광객에게는 담당 코디네이터 배정 및 대표연락창구를 선정하여 입국할 때까지의 연락채널을 유지할 수 있어야 한다.

3) 비자업무

외국인환자가 우리나라에서 의료관광을 하기 위해서는 비자가 필요한데, 의료관광객 본인이 자국에서 우리나라 재외공관을 통하여 직접 하거나, 유치업자가 대행하는 방법이 있다.

외국인환자 직접 비자발급　외국인환자 유치기관의 초청을 받지 않고, 국내 의료기관에서 진료 또는 요양할 목적으로 입국하고자 하는 외국인은 한국의 재외공관에 다음과 같은 서류를 제출하여 비자발급 심사를 받아야 한다.

- 사증발급신청서, 여권, 표준규격사진 1매, 수수료
- 국내외 의료기관 또는 요양기관에서 발급한 치료 또는 요양을 소명할 수 있는 병원 진단서, 의사소견서 등 입증자료
- 국내 의료기관 또는 요양기관에서 치료 또는 요양관련 예약 입증자료
- 치료비 · 체재비 등 부담능력 또는 재정능력 입증서류(재외공관별로 주재국 실정에 맞게 지정하여 운영)
- 가족관계 및 간병인 입증서류

외국인환자 유치기관의 비자발급 대행　2012년부터 외국인환자 유치기관으로 등록한 의료기관 및 유치업자는 외국인환자를 초청하려면 법무부 온라인 비자신청 대행 사이트인 휴넷(Hunet)코리아(www.visa.go.kr)를 통해서만 신청이 가능한데, 회원가입을 해야 하며, 첨부 서류는 다음과 같다.

- 사증발급인정신청서, 여권사본, 표준규격사진 1매
- 의료기관에서 발급한 의료목적 입증서류
- 치료 및 체류비용 조달능력을 입증할 수 있는 서류(유치기관이 피초청인에 대하여 신원보증을 하는 경우 제출생략. 단, 유치기관이 외국인환자를 최초 초청하거나 피초청자 중 불법체류자가 다수 발생한 유치기관에 대해서는 치료 및 체류비용 조달능력 입증서류 등 청구 가능)
- 사업자등록증 사본 및 유치기관 등록증 사본(Hunet을 통하여 유치기관으로 등록한 경우 생략)
- 동반가족 입증서류 및 간병인 입증서류(본국 또는 국내 소재 본국 대사관에서 발행한 가족관계 확인서류로서 결혼증명서 · 가족관계기록사항에 관한 증명서 또는 출생증명서 등)

사증발급신청서와 사증발급인정신청서의 구분

- **사증발급신청서**
  외국인환자가 자국에서 직접 우리나라 재외공관에 비자를 신청하는 서류
- **사증발급인정신청서**
  외국인환자 유치업자가 국내에서 비자발급을 대행하여 신청하는 서류

특히 외국인환자 전자사증 발급대상은 외국인환자 유치기관 중 법무부장관이 "전자사증 대리신청기관"으로 지정한 우수 유치기관에서 초청한 외국인환자 및 그 동반자를 말한다. 전자사증이란 해외 우수인력 및 관광객 유치지원 등을 위한 사증발급 절차 간소화의 일환으로 재외공관 방문 없이 온라인으로 사증을 발급받을 수 있는 제도로서 비자발급이 3일 이내로 짧은 편이다. 법무부의 의료관광 전자사증 대리신청기관 지정 기준은 다음과 같다.

- 최근 2년간 5회 이상, 총 50명 이상 의료관광(C-3-3, G-1-10) 사증발급인정서 발급 대리신청을 하였을 것
- 사증발급인정서 발급신청자 대비 동 기간 사증발급인정서 발급불허자, 신규불법체류자, 입국거부자, 재외공관 사증불허자를 합계한 인원의 비율이 20% 미만일 것
- 1년마다 전체 유치기관을 대상으로 지정요건을 재심사하여 매년 7월 중 대리신청기관 재지정

표 3-1 의료관광 비자의 코드 및 종류

세부 코드 및 체류기간	구분	신청자 및 초청자 자격
C-3-3 (단기체류: 90일 이하)	의료관광	〈신청자〉 - 외국인환자 유치기관의 초청에 의해 국내 의료기관에서 진료 또는 요양할 목적으로 입국하고자 하는 환자 - 외국인환자의 간병 등을 위해 동반입국이 필요한 배우자 등 동반가족(직계가족) 및 간병인 〈초청자〉 「의료법」상 외국인환자 유치 의료기관 또는 유치업자로 등록한 자
G-1-10 (장기체류: 1년 이하)		

비자(VISA) 즉 사증은 양날의 칼과 같다. 즉 비자의 발급이 까다로우면 의료관광객이 입국을 꺼리고, 느슨하면 의료관광객을 위장한 불법체류자들이 늘기 때문이다. 이에 비자발급을 담당하는 법무부에서도 적절한 가이드를 제시하고 있는 실정이다.

사증면제제도 국가 간 이동을 위해서는 원칙적으로 사증(입국허가)이 필요하다. 사증을 받기 위해서는 상대국 대사관이나 영사관을 방문하여 방문국가가 요청하는 서류 및 사증 수수료를 지불해야 하며 경우에 따라서는 인터뷰도 거쳐야 한다. 사증면제제도란 이런 번거로움을 없애기 위해 국가 간 협정이나 일방 혹은 상호 조치에 의해 사증 없이 상대국에 입국할 수 있는 제도를 말한다. 외교와 관용여권이 아닌 일반여권으로 우리나라와 사증면제제도를 체결한 주요국으로는 말레이시아(90일), 싱가포르(90일), 아랍에미리트(90일), 카자흐스탄(30일), 태국(90일), 튀르키예(90일), 러시아(60일), 뉴질랜드(90일) 등이다.

4) 보험관련 서류 수신

수술견적서에 의하여 보험 처리할 경우 보험사의 지급보증서를 요청하여 수신하고, 회원 즉 가입 여부를 확인한다.

3.3_ 수행업무

1) 공항영접 및 안내

의료관광객이 공항에 도착하면 그곳에서 영접하고, 입원을 해야 하는 경우에는 공항에서 바로 병원으로 이송시키고, 그렇지 않을 경우 사전에 선택한 숙박시설로 안내하면 된다. 공항영접 시 입국장 앞에서 의료관광객의 이름을 적은 피켓을 들고 미팅할 수 있으나, 인천국제공항 1층 입국장(5번 출구 앞)에 있는 한국관광공사의 의료관광 안내홍보센터를 이용해도 무방하다. 인천국제공항에서는 외국인환자의 입국에 따른 이송방법 등의 서비스를 하고 있다.

2) 병원에서의 업무

의료관광 코디네이터의 병원에서의 주요 역할을 단계별로 나누어 설명하면 다음 표와 같다.

표 3-2 의료관광 코디네이터의 병원에서의 주요 역할

단계	내용
접수	• 개인정보 이용 동의서를 받음 • 의료관광객의 비자 종류와 체류기간 확인 • 보험가입 여부와 가입증명서 확인, 해당 보험사의 지급보증서 확인
입원	• 수술동의서 작성 • 하루에 한 번 이상 환자의 요구사항을 파악하여 병원에 전달 • 휴대폰을 통하여 항상 연락이 가능하도록 조치 • 견적상의 입원일 수가 늘어나지 않도록 관리
검사 및 수술 등	시행 전에 내용과 방법, 부작용 등을 환자의 자국 언어로 준비된 서면자료를 통해 사전에 충분히 고지하고 동의서에 서명하도록 한다.

단계	내용
퇴원	• 진료내역에 대한 자세한 설명과 진료비 납입방법을 상의하여 결정 • 환자의 의무기록과 복용해야 할 약, 추후 관리방법에 대해서는 환자의 자국어로 작성된 서면으로 전달 • 환자의 보험청구 관련 서류 확인 • 환자의 의무기록 및 의사진단/소견서 확인 • 의료기기나 약을 항공기에 가지고 가야 한다면 소견서를 별도로 작성하여 준비 • 거동이 불편한 환자의 경우 앰뷸런스나 이동수단 확인예약

3) 관광가이드로서의 업무

의료관광 코디네이터가 관광가이드로서 역항을 수행하기 위해서는 다음과 같은 지식과 능력을 갖추어야 한다.

- 한국의 역사, 지리, 문화, 관광지 등에 관한 지식 및 해설능력
- 숙박, 교통, 음식점, 쇼핑센터 등 안내
- 위기상황 대처 및 안전 확보
- 통역업무 수행

특정 관광지에 문화관광해설사가 있다면 이를 활용하는 것도 좋은 방법이다. 문화관광해설사란 우리의 문화와 역사, 관광에 대한 소양을 갖추고, 해박한 지식으로 국내외 관광객에게 관광지 및 유적지에 대한 해설을 하여 이해를 도와주는 사람으로서 유명 관광지에 배치되어 있으며, 특정 지역을 관광할 경우 해당 지자체에 문화관광해설사를 요청하면 협조해 준다.

4) 체류기간 처리

의료관광객은 C-3-3(단기체류: 90일 이하)와 G-1-10(장기체류: 1년 이하)의 비자로 방문하는데, 이 기간을 초과하여 치료나 요양이 필요할 경우 체류기간 연장을 신청해야 하는데, 만료 이전에 ① 체류기간 연장허가서, ② 여권, ③ 체류기간 연장 소명자료 등의

서류를 갖추어 해당 지역의 출입국관리사무소 또는 출장소에 제출해야 하며, 법무부장관으로부터 체류기간 연장허가를 받아야 한다(출입국관리법 제25조).

5) 공항환송

의료관광의 일정이 종료되면 의료관광객이 자국으로 출국하게 되는데, 출국을 위한 여권 등의 서류를 확인하고, 출국수속을 도와주는 등 공항에서 마지막까지 서비스에 최선을 다하고, 따뜻한 환송을 해주어야 한다.

3.4_ 사후관리업무

1) 일반적 사후관리업무

의료관광객이 치료 후 자국으로 돌아간 다음에도 사후관리가 요구된다. 이러한 사후관리는 재방문을 유도할 수 있고, 주변에 추천 등의 효과가 나타나기 때문이다. 사후관리의 경로는 E-mail, 서신, SNS, 전화 등이 있으며, 주요 관리사항은 다음과 같다.

- 출국 후 1주일이 지난 시점에서 건강상태를 체크한다.
- 치료효과와 약 복용 후의 반응 등에 대하여 체크한다.
- 문제가 있을 때 주치의에게 물어 개선할 수 있는 방안을 제시한다.
- 추가 약의 처방에 대해서는 주치의와의 상담 후 처방을 받아 배송한다.
- 약값과 배송비용, 그리고 지급방법에 대한 상세한 안내를 제공하고, 배송은 입금 확인 후에 하는 것을 원칙으로 한다.

2) 의료분쟁처리

만약 부작용 및 의료사고 발생 시 보험사 및 의료기관 등과 협조체계를 구축하여 이에 대한 신속하고 명확한 대응이 이루어질 수 있도록 한다. 의료분쟁처리는 사법적 처리와 비사법적 처리로 구분할 수 있다.

비사법적 처리 의료사고 및 불편사항으로 분쟁이 발생했을 경우 1차적으로 비사법적 처리기관인 한국의료분쟁조정중재원 또는 한국소비자원에 도움을 요청한다. 중재원에서는 의료서비스 과정에서 겪은 의료사고와 관련한 기초적 상담부터 고액의 중상해 · 사망사고에 대한 손해배상 사건까지 포괄적인 의료분쟁해결 역할을 수행하며, 소송 전 단계에서 기초상담 및 법률상담과 조정역할 등을 담당하고 있다. 그러나 중재원은 외국인 전담 상담기관이 아닌 만큼 사전에 사건 배경과 현재 상황 및 문제점 등에 대한 자료를 사전에 준비해 두어야 한다.

사법적 처리 비사법적 처리로 해결이 안 되면 결국 민사소송이나 형사소송을 제기해야 한다.

3) 리스크 관리

의료관광 코디네이터는 의료관광객과의 최초 상담에서부터 입국 및 출국까지 전 일정을 관리하게 되는데, 이 과정에서 다양한 리스크가 발생할 수 있다. 따라서 리스크를 사전에 예방하기 위해서는 다음과 같은 리스크 관리 체크리스트에 의하여 점검해야 한다.

표 3-3 **코디네이터의 의료분쟁 리스크 관리 체크리스트**

진행일정	위험요인	내용
최초상담	사전정보 오류로 인한 분쟁	의료관광객의 국적, 성별, 나이, 병력, 재정상황 등 체크
		입국비자 필요시 비자유형은 확인하였는가?
		현재 진료현황 자료는 확인하였는가?(의료관광객 국적병원의 진단서 등)
		환자진료 설계범위는 확정하였는가?(진료요청 기간, 진료범위, 질병여부에 따른 추가진료 사항, 진료기간, 재조정 등)
		전염병 예방접종 및 관련서류를 확인하였는가?

진행일정	위험요인	내용
		(안전사고 발생 시 책임범위 확인) 환자가 가입한 보험의 범위는 확인하였는가?
		입국에 필요한 준비사항은 충분히 설명하였는가?
		예상치 못한 추가병력 발견 시 진료기간 연장 및 상호 조정사항에 대해 확인하였는가?
		사고 발생 시 상호 책임범위 및 분쟁해결 방안에 대해 협의하여 진료계약서에 반영하였는가?
	통역오류로 인한 분쟁	의료관광객 국적별 통역 가능한 코디네이터였는가?
		코디네이터의 통역내용은 상담일지에 작성하였는가?
		의료관광객에게 코디연락처를 정확하게 전달하였는가?
		상호연락처가 변경되었을 경우 올바르게 수정 후 변경사항을 교류하였는가?
		상담 시 안내매뉴얼은 구비되어 있는가?(영어, 일어, 중국어 등 최소 3개 언어정비 필요)
상담내용 분석 및 비용산출	상담내용 분석 오류	상담내용에 대해 국제진료 담당자와 정확히 논의 후 분석하여 프로세스를 설계하였는가?
		알레르기 유무, 식사 주의사항 등 환자 특이사항을 올바르게 체크하였는가?
		과거병력은 상세히 체크하였는가?
		현재 복용 중인 약물은 체크하였는가?
	비용산출 오류	세부진료 내용별 검사항목, 투약 여부(양약/한약), 옵션 사항 등 의료관광객의 요청사항을 올바르게 반영하여 전체 치료비용을 산출하였는가?
		예상 진료비용을 에이전시 및 의료관광객에게 미리 설명하였는가? (의료관광객 개인부담이 될 경우 준비가 필요)
	체류자격 및 비자기간 체크오류	비자가 필요한 국적을 가진 의료관광객의 경우 비자발급 및 기간은 체크하였는가?
		만료 7일 전일 경우 담당의사 소견서 및 체류연장 신고서는 제출하였는가?
		체류자격에 따라 조치계획을 수립하였는가?

<table>
<tr><th>진행일정</th><th>위험요인</th><th>내용</th></tr>
<tr><td rowspan="3">예약</td><td>진료설계 오류</td><td>진료설계(진료범위, 절차, 기간, 비용산정 포함) 완료 후 예약확인서를 발급하였는가?</td></tr>
<tr><td rowspan="2">대사관과의 분쟁</td><td>입국비자를 위해 대사관에서 요청한 사전 필요서류를 확인하였는가?</td></tr>
<tr><td>대사관 요청서류를 충족하여 제출하였는가?</td></tr>
<tr><td rowspan="2">입국</td><td rowspan="2">진료불가</td><td>필요서류를 구비하였는가?</td></tr>
<tr><td>입국비자 종류를 확인하였는가?</td></tr>
<tr><td rowspan="6">교통편의 제공</td><td rowspan="6">안전사고</td><td>의료관광객 입국, 출국 시 교통편의 제공이 옵션사항인가?</td></tr>
<tr><td>공항픽업은 누가 할 것인가?(업체위탁 여부 결정)</td></tr>
<tr><td>업체위탁할 경우 계약체결은 적정한가?</td></tr>
<tr><td>안전사고 예방을 위한 주의사항은 충분히 설명하고 계약 체결 시 반영하였는가?</td></tr>
<tr><td>사고보험의 외국인 보장 여부는 확인하였는가?</td></tr>
<tr><td>사고발생 시 보고체계 및 대응조치는 수립되어 있는가?</td></tr>
</table>

출처 : 한국관광공사(2014), 2013 한국의료관광총람.

Medical Tourism

Medical Tourism

제 4 장

외국인환자 유치 의료기관의 이해

1. 병원의 개요
2. 외국인환자 유치 의료기관과 메디텔
3. 외국인환자와 의료커뮤니케이션

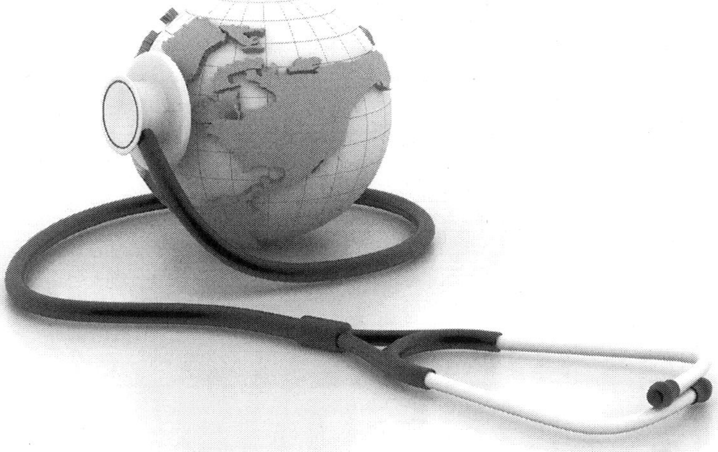

1. 병원의 개요

1.1_ 병원의 정의와 기능

1) 병원의 정의

라틴어 호스페스(hospes)는 이방인, 외국인 등 손님을 보호해 주는 일종의 숙소(수용소)라는 의미이다. 호스페스(hospes)에서 파생된 단어 호스피티움(hospitium)은 환대(hospitality)라는 뜻인데, 이방인, 외국인 등 손님을 환영하여 친절하게 영접하는 숙소(수용소)를 의미하였다. 여기서 병원(hospital), 호텔(hotel), 호스텔(hostel)이라는 단어가 파생되었다. 결국 병원(hospital)은 질병으로 인하여 고통받는 사람들을 환대하여 수용하는 시설을 지칭하게 되었다.

오늘날 병원은 질병을 앓는 사람들을 수용하여 병을 고쳐주기 위한 시설을 갖춘 곳이라는 일반적 개념 외에 지역사회 주민의 보건 등 그 기능이 확대되어 의료기관이라 지칭하고 있다.

2) 병원의 기능

세계보건기구(WHO; World Health Organization)는 병원의 기능에 대하여 “지역사회 주민들에게 치료와 예방을 포함한 총괄적인 의료를 서비스하고, 외래진료에 있어서는 가족의 건강증진뿐만 아니라 가정의 환경 개선까지도 담당하며, 아울러 보건의료 종사자들의 훈련과 생물 · 사회적인 연구를 수행한다”고 하여 사회적 기능과 의료적 기능을 종합하여 정의하고 있다.

3) 병원의 보건의료체계 자원

병원의 보건의료체계 자원은 ① 인력(의사, 약사 간호사, 의무기사, 보건교육사, 행정요원 등), ② 시설(병실, 수술실, 응급실, 재활시설, 혈액원, 약국 등), ③ 물자(의료장비, 약품, 소모품 등), ④ 의료기술과 지식 등으로 구성되어 있다.

1.2_ 의료기관의 종류

우리나라 「의료법」 제3조에서 병원 즉 의료기관을 "의료인이 공중(公衆) 또는 특정 다수인을 위하여 의료 · 조산의 업(의료업)을 하는 곳"이라고 정의하면서, 의료기관을 크게 의원급 의료기관, 조산원, 병원급 의료기관으로 구분하고 세부사항을 규정하고 있다.

1) 의원급 의료기관

의사, 치과의사 또는 한의사가 주로 외래환자를 대상으로 각각 그 의료행위를 하는 의료기관으로서 그 종류는 ① 의원, ② 치과의원, ③ 한의원 등이다.

2) 조산원

조산사가 조산과 임부 · 해산부 · 산욕부 및 신생아를 대상으로 보건활동과 교육 · 상담을 하는 의료기관을 말한다.

3) 병원급 의료기관

의사, 치과의사 또는 한의사가 주로 입원환자를 대상으로 의료행위를 하는 의료기관으로서 그 종류는 ① 병원, ② 치과병원, ③ 한방병원, ④ 요양병원, ⑤ 정신병원 ⑥ 종합병원 등이다. 종합병원의 구체적인 기준은 다음과 같다.

1. 100개 이상의 병상을 갖출 것
2. 100병상 이상 300병상 이하인 경우에는 내과 · 외과 · 소아청소년과 · 산부인과 중 3개 진료과목, 영상의학과, 마취통증의학과와 진단검사의학과 또는 병리과를 포함한 7개 이상의 진료과목을 갖추고 각 진료과목마다 전속하는 전문의를 둘 것
3. 300병상을 초과하는 경우에는 내과, 외과, 소아청소년과, 산부인과, 영상의학과, 마취통증의학과, 진단검사의학과 또는 병리과, 정신건강의학과 및 치과를 포함한 9개 이상의 진료과목을 갖추고 각 진료과목마다 전속하는 전문의를 둘 것

② 종합병원은 제1항제2호 또는 제3호에 따른 진료과목(이하 이 항에서 "필수진료과목"이라 한다) 외에 필요하면 추가로 진료과목을 설치 · 운영할 수 있다. 이 경우 필수진료과목 외의 진료과목에 대하여는 해당 의료기관에 전속하지 아니한 전문의를 둘 수 있다.

특히 상급종합병원의 지정은 다음과 같다.

1. 보건복지부령으로 정하는 20개 이상의 진료과목을 갖추고 각 진료과목마다 전속하는 전문의를 둘 것
2. 제77조제1항에 따라 전문의가 되려는 자를 수련시키는 기관일 것
3. 보건복지부령으로 정하는 인력 · 시설 · 장비 등을 갖출 것
4. 질병군별(疾病群別) 환자구성 비율이 보건복지부령으로 정하는 기준에 해당할 것

1.3_ 진료내용에 따른 병원의 분류

1) 일반병원

일반적인 질병을 치료하는 병원을 말한다.

2) 특수병원

정신병원 · 결핵병원 · 나병원 등과 같이 특수병인을 치료할 목적으로 설립되었거나

보훈병원과 같이 국가를 위해 희생한 국가유공자들과 그 가족의 진료를 위하여 특수한 목적으로 설립된 병원 등을 말하며, 주로 국공립병원 형태로 운영되고 있다.

1.4_ 병원의 조직

1) 병원의 구성인력

병원은 다양한 직종의 인력들이 유기적으로 조직되어 있으며, 병원의 규모, 진료의 규모, 시설의 규모, 부대시설 등에 따라, 인적 자원의 구성 등에 따라 달라진다. 대한병원협회에서는 직종별 인력운용 현황을 다음과 같이 분류하여 통계를 집계하고 있다.

표 4-1 병원 직종별 인력운용

분류	직종
의료인	의사(전공의 포함), 치과의사, 한의사, 간호사, 조산사, 약사
의료기사 등	임상병리사, 방사선사, 물리치료사, 작업치료사, 치과기공사, 간호조무사, 의무기록사, 응급구조사, 기타
기술 · 기능직	영양사, 조리사, 사회복지사, 전기 · 가스 · 냉동기사, 의공기사, 기타
행정	원무행정, 일반행정
고용직	청소 · 위생, 경비 · 관리, 간호보조(간병 포함), 약무보조, 조리 · 배식원, 기타

2) 병원 조직의 특성

병원은 다른 기관보다 복합적으로 조직되어 있는데, 그 특성을 살펴보면 다음과 같다.

- 다양한 전문직종으로 구성되어 있고, 과업이 복잡하다.
- 각 부서 업무 간 상호의존성이 강하다.
- 단일 명령계통의 수직적 조직이 아니라 수평적 조직의 성격이 강하다.

- 초기투자비용이 높은 자본집약적 특성을 가진다.
- 노동집약적 성격이 강하다.
- 대부분 조직 내에 존재하는 직능에 기초한 부분화조직의 형태를 취하고 있다.
- 전문가에 대한 지배권위체계와 일반관리체계의 공존으로 단일한 권한체계를 기초로 한 조직형성이 어렵다.
- 일반적으로 매트릭스 형태의 조직으로서 조직구성원의 능력을 최대한 살릴 수 있는 기능적 효율성이 높다.

1.5_ 병원조직의 의사소통

1) 의사소통의 개념과 중요성

의사소통(communication)이란 인간이 말이나 글을 이용하여 둘 이상의 개인이 공동의 목표를 가지고 일련의 활동체계를 형성 및 유지하기 위해 메시지를 주고받는 것을 말한다. 조직의 의사소통은 구체적인 조직목표를 달성하기 위해 구성원의 일체감과 결속력을 이끌어내는 핵심 수단으로서 ① 통제기능, ② 동기부여 기능, ③ 정보전달 기능 등을 통하여 경영과 관련된 관리행위가 실제로 실행되도록 해준다. 조직의 의사소통은 공식적 의사소통과 조직구조와 무관한 비공식적 의사소통으로 구분되며, 의사소통의 중요성은 다음과 같다.

- 협동의 전제조건이며 조정의 수단이 된다.
- 갈등해소의 수단이 된다.
- 정책결정 및 의사결정의 합리화를 기할 수 있다.
- 조직성원의 사기앙양과 참여를 촉진시킬 수 있다.
- 조정의 효율화를 기할 수 있다.
- 리더십의 발휘수단이 된다.

2) 공식적 의사소통

공식적 의사소통(formal communication)은 공식적 조직 내에서 공식적 통로와 수단에 의하여 의사가 소통되는 것을 말한다. 즉 조직도에 따라 조직원들의 권한과 명령 및 보고 체계를 통하여 이루어지는 의사소통을 말한다. 공식적 의사소통은 정보흐름의 방향에 따라 하향적 의사소통, 상향적 의사소통, 수평적 의사소통 등으로 나눌 수 있다.

하향적 의사소통 상급자가 하급자에게 그 의사와 정보를 전달하는 것으로 구두 또는 문서에 의한 명령과 지시 등을 말한다.

상향적 의사소통 계층의 하부에서 상부로 정보와 의사가 흐르는 것을 말한다. 예를 들면 보고 · 제안제도 · 의견조사 · 내부결재제도, 기타 상담 및 건의함 등을 들 수 있다.

수평적 의사소통 동일한 수준에 있는 개인 또는 집단(조직단위) 간에 이루어지는 의사소통을 말한다. 예를 들면 업무협조, 정보공유(회람 등), 갈등해소 등을 들 수 있는데, 특히 병원조직은 성격이 다른 여러 부서들이 분업화되어 있다는 점에서 수평적 의사소통이 강조된다고 할 수 있다.

3) 비공식적 의사소통

비공식적 의사소통(informal communication)은 조직의 공식적 채널이 아닌 비공식 조직의 비공식 채널에 의한 의사소통을 말한다. 예를 들면 사내 동아리, 사모임 등을 들 수 있다. 비공식적 의사소통은 자연스러운 의사소통, 자발적인 협력관계, 감정의 논리에 의한 행동방식 등으로 ① 인간관계 향상 및 사교적 분위기 증진, ② 조직구성원의 유대감 형성, ③ 공식적 조직에서 다루지 못하는 정보와 아이디어 획득 등의 순기능이 있지만, 반대로 조직체계의 이간, 정실행위 등의 역기능도 작용할 수 있다.

2. 외국인환자 유치 의료기관과 메디텔

2.1_ 외국인환자 유치 의료기관

1) 외국인환자 유치 의료기관 등록요건

2015년 1월 현재 외국인환자 유치 의료기관은 의원 약 2,700곳에 이르고 있다. 「의료 해외진출 및 외국인환자 유치 지원에 관한 법률」 제6조에 따르면 외국인환자 유치에 대한 등록 기준은 다음과 같다.

> ① 외국인환자를 유치하려는 의료기관은 다음 각 호의 요건을 갖추어 특별시장 · 광역시장 · 특별자치시장 · 도지사 또는 특별자치도지사(이하 "시 · 도지사"라 한다)에게 등록하여야 한다.
> 1. 외국인환자를 유치하려는 진료과목별로 「의료법」 제77조에 따른 전문의를 1명 이상 둘 것. 다만, 진료과목이 대통령령으로 정하는 전문과목이 아닌 경우는 제외한다.
> 2. 보건복지부령으로 정하는 의료사고배상책임보험 또는 「의료사고 피해구제 및 의료분쟁 조정 등에 관한 법률」에 따른 의료배상공제조합에 가입하였을 것
>
> ② 제1항의 의료기관을 제외하고 외국인환자를 유치하려는 자는 다음 각 호의 요건을 갖추어 시 · 도지사에게 등록하여야 한다.
> 1. 보건복지부령으로 정하는 보증보험에 가입하였을 것
> 2. 보건복지부령으로 정하는 규모 이상의 자본금을 보유할 것
> 3. 국내에 사무소를 설치하였을 것
>
> ③ 시 · 도지사는 제1항에 따라 등록한 의료기관(이하 "외국인환자 유치의료기관"이라 한다) 및 제2항에 따라 등록한 자(이하 "외국인환자 유치업자"라 한다)에게 등록증을 발급하여야 한다.
>
> ④ 제1항 및 제2항에 따른 등록의 유효기간은 등록일부터 3년으로 한다.

⑤ 제4항에 따른 유효기간이 만료된 후 계속하여 외국인환자를 유치하려는 자는 유효기간이 만료되기 전에 그 등록을 갱신하여야 한다.

⑥ 제1항, 제2항에 따른 등록 및 제5항에 따른 갱신의 절차 등에 필요한 사항은 보건복지부령으로 정한다.

2) 의료기관의 외국인환자 유치실적 보고

① 외국인환자 유치기관은 법 제11조 제1항에 따라 전년도 사업실적을 다음 각 호의 구분에 따라 시 · 도지사에게 보고해야 한다.

1. 외국인환자 유치의료기관의 경우: 다음 각 목에 관한 사항
   가. 외국인환자의 국적, 성별 및 출생연도
   나. 외국인환자의 진료과목, 입원기간, 주 질병 · 부상명 및 외래 방문일수
2. 외국인환자 유치사업자의 경우: 다음 각 목에 관한 사항
   가. 외국인환자의 국적, 성별 및 출생연도
   나. 외국인환자의 방문 의료기관, 진료과목, 입원기간 및 외래 방문일수
   다. 외국인환자의 입국일 및 출국일

② 외국인환자 유치기관은 제1항에 따른 사업실적을 보고하는 경우에는 보건복지부장관이 정하는 전산시스템을 통하여 보고할 수 있다.

2.2_ 의료호텔업

1) 의료호텔의 개념

의료호텔이란 의료시설과 숙박시설이 융합된 것으로 영어로는 의료(medical)와 호텔(hotel)의 합성어인 메디텔(Meditel)이라고 한다. 의료호텔은 한 건물에서 진료와 숙박을

겸하는 시설로서 의료와 관광의 융합산업 차원에서 발생된 신종 의료관광산업체라고 할 수 있으며, 의료관광이 붐을 이루면서 의료와 숙박을 원스톱으로 서비스를 하고자 하는 차원에서 등장하였다.

우리나라는 2013년 11월 「관광진흥법 시행령」 개정 때 호텔업의 한 종류로 '의료관광호텔업'을 신설하였는데, 현행 「관광진흥법 시행령」 제2조 제1항의 의료관광호텔업은 의료관광객의 숙박에 적합한 시설 및 취사도구를 갖추거나 숙박에 딸린 음식 · 운동 또는 휴양에 적합한 시설을 함께 갖추어 관광객에게 이용하게 하는 업을 말한다. 이는 외국인 관광객 1,200만 명 시대를 맞이하여 관광숙박서비스의 다양성을 제고하고 부가가치가 높은 고품격의 융 · 복합형 관광산업을 집중적으로 육성하기 위하여 신설된 것으로, 의료관광객의 편의가 증진되어 의료관광 활성화에 기여할 것으로 기대되고 있다.

2) 메디텔의 유형

우리나라의 메디텔 유형은 다음과 같이 크게 의료기관 주도형, 비(非)의료기관 주도형, 호텔에 의료기관이 입점하는 형태로 구분할 수 있다.

의료기관 주도형 의료기관이 자법인을 통하여 부대시설로서 숙박시설을 만들어 함께 운영하는 것을 말한다. 대표적인 사례로는 제주도의 메디컬리조트 'The WE호텔'을 들 수 있다.

비(非)의료기관 주도형 비의료기관인 외국인환자 유치업자가 의료와 숙박시설을 만들어 의료인을 고용하여 운영하는 형태를 말한다.

의료기관 입점형 의료관광객에게 한 장소에서 의료와 숙박을 해결해 주고자 기존의 관광호텔업에 의료기관이 입점하는 형태를 말한다. 이 경우 기존의 관광호텔업은 「관광진흥법」상 관광호텔업으로 등록되어 있으므로 의료관광호텔업에 대한 법적 시설을 보완하지 않는 이상 의료관광호텔업에 등록할 수 없다. 단지 입점한 의료기관이 외국인환자 유치 의료기관으로 등록하였다면 이는 「의료법」에 의한 외국인환자 유치 의료기관으로 볼 수 있다. 이러한 형태는 호텔 내부에 의원급의 소규모 의료시설을 입점시켜 숙박과 의료서비스를 패키지로 구성하거나 의료서비스 이용 시 할인혜택을 제공하는 형태로 운영되고 있으며, 비교적 가벼운 수술 및 치료 의료기관이 주로 입점하고 있다.

표 4-2 메디텔의 유형 비교

구분	내용	비고
의료기관 주도형	의료기관이 자법인을 통하여 부대시설로서 숙박시설을 만들어 함께 운영하는 것을 말한다.	의료관광호텔업 등록 가능
비의료기관 주도형	비의료기관인 외국인환자 유치업자가 의료와 숙박시설을 만들어 의료인을 고용하여 운영하는 형태	의료관광호텔업 등록 가능
의료기관 입점형	기존의 관광호텔업에 의료기관이 입점하는 형태	의료관광호텔업 등록 불가능

3. 외국인환자와 의료커뮤니케이션

3.1_ 커뮤니케이션의 개요

1) 커뮤니케이션의 정의

'communication'은 '나누다', '전달하다', '참여하게 하다'라는 라틴어 'commnicare'에서 유래되었다. 커뮤니케이션(communication)은 우리말로 의사소통(意思疏通)이라고 번역되며, 사전적으로는 언어나 몸짓, 그림, 기호 따위의 수단을 통해 서로의 의사나 감정, 생각을 주고받는 일을 의미한다. 조직 내에서 의사소통의 목적은 조직의 특성에 따라 다양할 수 있지만, 기본적으로 ① 명령 및 지시의 전달, ② 보고의 전달, ③ 정보의 교환, ④ 감정의 표현 등으로 요약된다. 조직은 이러한 의사소통을 통해서 조직의 목표를 달성하고자 한다.

2) 커뮤니케이션의 수단

커뮤니케이션의 수단은 크게 언어적 의사소통과 비언어적 의사소통으로 구분할 수 있는데, 각각의 장단점은 다음과 같다.

표 4-3 커뮤니케이션의 수단에 따른 장단점

구분		장점	단점
언어적 의사소통	구두(말)	즉각적 · 쌍방적 의사소통	말투에 의한 갈등 소지, 외국인 환자의 경우 통역에 의한 오류
	문서(글)	명확한 의사소통 및 기록에 의한 자료유지	감정전달의 한계
비언어적 의사소통	신체적 움직임	몸짓, 손, 얼굴표정 등 신체적 기관에 의한 인간의 본능적인 의사소통	외국인환자의 경우 문화의 차이에서 오는 오류

3.2_ 의료커뮤니케이션의 개요

1) 의료커뮤니케이션의 개념

의료커뮤니케이션과 관련하여 외국에서는 포괄적으로 '헬스커뮤니케이션(health communication)'이라는 용어를 사용하고 있다. 미국 보건복지부(U.S Department of Health and Human Services)는 헬스커뮤니케이션(health communication)을 "개인 · 조직 · 공중에게 중요한 건강이슈에 관한 정보를 제공하고 영향력을 행사하며, 동기를 부여하는 기술과 방법"이라 정의하고 있다.

2) 의료커뮤니케이션의 수단

의료커뮤니케이션은 의료현장에서 환자와 의료진을 중심으로 한 소통 및 상호작용을 의미한다. 의료인과 환자 사이의 커뮤니케이션 수단은 언어적 · 비언어적 신호를 통하여 상호를 이해하는데, 즉 환자는 의료인에게 자신의 건강상태나 질병을 설명하고, 의료인은 환자에게 진료에 대한 설명이 가능한 것이다. 의료인과 환자의 커뮤니케이션 수단은 대부분 언어적 수단인 구두로 이루어지지만, 외국인환자의 경우 비언어적 수단인 신체적 언어를 통하여 이루어지기도 한다.

3) 의료커뮤니케이션의 중요성

의료진과 환자의 의사소통은 치료 및 서비스의 질적 측면에서 중요한 영향을 미친다. 환자가 증상을 정확하고 명료하게 의사에게 설명하지 못하거나, 의사가 환자의 설명을 제대로 이해하지 못하면 진단 단계부터 문제가 생길 수 있다. 의료커뮤니케이션은 치료목적 외에도 의료적 결정을 돕고, 질병에 관련된 정보를 주며, 건강을 유지하거나 개선하기 위한 교육, 동기 부여, 상담 등을 포함한다는 측면에서 의료진과 환자 사이의 의사소통 중요성이 강조되고 있다.

특히 카셀(Cassel)은 '커뮤니케이션의 치료 효과'를 설명했는데 의사가 환자와 소통할 때 ① 질병이나 치료와 관련된 불확실성을 줄여주고, ② 치료행위의 근거를 명확히 설명하고, ③ 이를 통해 환자와 관계를 강화한다면 치료 효과를 크게 발휘할 수 있다고 주장했다.

결국 의료커뮤니케이션은 첫째, 의료인과 환자 간에 신뢰감을 형성시켜 준다. 신뢰감은 효과적인 진료과정을 진행하는 데 결정적 도움을 주는 것은 아니지만 진료계획이나 진료를 결정하는 데 도움이 된다. 둘째, 진단단계에서 오류를 줄일 수 있다. 셋째, 불필요한 오해를 감소시킬 수 있다. 넷째, 신뢰를 바탕으로 하기에 의료분쟁을 사전에 예방할 수 있다는 점에 그 중요성이 있다고 할 수 있다.

3.3_ 의료커뮤니케이션의 구성요소

의사소통(communication)은 송신자로부터 기호화, 메시지, 해독 과정을 거쳐 수신자에게 전달되는데, 이 과정에서 잡음이 발생할 수 있고, 수신자는 응답 및 피드백을 통해서 송신자에게 전달된다. 이를 그림으로 설명하면 다음과 같다.

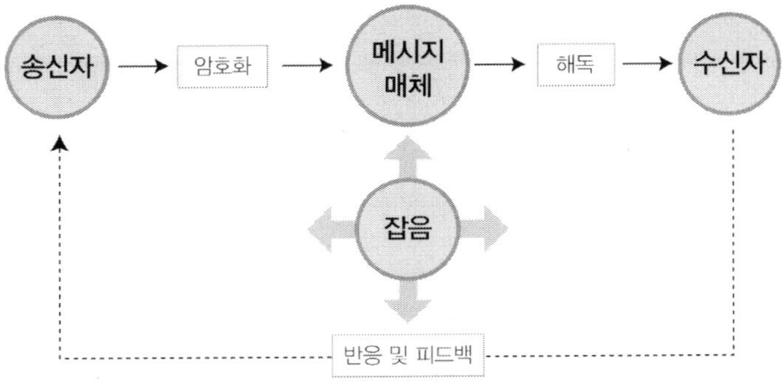

【그림 4-1】 **의사소통의 전달과정**
출처: 인상윤 외(2013), 보건의사소통, p.37에서 일부 수정.

1) 송신자 및 수신자

송신자(화자 : 말하는 사람)는 자신의 감정, 정보, 의사를 전달하고자 하는 사람으로서 발신자 또는 전달자라고도 한다. 수신자는 송신자의 감정, 정보, 의사를 전달받는 사람을 말한다.

2) 부호화

송신자가 자신의 감정, 정보, 의사를 신호 · 동작 · 그림 · 숫자 등으로 수신자에게 전달하고자 하는 것을 말하며, 이를 기호화, 암호화라고도 한다. 특히 의료관광객의 경우 언어소통에 문제가 있을 경우 이러한 부호화를 통하여 의사소통을 하고자 한다.

3) 메시지 및 매체

송신자가 수신자에게 자신의 감정, 정보, 의사를 전달하고자 하는 메시지는 구두(말), 문서, 전화, 이메일, 스마트폰 문자, SNS(Social Network Service) 등의 매체(채널)를 통하게 된다. 송신자의 입장에서는 수신자의 환경에 따라 효율적인 매체의 선택이 요구된다.

4) 해독(해석)

송신자로부터 수신된 메시지는 수신자가 해독을 하게 되는데, 이때 수신자의 해독 능력이 요구된다. 즉 송신자의 의도를 정확하게 해석해야 그에 따른 정확한 반응 및 응답이 가능한 것이다.

5) 반응(응답) 및 피드백

의사소통에 있어서 피드백(feedback)은 송신자의 의사가 원래의 의도대로 잘 전달되고 이해되었는지 점검하는 것을 말한다. 수신자에게 의사를 전달한 것만으로 의사소통이 이루어진 것은 아니다. 특히 수신자의 반응이 없으면 내용전달이 제대로 되었는지 이해했는지를 알 수 없다는 점에서 일방적 의사소통은 송신자 또는 수신자가 자의적으로 해석할 수 있는 오류를 발생시킬 수도 있다. 따라서 반응과 피드백을 통하여 의료인과 환자 사이에 원래의 의도가 잘 전달되었는지 또는 이해되었는지가 점검되어야 하는 것이다.

6) 잡음(소음, 방해)

의료진과 환자의 의사소통이 중요한데도 불구하고 현실에서는 원활하지 못할 때가 많다. 양측의 의사소통이 제대로 이뤄지지 않는 이유는 의료진과 환자의 커뮤니케이션을 방해하는 잡음이 있기 때문인데, 이럴 경우 송신자가 전혀 의도하지 않았거나 왜곡된 메시지를 받을 수도 있다. Northouse & Northouse(1998)는 방해요소를 다음과 같은 4가지 요소 때문이라고 밝히고 있다.

역할 불확실 환자들은 익숙하지 않은 의료환경에서 자신에게 주어진 '환자'라는 역할에 대하여 모호함을 경험한다는 것이다. 즉 환자는 병원에서 의사, 간호사, 의료기사, 행정직원 등 다양한 직종의 사람들과 접하게 되는데, 이때 어떻게 처신해야 할지 불확실성을 경험하게 되며, 이런 상황에서 환자는 역할에 맞는 대화방식을 찾지 못해 어려움을 겪게 된다는 것이다.

책임소재 관련 갈등 환자와 의사의 역할에 대한 명확한 기준이 없기 때문에 책임소재와 관련하여 갈등이 발생할 수 있는데, 책임의 폭은 질병 상황에 따라 달라질 수 있다. 예를 들어 비만의 경우 문제나 치료의 책임이 의료진보다는 환자 자신에게 있을 가능성이 더 크지만, 암의 경우는 치료의 책임이 상대적으로 의료진에게 더 있을 수 있다. 결국 상황에 따라 책임소재의 경계선이 변하기 때문에 의료진과 환자 간의 대화나 협상이 반드시 예측가능한 기준의 틀 안에서 이뤄지지 않는다는 것이다.

권력의 차이 예전부터 의사와 환자의 관계는 수직관계로 인식되어 왔다. 즉 환자는 자신의 질병을 낫게 하기 위하여 의사에게 전적으로 의지해야 하기 때문이다. 결국 권력관계로 설명하면 권력을 쥔 쪽은 의사이며, 그 권력은 의사의 의학지식과 축적된 경험 등에 기반을 둔다. 이럴 경우 원만한 의사소통이 이루어지기 어렵다. 미국의 사회학자 파슨스(Parsons, 1951)는 의사와 환자의 관계를 불균등한 관계로 설정하고, 권력의 차이가 존재하는 불균등한 관계에서는 자유로운 의사소통에 한계가 있다고 지적하였다.

이후 환자에게 충분한 정보를 제공하고, 치료의 선택과정에 환자가 적극 참여할 수 있게 하는 등 평등한 관계에서 치료가 이뤄지도록 하자는 취지가 공감되었고, 우리나라도 환자의 권리가 강화되고 있지만 현실적으로 아픈 사람은 환자라는 점에서 환자 스스로 약자의 입장을 견지하고 있는 실정이다.

용어 및 시각의 차이 의료진이 쓰는 의학용어는 환자들이 이해하기 어렵고, 시각에 따라 달리 해석할 수 있다. 특히 대부분의 환자들은 어려운 의학용어를 이해하려고 하지 않기 때문에 커뮤니케이션에 방해가 되는 것이다.

3.4_ 외국인환자 욕구의 이해

외국인환자 유치 의료기관에서는 외국인환자의 욕구를 이해함으로써 의료서비스의 만족도를 높여 의료관광목적지 국가로서의 위상을 높일 필요가 있다. 일반적인 외국인환자의 욕구는 다음과 같다.

1) 존중의 욕구

외국인환자는 그들의 가치관, 믿음, 신념, 종교, 문화 등을 존중받기를 원한다. 따라서 그들의 문화적 · 사회적 · 정신적 · 영적 가치를 보호하고 이해해야 하며, 환자나 보호자가 그들의 영적 · 문화적 · 종교적 믿음과 관련된 요구를 할 경우 의료기관은 이에 적절히 응대할 수 있어야 한다.

2) 평등의 욕구

외국인환자는 인종, 종교, 국적, 사회경제적 지위 등과 상관없이 평등하게 치료받기를 원한다. 특히 외국인환자는 국내 환자와의 차별적 대우에 민감하게 반응할 수 있다.

3) 비밀보장의 욕구

외국인환자는 의학적 기록, 신체적 비밀과 사생활에 대한 비밀이 보장되기를 원한다는 점에서 정보관리에 대한 주의가 요구된다.

4) 치료 정보와 선택의 욕구

외국인환자는 자신의 의학적 진단, 상태, 치료계획, 결과와 치료 후에 대하여 상세히 설명받기를 원한다. 또한 치료와 관련된 모든 정보를 의료진에게 제공받은 후 치료를 지속할 것인지, 검사, 수술, 입원 그리고 모든 의학적 처치에 대한 시행여부를 선택하기를 원한다.

5) 의사소통의 욕구

외국인환자는 의료진과의 원활한 의사소통을 원한다. 환자가 한국어를 이해하지 못하는 경우나 청각장애를 가지고 있을 경우, 통역이나 번역자를 선임하거나 의사소통을 위해 필요한 도구를 제공할 수 있어야 한다. 외국인환자는 원활하지 못한 의사소통으로 인한 의료사고에 두려움을 가지고 있다.

3.5_ 외국인환자 개인정보 보호

환자의 개인정보에 대해서 국제적으로도 기준을 마련하고 있는데, 대표적인 것이 OECD 이사회의 가이드라인이다. OECD는 1980년 9월 23일 '개인사생활 보호와 자료 국제유통에 관한 지침에 대한 이사회 권고'를 채택하여 개인정보의 보호를 위하여 8개 원칙을 제시하였으며, 개인정보 보호와 관련된 국내외 법과 제도들은 이와 같은 8가지 원칙에 기초하고 있다.

표 4-4 OECD 개인정보 보호를 위한 8개 원칙

원칙	내용	의료정보 보호적용
Collection Limitation	개인정보의 수집에는 제한을 두어야 하며, 어떠한 개인정보도 적법하고 공정한 수단에 의해 수집되어야 한다.	유전자 정보, 가족력
Data Quality	개인정보의 사용목적과 범위가 부합되어야 하며, 정확하고 완전해야 한다.	보험청구의 허위
Purpose Specification	개인정보를 수집할 때에는 목적이 명확해야 하며, 이를 이용할 경우에도 최초의 목적과 모순되지 않아야 한다.	연구목적과 건강권 또는 보건권을 위한 목적을 명확히 해야 함
Use Limitation	개인정보는 정보주체의 동의가 있는 경우나 법률의 규정에 의한 경우를 제외하고는 명확한 목적 이외의 용도로 공개되거나 이용되어서는 안 된다.	진료, 보험 이외의 이용에 대한 제한 및 허용기준 필요

원칙	내용	의료정보 보호적용
Security Safeguards	수집 및 보존하고 있는 개인정보의 분실, 불법적인 접근, 파괴, 정보수정 및 공개와 같은 위법행위에 대하여 합리적인 안전보호 장치를 마련해야 한다.	개인정보 유출을 예방하기 위한 개인정보 안전보호장치 시스템 확보
Openness	개인정보 보호시스템에 관한 개발, 운용 및 정책에 대하여 일반적인 공개의 원칙이 적용되어야 한다.	의료정보 흐름에 대한 공개
Individual Participation	개인정보를 제공한 개인은 자신과 관련된 정보의 존재확인, 열람요구, 이의제기 및 정정 · 삭제 · 보완을 청구할 권리를 가진다.	의료인의 역할과 판단에 대한 근거요구 의료정보 이용 시 환자의 동의 취득
Accountability	개인정보를 관리하는 자는 이에 대한 책임을 져야 한다.	의료정보 관리주체에 대한 책임

출처: 한국보건산업진흥원(2010), 외국인환자 Care Manual, pp.19-20.

3.6_ 의료상담기법

상담에 들어가기 전에는 아이스 브레이킹(Ice breaking) 즉 본격적인 이야기로 넘어가기 전에 날씨나 옷 등 편안한 화제로 딱딱하고 긴장된 분위기를 푸는 과정이 요구된다. 아이스 브레이킹이란 얼음을 깨듯이 서먹한 분위기를 깨는 것을 말한다.

1) 의료인의 상담자세

의료인이 환자와 상담을 할 때에는 관심 보이기 → 경청하기 → 공감하기 등의 과정을 통하여 환자의 만족도를 높여야 할 것이다.

관심 보이기 의료인이 환자와 상담하는 과정의 첫 단계는 관심 보이기이다. 환자는 진료 및 낯선 병원 환경 등에 심리적 불안감을 가지고 있다. 의료인의 관심 보이기는 환자의 심리를 안정시킬 뿐만 아니라 신뢰를 구축하는 데 첫 번째 역할을 한다.

경청하기 의료인이 환자와 상담하는 과정에서 가장 우선시되어야 할 것은 경청(듣기)이라고 할 수 있다. 의료인이 환자에게 일방적으로 말하는 것보다 환자로부터 경청을 많이 하게 되면 진료의 정확도를 높이고, 실수도 줄일 수 있는 것이다.

공감하기 단순히 경청만 한다고 환자를 만족시키는 것은 아니다. 경청하는 동안 또는 경청 후 환자의 말에 공감을 표시해야 한다. 환자는 공감을 해줄 때 자신의 의사표현이 잘 이해된 것으로 본다. 특히 공감하기에는 감정이입과 자기노출 기법이 요구된다.

첫째, 감정이입이란 다른 사람의 입장에서 생각하거나 다른 사람의 감정·욕구·사고·행위들을 이해하려는 것을 말한다. 즉 의료인이 환자의 입장에서 감정을 교류하는 것을 말한다.

둘째, 자기노출이란 다른 사람에 대한 자신의 생각이나 느낌, 반응을 솔직하게 드러내는 것을 말한다. 자기노출의 목적은 자신을 타인에게 보여줌으로써 타인이 나에 대해 이해하게 되고, 원만한 인간관계를 형성하게 하는 것이다. 즉 의료인이 한 인간으로서 자신의 과거 행동이나 가치관을 환자와 대비하여 솔직하게 이야기함으로써 공감을 형성하는 기법이라고 할 수 있다.

따라서 의료인의 감정이입과 자기노출은 환자의 근심을 줄여주고 임상시술의 만족도와 효과를 높여줄 뿐만 아니라 의료인과 환자 간에 신뢰와 공감대를 형성할 수 있는 기법이라고 할 수 있다.

2) 환자유형별 상담기법

환자와 의료인 사이의 상담기법은 환자의 유형에 따라 의료인의 기법이 달라질 수 있다. 내담자인 환자(외국인환자 포함)는 다음과 같이 자기이해, 자기수용, 자기개방, 자기주장 등의 유형에 따라 의료인에게 상담을 하게 된다.

자기이해　환자 자신의 건강에 대한 습관이나 문제점에 대하여 자신 스스로 현실적으로 판단하고 있는 유형으로서 상담자의 입장에서는 환자 스스로 정확히 이해할 수 있도록 조언을 해주는 기법이 요구된다.

자기수용　환자 자신의 건강에 대한 습관이나 문제점에 대하여 자신의 긍정적인 측면이나 부정적인 측면을 모두 있는 그대로 받아들이는 유형으로서 상담자의 입장에서는 긍정적이든 부정적이든 객관적 상황을 이야기하여 수용하도록 돕는 기법이 요구된다.

자기개방　환자 자신의 건강습관이나 질병을 솔직하게 드러내는 유형으로서 상담자의 입장에서는 신뢰를 바탕으로 환자의 솔직함을 있는 그대로 이해하고 수용함으로써 환자도 이를 이해하고 수용하도록 하는 기법이 요구된다.

자기주장　환자 자신의 건강습관이나 질병에 대하여 자기 스스로 진료방향을 제시하거나 주장하는 유형으로서 상담자의 입장에서는 곤혹스럽지만 경청을 하면서 환자가 제시하고 주장하는 진료에 대하여 폐해가 있다면 과학적으로 설명하여 주장을 완화시키고, 또한 환자와 의사의 의무를 설득력 있게 설명할 필요가 있다.

3) 외국인환자 상담방법

외국인환자와 상담할 때는 언어의 한계를 감안하고 상호 관계의 증진을 위하여 모순점 찾기, 바꾸어 말하기, 초점맞춤식 질문 등으로 환자의 요구사항을 최대한 정확하고 분명하게 확인할 필요가 있다. 특히 주어진 질문에 자신의 생각을 자유롭게 말할 수 있는 개방식 질문이 적합하다고 할 수 있다.

모순점 찾기(개방식 질문)　질문에 대하여 “예” 또는 “아니요”와 같은 답을 요구하는 것이 아니라 환자 자신이 스스로 의견을 진술하도록 하는 것

초점맞춤식 질문 : 환자가 제공한 정보에 대하여 초점을 맞추어 구체적으로 질문하는 것. 예를 들면 환자가 "팔이 아프다"고 하면 의사가 구체적으로 "팔의 어떤 부위가 아프며, 언제부터 아픈가요"라고 질문하는 것을 들 수 있다.

바꾸어 말하기 환자가 말한 것을 의사(상담자)가 자신의 말로 표현해 주는 것을 의미. 예를 들면 환자가 "몸이 춥고 재채기를 해요"라고 하면 의사가 "감기증상이군요"라고 하는 것을 들 수 있다.

4) 대인적 커뮤니케이션(interpersonal communication)

개인과 개인이 서로 인접하여 듣기와 말하기 형태로 전개하는 커뮤니케이션 형태. 불특정 사회구성원 간에 대량적으로 이루어지는 매스 커뮤니케이션(mass communication)과 상대적인 의미를 지니며 대면 커뮤니케이션(face to face communication)이라고도 한다. 대인적 커뮤니케이션은 물리적으로 두 사람 이상이 같은 장소에 존재하고 있어야 하고, 서로가 상대방의 존재를 인식하고 있을 뿐만 아니라 서로 상호작용할 의사가 있어야 한다. 이때 의료기관에서의 상담자는 환자에게 자기노출을 요구하고, 공감적 반응과 함께 경청에 주의를 기울여야 한다.

5) 이문화 역량

Neuliep는 다른 문화권의 사람을 이해하고 효과적으로 대화할 수 있는 능력을 이문화 역량이라고 하였으며, 그 역량은 ① 감성, ② 지식, ③ 상황적 속성, ④ 심리운동성 등이라고 했다.

3.7_ 의료서비스 매뉴얼

매뉴얼(manual)이란 활동 기준이나 업무 수속들을 명확하게 기록한 문서를 말한다.

의료서비스에 있어서 매뉴얼은 다음과 같은 효과가 있다.

- 의료서비스의 표준화 지침 제공
- 지속적인 개선을 위한 도구로 활용
- 효율적인 업무의 진행
- 환자에게 신뢰성 제공
- 의료분쟁의 예방
- 병원 내부 인력양성을 위한 교육자료 활용 가능

Medical Tourism

제5장

보건의료체계의 이해

1. 의료보장제도
2. 의료보험체계

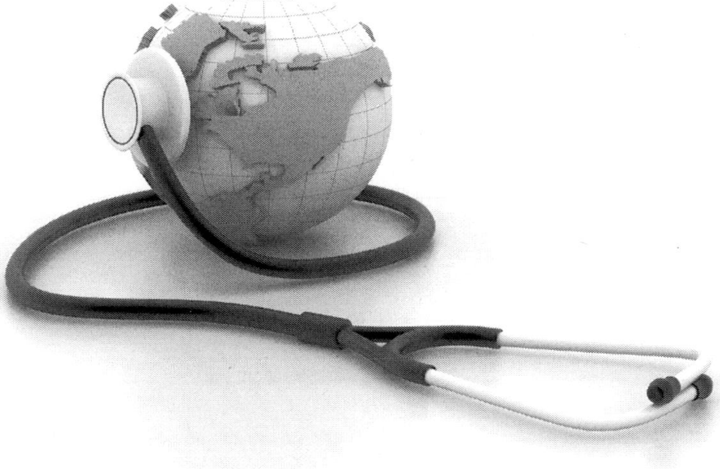

1. 의료보장제도

1.1_ 사회보장의 개념

사회보장(Social Security)은 국민의 질병이나 실업·노쇠 등으로 생기는 생활상의 문제를 국가가 제도적으로 보장하는 것을 말하는데, "Social Security"라는 용어는 미국의 루스벨트 대통령이 1934년 6월 8일 의회에서 뉴딜(New Deal) 정책을 설명하는 가운데서 비롯되었으며, 이것이 법률용어로 처음 등장한 것은 1935년 미국의 '사회보장법(Social Security Act)'이 제정된 이후부터이다. 사회보장은 워낙 포괄적인 개념이어서 기구별·국가별로 다양하게 정의되고 있다.

1) 비버리지 보고서의 정의

영국의 사회보장 연구가인 비버리지(W.H. Beveridge)가 정부의 위탁을 받아 1942년에 발표한 "비버리지 보고서"는 '요람에서 무덤까지' 국민들의 사회생활을 보장한다는 '복지국가' 이념의 대표적인 문헌이라고 할 수 있다. 이 보고서의 사회보장이란 ① 실업, 질병 혹은 재해에 의하여 수입이 중단된 경우에 대처하기 위해서, ② 노령에 의한 퇴직이나 본인 이외의 사망에 의한 부양의 상실에 대처하기 위해서, ③ 출생·사망·결혼 등과 관련된 특별한 지출을 감당하기 위한 소득의 보장을 의미한다.

2) 국제노동기구의 정의

국제노동기구(ILO)는 "사회구성원이 봉착하게 될 특정 위험에 대하여 원인 여하를 막

론하고 궁핍에서 그 생활을 보호하기 위하여 소속사회가 일정한 기관을 통하여 부양성을 띤 급여를 제공하는 것"이라 정의하고 있다.

3) 우리나라의 법적 정의

우리나라 「사회보장기본법」은 제3조 제1호에서 사회보장이란 "출산, 양육, 실업, 노령, 장애, 질병, 빈곤 및 사망 등의 사회적 위험으로부터 모든 국민을 보호하고 국민 삶의 질을 향상시키는 데 필요한 소득 · 서비스를 보장하는 사회보험, 공공부조, 사회서비스를 말한다"고 정의하고 있다.

1.2_ 의료보험의 개념

의료보험(medical insurance)이란 국민의 질병, 부상, 분만 또는 사망 등에 대하여 보험급여를 실시함으로써 국민보건의 향상과 사회보장을 증진시키는 것을 목적으로 하는 사회보장제도 중의 하나이다. 이러한 의료보험은 우리나라의 경우 1999년 1월까지 운영된 「의료보험법」에 의하여 보장을 받았는데, 1999년 2월 「국민건강보험법」의 제정으로 폐지되고, 지금은 「국민건강보험법」에 의하여 보장받고 있으며, '의료보험'이라는 용어 대신 '건강보험'이라는 용어로 대체되었다.

1) 의료보험의 기능

우리나라의 의료보험인 국민건강보험제도는 다음과 같은 3대 기능을 가지고 있다.

의료보장 기능　건강보험은 피보험대상자 모두에게 필요한 기본적 의료를 적정한 수준까지 보장함으로써 그들의 의료문제를 장기적으로 해결하고 누구에게나 균등하게 적정수준의 급여를 제공한다.

사회연대 기능 건강보험은 사회보험으로서 건강에 대한 사회공동의 책임을 강조하여 비용(보험료)부담은 소득과 능력에 따라 부담하고 가입자 모두에게 균등한 급여를 제공함으로써 사회적 연대를 강화하고 사회통합을 이루는 기능을 가지고 있다.

소득재분배 기능 질병은 개인의 경제생활에 지장을 주어 소득을 떨어뜨리고 다시 건강을 악화시키는 악순환을 초래한다. 따라서 건강보험은 각 개인의 경제적 형편에 따라 능력에 따른 일정한 부담으로 재원을 조성하고 개별부담과 관계없이 필요에 따라 균등한 급여를 제공하여 질병치료에 부담을 경감시킨다는 점에서 소득재분배 기능을 수행한다고 할 수 있다.

2) 우리나라 의료보험의 역사

우리나라에서는 1963년에 「의료보험법」이 제정되었지만 재정마련 등 여러 가지 이유로 시행이 보류되었다. 우리나라 최초의 의료보험조합은 1968년 부산에서 장기려 박사 등 700여 명의 회원이 중심이 되어 결성한 '청십자의료협동조합'이다. 1989년까지 21년간 운영되었는데, 회원 수는 23만여 명이었다. 보험료는 세대당 가족 수에 따라 정액제로 징수하였고, 요양급여, 장제비, 분만비 등을 지급했으며, 연 1회 무료건강진단을 실시했다. 요양기관은 조합과 지정계약을 맺은 병원·의원을 이용하는 계약제를 실시했다. 청십자의료보험조합은 1977년 한국에 강제의료보험이 도입되기 전부터 민간인 중심으로 의료보험사업을 성공적으로 실시한 대표적인 사례였으며, 1989년 7월부터 도시지역의료보험이 실시됨으로써 1989년 6월 30일자로 해산되었다.

3) 건강증진사업

「국민건강증진법」 제2조(정의)에 의하면 "국민건강증진사업이라 함은 보건교육, 질병예방, 영양개선, 건강관리 및 건강생활의 실천 등을 통하여 국민의 건강을 증진시키는 사업을 말한다."라고 되어 있다. 이와 같은 건강증진사업이 중요시된 배경으로는 ① 국민의 건강욕구 증대 ② 노령인구 급증에 따른 국가 의료비의 부담 증가 ③ 만성퇴행성 질환과 같은 생활습관병의 증가 등을 들 수 있다.

2. 의료보험체계

2.1_ 국가보건의료체계

1) 질병생성 원인

클락(Clark)은 질병생성의 원인을 ① 병인(질병의 원인), ② 환경(경제적, 사회적 환경 등), ③ 숙주(기생하여 병을 일으키는 미생물) 등의 삼원론으로 설명했다. 이러한 질병생성의 원인을 제거하고자 국가보건의료체계가 요구되는 것이다.

2) 국가보건의료체계의 필요성

공중보건의 역사를 개척한 윈슬로(C.E.A. Winslow)는 1920년 공중보건에 대하여 "조직적인 지역사회의 노력을 통하여 질병을 예방하고 수명을 연장시키며 신체적 · 정신적 효율을 증진시키는 기술이며 과학"이라고 정의(Winslow, 1920)하였는데, 오늘날 의료체계의 개념에 기초를 제공해 주고 있다. 국가차원에서 보건의료체계란 사회구성원의 건강을 보호하고 유지하기 위하여 의료혜택이 필요한 지역 주민들에게 건강증진을 위한 예방, 치료, 재활 등 일련의 보건의료 활동을 전개하는 것을 말한다.

3) 보건의 원칙

세계보건기구(WHO)는 건강을 단순하게 질병 없이 지내는 상태를 의미하는 것이 아니라 신체적, 정신적, 사회적으로 공동 구성원 속에서 조화를 이루어가며 안녕한 상태를 의미한다고 정의하였다. 이러한 정의를 바탕으로 1986년 캐나다 오타와에서 제1차 세계건강증진대회가 개최되었는데 세계 공중보건의 역사에 새로운 이정표라고 할 수 있는 '오타와 헌장'을 발표했다. 오타와 헌장의 인간 건강증진에 대한 5대 원칙은 다음과 같다.

- 건강에 이로운 공공정책 수립
- 건강 지지적 여건 및 환경 구축
- 지역사회 및 공동체 활동 강화
- 개인의 건강 행동기술의 개발
- 기존의 건강 서비스 방향의 재설정

2.2_ 의료보험체계의 유형

OECD는 국가 의료체계를 각국의 고유한 문화와 전통을 배경으로 하는 역사적 산물로서 단순 분류하기에는 어려움이 있다고 지적하면서 사회보험방식(비스마르크형), 국민보건서비스방식(비버리지형), 소비자주권방식(민간의료보험형) 등 3가지로 구분하고 있다.

1) 사회보험방식

독일의 비스마르크가 창시했다고 해서 '비스마르크 방식'이라고도 하는데, 1차적으로 피보험자의 보험료로써 재원을 마련하되, 국가가 2차적 지원과 후견적 지도기능을 수행하는 방식이다. 이 방식을 채택하고 있는 대표적인 국가로는 한국, 독일, 일본, 프랑스 등을 들 수 있다.

2) 국민보건서비스방식

영국의 비버리지가 제안했다고 해서 일명 비버리지 방식이라고 하는데, 한 국민의 의료문제는 국가가 책임져야 한다는 관점에서 정부가 조세로 재원을 마련하여 모든 국민에게 무상으로 의료를 제공하는 방식으로서 의료기관의 상당부분이 사회화 내지 국유화되어 있다. 이 방식을 채택하고 있는 대표적인 국가로는 영국, 스웨덴, 이탈리아 등을 들 수 있다.

3) 소비자주권방식

사회보장적 차원의 제도는 아니며, 이 방식을 채택하고 있는 대표적인 국가로는 미국을 들 수 있다. 즉 미국은 전 국민을 대상으로 한 의료보험제도가 없는 나라로서 직장을 다니게 되면 회사가 보험회사와 체결한 단체보험에 가입하는 것이 보통이며, 개인으로 보험에 가입할 수도 있다.

의료보험체계의 유형은 학자별로 다양하게 정의되는데, 주요 학자의 유형을 살펴보면 다음과 같다.

표 5-1 주요 학자의 의료보험체계 유형

학자	유형	내용	대표적 국가
뢰머 (Roemer)	자유기업형	국민(피보험자)이 주로 재원을 마련하거나 일부를 국가가 지원하는 형태	미국, 일본, 한국 등
	복지국가형	국가가 재원을 마련하여 전 국민에게 무상으로 의료서비스를 제공하거나 국민이 일부 지급하는 형태	프랑스, 독일, 영국, 스칸디나비아 제국 등
	개발도상국가형	자유기업형과 복지국가형의 수준에 미치지 못하는 단계	아시아, 남미제국 개발도상국가
	저개발국가형	국민 대부분이 의료비 지급능력이 부족하고, 국가의 재원도 여의치 않은 형태	아시아, 아프리카 저개발국가
	사회주의형	국가의 계획에 의해서 국민에게 의료서비스를 배분하는 형태	구(舊)소련 및 중공, 쿠바 등
테리스 (Terris)	공적부조형	보건의료의 재원이 주로 조세에 의존하나, 재원조달이 여의치 못한 상태	아시아, 아프리카, 남미제국
	의료보험형	국민(피보험자)이 주로 재원을 마련하거나 일부를 국민이 부담하는 형태	독일, 프랑스, 미국, 한국, 일본 등
	국가보건사업형	정부가 조세로 재원을 마련하여 모든	공산국가, 영국,

학자	유형	내용	대표적 국가
		국민에게 무상으로 의료를 제공하는 방식	스웨덴, 뉴질랜드 등

2.3_ 의료보험체계의 구성요소

국가 차원의 의료보험체계가 시스템화되려면 ① 의료자원의 확보, ② 자원을 조직화할 수 있는 기능, ③ 정책 및 관리, ④ 경제적 지원, ⑤ 의료서비스 제공 등이 갖추어져야 한다.

1) 의료자원의 확보

의료자원이란 의료인력을 비롯하여 의료시설 및 장비 등을 말하며, 이러한 자원이 없으면 의료행위 자체를 할 수 없으므로 의료보험체계의 가장 핵심이라고 할 수 있다.

2) 자원의 조직적 배치

의료자원은 우리나라의 보건복지부와 같은 정부기관과 대한의사협회 및 대한간호사협회 등과 같은 비(非)정부기관 등이 조직적으로 통제하고 배치함으로써 의료인력의 수급은 물론 의료자원의 지역별 균형을 도모할 수 있는 것이다.

3) 의료정책 및 관리

의료환경의 변화에 따라 이를 뒷받침할 수 있는 정책 및 법률제정 등의 관리를 통하여 의료자원의 규제와 개선 등을 도모할 수 있으며, 국가가 지향하는 의료정책과 수요자의 욕구를 충족시켜 줄 수 있다.

4) 경제적 지원

국민건강보험과 같은 사회보장제도를 통하여 의료 수요자가 안정적으로 건강을 증진할 수 있도록 경제적 지원을 해야 할 뿐만 아니라, 중앙정부와 지자체가 일정 기금을 통하여 의료혜택의 사각지대에 있는 사회적 약자에게 경제적 지원을 함으로써 국가가 추구하는 보편적 사회보장을 실현할 수 있는 것이다.

2.4_ 우리나라의 의료보험체계

1) 우리나라 의료보험체계의 특징

우리나라의 건강보험제도란 질병이나 부상으로 인해 발생한 고액의 진료비로 가계에 과도한 부담이 되는 것을 방지하기 위하여, 국민들이 평소에 보험료를 내고 보험자인 "국민건강보험공단"이 이를 관리 · 운영하다가 필요시 보험급여를 제공함으로써 국민 상호 간 위험을 분담하고 필요한 의료서비스를 받을 수 있도록 하는 사회보장제도로서 본인의 의사와 관계없이 법률에 의하여 강제(의무)적용되는 특성을 가지고 있다. 또한 개인의 소득형평에 따라 차별적으로 보험료를 적용하고, 장기적으로 보장해 주는 것이 특징이다.

우리나라 의료보장제도의 유형은 기본적으로 사회보험방식을 취하면서 직장가입자와 지역가입자로 구분하고 있으며, 전 국민을 대상으로 단일한 보험자가 운영한다는 점에서는 국민건강보험방식(NHI; National Health Insurance)이라고도 할 수 있다.

의료체계의 재원조달을 건강보험료 부과로 조달하는 것은 다음의 장점 때문이다.

- 질병치료에 한정하여 사용할 수 있다.
- 여타 정부 지출과 분리하여 운영할 수 있다.
- 재정운영의 독립성을 유지할 수 있다.

2) 건강보험의 도덕적 해이의 예방

일반적으로 의료이용자는 건강보험을 통하여 불필요하게 무한정 의료서비스를 받으려고 하는데 이를 도덕적 해이라고 한다. 우리나라 건강보험에서는 이와 같은 도덕적 해이를 극복하기 위하여 법정본인부담금 제도를 병행하여 운용하고 있다. 기타 건강보험의 도덕적 해이를 예방하기 위한 방법은 다음과 같다.

- 진료비 본인일부 부담제 : 의료기관을 이용할 때 발생하는 진료비는 의료보장이 적용되지 않는다면 본인이 전액 부담
- 정률 부담제 : 보험자가 의료비용의 일정 비율만 지불하고 나머지 부분은 보험 수급자가 부담하는 방식
- 정액 부담제 : 의료 서비스 이용내역과 관계없이 서비스 건당 미리 정해진 일정액만 소비자가 부담하고 나머지는 보험자가 지불하는 방법
- 정액 수혜제 : 보험자가 의료 서비스 건당 일정액만 부담하고 나머지는 소비자가 직접 지불하는 방식
- 일정 금액 공제제 : 어느 일정 기간 동안 의료비가 일정 수준에 이르기까지에는 보험급여를 전혀 주지 않고, 그 이상에 해당되는 의료비만 의료 보험급여 대상으로 인정
- 급여제한제 : 생활에 지장이 없는 신체상의 조건 등에 대하여 고가 장비를 이용하는 고급 의료의 경우에 보험급여를 제한하는 방법. 우리나라에서는 보험급여의 제한으로 국민건강보험에서 시행하고 있으며(비급여), 민간보험에서는 가입 이전의 질환은 보험급여에서 제외시키는 것도 이러한 방법에 속한다.

2.5_ 세계 주요국의 의료보험체계

1) 미국

미국은 전형적인 민간의료보험제도에 의존하고 있다. 미국의 공적 의료보장에는 메디케어와 메디케이드가 있으며, 나머지는 민간의료보험 가입자이거나 미가입자이다. 메디케어(Medicare)는 연방정부가 운영하는 65세 이상 노인과 장애인을 위한 의료보장제도이고, 메디케이드(Medicaid)는 빈곤층을 대상으로 각 주별로 운영하나 재원은 연방정부와 주정부가 부담하고 있다. 그러나 본인부담도 적지 않다. 결국 미국은 사회보장제도가 잘 발달되어 있는 나라 중의 하나이지만, 의료보험료만큼은 개인부담이 많은 나라이다.

미국은 우리나라와 마찬가지로 기업에 종사하는 직장인들에게는 직장의료보험이 제공되어 회사가 일부를 부담하며, 심지어는 자체적으로 직원들을 위한 의료시설을 설치한 회사들도 있다. 그 외의 일반인들은 개인적으로 의료보험에 가입해야 하며, 의료보험료가 매우 비싸게 적용되고 있다. 이러한 이유로 의료보험에 가입하지 않은 사람들도 있다. 실제 미국의 무보험자는 약 4,700만 명으로 전체 인구의 15%를 차지하고 있고, 경제위기로 인하여 무보험자가 증가하는 실정이다.

직장에서 발생한 사고로 인한 의료비는 의료보험에서 처리되지 않고, 'Workmen's Compensation'에서 보상이 되며, 자동차 사고로 인한 의료비는 자동차보험에서 보상이 된다. 단, 본인의 실수로 발생한 사고의 경우에는 의료보험에서 처리된다. 그리고 일반 의료보험은 의료목적으로는 적용되나 성형수술, 치과, 예방접종 등에는 적용되지 않는 것이 보통이다.

이와 같이 미국의 의료보험은 고비용 저효율 구조로서 의료비지출은 GDP의 20% 수준에 달하며, 캐나다보다 2배나 높다. 역대 몇몇 정권이 이를 개혁하고자 하였지만, 미국 의사협회 등의 반발로 매번 실패하고 말았다. 따라서 미국의 의료보험 개혁은 미국 역사상 노예폐지 이후 가장 어려운 난제라고 할 수 있다.

2) 독일

독일의 건강보험제도는 사회보험방식에 의하여 운영되고 있다. 건강보험대상은 연소득 일정 이하의 근로자와 연금수혜자 · 실업자 · 학생 · 농민들로서 이들에 대해서는 가입이 강제되고 있다. 또 이들에 한해서는 공적 의료보험이 적용되는데, 국가가 약 85%, 나머지를 기업주와 피보험자가 나누어 내게 된다. 물론 배우자(소득이 없는 경우)와 자녀는 부양가족으로 보험료 없이 가입이 된다. 소득한계 이상의 근로자(고소득자)와 자영업자는 사설보험을 이용해야 하는데, 가입자 본인에게만 적용되고 가족구성원은 제외된다.

3) 프랑스

프랑스의 건강보험제도는 국가주도형 사회보험방식을 취하고 있다. 적용대상은 일반제도(상공업 근로자; 인구의 약 86%), 기타제도(상공업 근로자 이외 모두; 인구의 14%)로 운영되고 있는데, 결국 인구의 100%가 가입되어 있다고 할 수 있다. 그러나 기본적으로 치료비의 70%만 지원을 해주고, 나머지 30%에 대해서도 지원을 받고자 하는 사람은 따로 사설보험에 가입해야 한다.

4) 영국

영국의 건강보험제도는 국민보건서비스(NHS; National Health Service)로서 전 국민에게 의료상담, 예방, 치료, 보건교육 등 포괄적인 의료서비스를 무료로 제공하고 있다. 영국의 병원 대부분이 국가보건서비스를 담당하고 있다. 이에 대한 재정은 대부분 국민의 세금에 의한 국가예산 및 기여금 등으로 충당하고 있다. 결국 영국의 의사는 대부분 국가에서 월급을 받는 공무원 형태로 운영되고 있어 의료인의 서비스 동기부여 측면에서 문제가 되고 있으며, 국가가 의료서비스 유지에 필요한 재정을 투입해야 하므로 병원의 시설개선 등에 한계가 있는 등 전반적인 의료서비스 수준은 낙후되어 있다고도 할 수 있다. 단, 고급의료서비스는 사설 의료보험에 의하여 제공되고 있으며, 일부 계층에 한하고 있다. 이와 같이 국민의료서비스의 무료라는 비효율적인 한계를 극복하기 위하여 일부 경쟁원리를 도입하고 있는 실정이다.

5) 일본

일본은 1970년 노인의료서비스를 무상으로 제공하였으나, 재정적인 부담과 의료서비스 이용의 효율성을 제고하기 위해 1990년 골드플랜 시행 이후 본인부담금을 인상하여 운영 중에 있다.

일본의 건강보험제도는 사회보험방식을 취하고, 국민건강보험(지역보험)과 피용자건강보험(직장보험)으로 이원화되어 있으며, 국민건강보험은 지역보험으로서 퇴직자나 자영업자들이 대상이고, 피용자건강보험(직장보험)은 정부관장 건강보험, 조합관장 건강보험, 선원보험, 국가공무원, 지방공무원, 사립학교교직원 등의 각 공제조합으로 구성되어 있다. 특히 75세 이상 고령자 또는 장애가 있는 65세 이상을 대상으로 한 후기고령자의료제도를 실시하고 있는데 고령화로 인해 국민의료비가 매년 증가하며, 의료비의 자기부담률이 높아지고 있는 실정이다.

6) 중국

중국은 기업, 국가행정기관, 사업기관과 기타 기관의 직원은 반드시 의료보험에 가입해야 한다. 의료보험 납부비율은 고용업체에서 직원급여의 6% 안팎, 직원은 급여의 2%를 납부하고 나머지는 국가가 부담한다. 나머지 국민은 의료혜택에 소외되어 있다고 할 수 있다. 가입자도 기본의료보험은 지정된 병원이나 약국, 그리고 지정된 약품에만 적용하므로 중국 국영의료보험제도는 범위가 좁다고 할 수 있다. 따라서 사설의료보험이 발전하고 있는데, 경영리스크가 크고, 전문화 정도가 낮으며, 배상의 어려움 등 문제점들이 있는 실정이다. 사보험의 경우 홍콩, 마카오, 대만을 포함한 국외에서 치료 시 장기적인 의료보험은 적용하지 않으나, 임시적인 관광의료보험의 경우 제한된 기간 동안에 발생한 의료비용에는 적용 가능하지만, 그 외 지역은 불가능하다.

2.6_ 의료보험체계의 동향

1) 의료비 증가

우리나라를 비롯하여 세계 각국이 저마다 의료체계를 갖추고 있는데, 공통된 고민은 인구의 고령화에 의한 의료비의 증가에 있다. UN은 한 국가의 65세 이상 노령인구가 전체 인구의 7% 이상을 차지하면 고령화사회(Aged society)로 규정하고 있다. 이미 우리나라는 2000년 7월 1일 기준으로 고령화사회로 접어들었고, 2026년이면 고령인구가 20%로 예상되어 초고령화 사회로 접어들 전망이다. 결국 우리나라뿐만 아니라 세계 각국도 수명이 연장되어 건강에 대한 관심이 증가하고, 저출산 및 소득의 증대에 따라 기존의 의료체계가 위협받고 있는 실정이다. 이러한 현상으로 인하여 세계 각국은 의료비 증가에 대한 고민하고 있는 실정이다.

2) 원격의료

원격의료(Telemedicine)란 원거리에서 임상 헬스 케어를 제공하기 위해 원격통신(telecommunication)과 정보기술(information technologies)을 이용하는 것을 말한다. 원격의료는 거리의 장벽을 없애주는 등 의료서비스의 접근성을 쉽게 하기 위함이다. 특히 거리 때문에 지속적으로 의료서비스를 받기가 어려운 지방(특히 섬이나 산골 지방)이나, 이동에 따른 시간적 소요가 장애가 될 수 있는 고령자 · 중환자 및 응급환자의 경우에도 유효하다고 할 수 있다.

오늘날 컴퓨터 인터넷과 스마트폰과 같은 모바일 기술의 발달은 원격의료에 대한 당위성을 제기하고 있지만, 정부와 의료인 간의 이해관계에 의해서 활성화되지 못하는 실정이다. 의료인의 입장에서는 대외적으로 오진에 따른 위험성, 대내적으로는 의료기관의 경영위축을 들고 있다. 따라서 원격의료가 활성화되기 위해서는 다음과 같은 과제를 해결할 필요가 있다.

- 이해당사자 간(정부와 의료인 등) 협의 및 조정
- 개인 진료정보 및 사생활 침해에 따른 보안문제
- 원격의료에 대한 적절한 의료수가 책정
- 법적 · 제도적 정비
- 원격통신과 데이터관리 장비문제
- 원격진료를 사용할 의료인들의 기술훈련

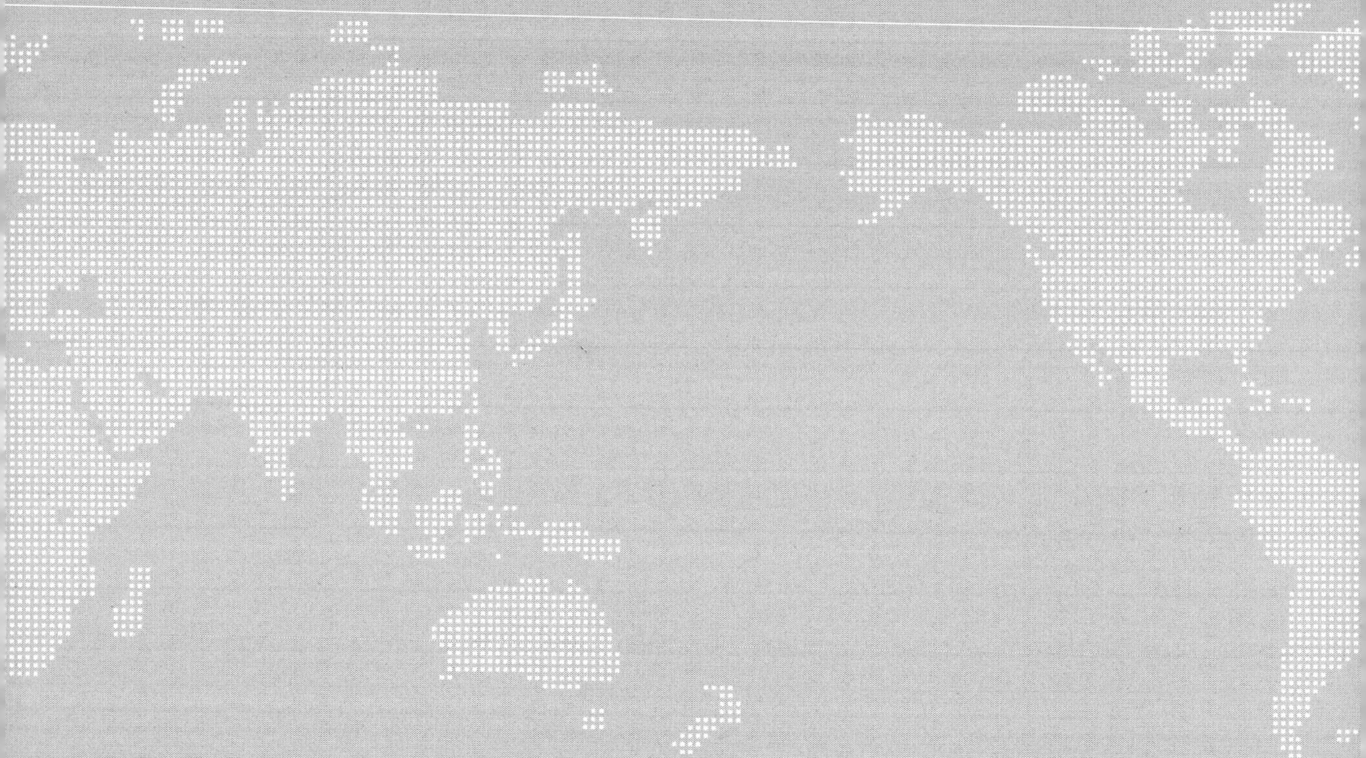

Medical Tourism

Medical Tourism

제6장

병원 원무관리

1. 원무관리의 개요
2. 환자사무관리
3. 의료보험관리
4. 의료정보관리

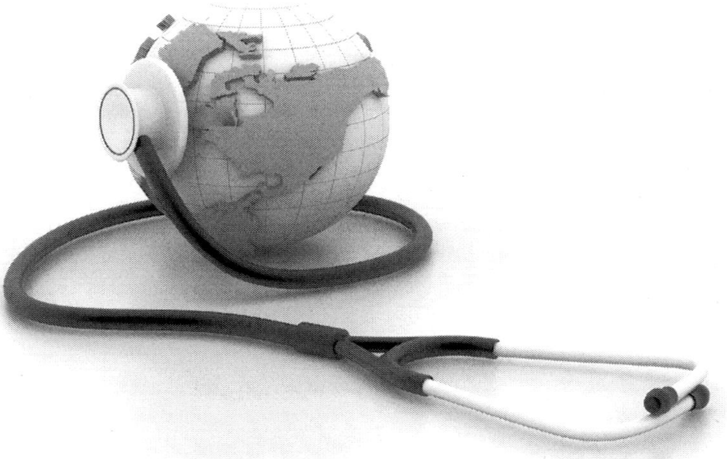

1. 원무관리의 개요

1.1_ 원무관리의 개념

1) 원무관리의 정의와 범위

원무(院務)란 병원의 사무업무를 말하는 것으로 협의의 원무관리는 외래진료접수, 외래진료비계산 및 수납, 진료예약, 입퇴원수속, 입원진료비계산 및 수납, 입원환자 병실과 진료과의 전환정리 등 병원이용자들이 내원하여 진료를 마치고 귀가할 때까지의 제반 행정적인 업무를 수행하는 것을 말한다. 광의의 원무관리는 병원 내 모든 기능부문을 결합하여 종합적인 기능이 발휘되도록 연결기능을 수행하고, 각 기능의 업무가 합리적으로 수행되어 의료의 능률이 향상되도록 계획 · 조직 · 조정 · 통제하는 제 활동도 포함된다.

2) 원무업무의 중요성 및 배경

원무업무의 중요성 및 배경으로는 첫째, 사회보장제도의 확대를 들 수 있다. 즉 「의료급여법」, 「국민기초생활 보장법」, 「장애인복지법」 등 사회보장제도의 확대에 따라 의료급여도 확대 · 변화되고 있다. 결국 이를 숙지하고 적용하는 곳이 원무과인데 그 업무의 중요성이 높다고 할 수 있다.

둘째, 병원규모의 대형화 및 경쟁심화, 환자들의 소득수준 향상과 사회보장제도의 확대에 따라 환자들은 병원의 규모가 더 크고 더 나은 병원을 찾고자 한다. 이에 병원의 규모는 대형화 추세를 보이며, 그에 따른 경쟁도 심화되고 있다. 결국 환자의 병원선택 폭이 넓어지고 있는 것이다. 따라서 원무과는 환자만족도 증진을 위한 노력뿐만 아니라 경쟁력 강화를 위한 마케팅관리 등의 능력이 요구되는 실정이다.

셋째, 의료기술 및 기기의 발전에 따른 전문화 그리고 새로운 의료기술과 의료기기의 보급에 따라 그에 따른 전문지식의 함양이 요구된다. 또한 요양급여 기준의 적용 등 복잡한 상황이 발생하는데, 관련 기관과 업무를 협조하여 능동적으로 처리할 수 있는 능력이 요구된다.

넷째, 첨단 의료정보시스템의 도입. 병원 내 통합적 정보시스템의 효율적 관리를 위하여 첨단 의료정보시스템이 도입되고 있는데, 전산화를 통한 진료지원은 물론 의무기록관리, 통계관리 등 의료정보시스템을 이해하고 적용하는 능력이 요구된다.

결국 사회보장제도의 적용이 확대되고, 각종 관련 법령의 제정 및 공포, 환자의 증가와 진료비관리 업무처리의 복잡화 등이 원무관리가 발전하게 된 환경적 요인이라고 할 수 있다.

1.2_ 원무관리의 기본요건

원무관리를 위해서는 환자의 접객서비스는 물론 의료와 관련된 지식, 관련 법률의 이해, 업무처리 등의 능력이 요구되는데, 구체적으로 요구되는 기본지식과 능력은 다음과 같다.

- 환자 접객서비스 마인드 함양
- 진료와 간호 등 병원업무에 대한 전반적 지식
- 진료과, 병명, 약품명, 수술명 등에 대한 기본적인 의학적 지식
- 각종 의료보장제도(건강보험, 의료급여, 산업재해보상보험, 자동차보험 등)에 대한 기본적 지식 및 처리능력
- 의료관련 법규에 대한 이해
- 진료수가에 관한 지식 및 처리능력
- 질병코딩 및 보건통계에 대한 지식
- 의무기록관리 능력
- 병원사고 등에 대한 행정적 대처능력

2. 환자사무관리

2.1_ 환자의 구분

1) 외래환자

입원환자 외에 진찰이나 치료를 받기 위하여 병원에 오는 환자를 말한다. 외래환자는 사전에 예약했을 경우 대기시간이 짧지만, 그렇지 않을 경우 상당시간을 대기해야 한다. 해당 의사에게 처음 방문했을 경우 초진환자라 하고, 2회 이상 진료를 받으면 재진환자로 분류된다.

2) 입원환자

의사의 지시에 따라 소정의 절차를 거쳐 24시간 병원에서 숙식을 하면서 진료받는 환자를 말한다. 수술을 요하거나 증상이 위중한 경우, 그리고 의사의 판단(입원결정서 발급)에 따라 입원이 가능하고, 그 외 단순 회복, 내원 불편 등의 사유로 입원을 원할 경우 제한될 수 있으며, 보험혜택도 제한될 수 있다.

3) 응급환자

「응급의료에 관한 법률」 제2조 제1호에 의하면 응급환자란 질병, 분만, 각종 사고 및 재해로 인한 부상이나 그 밖의 위급한 상태로 인하여 즉시 필요한 응급처치를 받지 아니하면 생명을 보존할 수 없거나 심신에 중대한 위해(危害)가 발생할 가능성이 있는 환자 또는 이에 준하는 사람으로서 「보건복지부령」으로 정하는 사람을 말한다. 응급환자는 간단한 절차와 함께 곧바로 응급실에서 치료를 받고, 후속 절차를 밟게 된다.

2.2_ 환자의 진료과정

환자의 진료과정을 도식화하면 다음 그림과 같다.

외래환자	입원환자	내용
진료예약	진료예약	전화, 인터넷, 팩스, 방문 등을 통하여 예약
예약일 내원	예약일 내원	진료 당일 병원에 내원
외래접수창구 수납	외래접수창구 수납	원무과 창구에서 진료의뢰서를 등록 및 수납하고, 해당 진료과 방문
외래진료	외래진료	담당 의사로부터 진료
	입원결정	담당 의사로부터 입원 결정
	입원예약 등록	원무과에서 수속 절차 및 병실 배정
	입원 및 치료	입원 상태에서 각종 검사 및 치료
외래접수창구 수납	외래접수창구 수납	진료 및 입원비 계산
귀가	퇴원 및 귀가	약처방전이 있을 경우 약을 받아 감

【그림 6-1】 환자의 진료과정

2.3_ 의료전달체계

의료전달체계는 의료자원의 균등배치와 효율적인 활용을 위한 것으로서 의료시스템의 비용을 감소시키는 것이 목적이다. 구체적으로는 종합병원에 환자가 집중되는 현상을 막기 위해 병원과 의원을 거친 다음 종합병원으로 가도록 하는 제도를 말한다. 즉 1차 보건의료를 통해 환자는 처음으로 의료전달체계와 접촉하게 되고 2차(조언) 또는 3차(특수치료) 보건의료를 통해서는 의료행위당 비용은 높지만 특수한 의료를 제공받을 수 있도록 한 것이다.

2.4_ 외래업무 및 예약관리

1) 외래업무

초·재진 환자의 예약 및 접수, 수납 및 환불, 수급자격관리 등을 하는 것을 말한다. 외래업무는 주로 창구에서 이루어지는데, 방문 환자와 최초의 접점이라는 점에서 능숙한 서비스는 물론 환자에게 긍정적인 첫인상이 형성될 수 있도록 해야 한다.

2) 예약관리

진료의 예약제는 환자의 대기시간을 감축해 준다는 점에서 인력관리의 효율화 및 병원관리를 용이하게 하고, 환자의 만족도도 증대할 수 있다.

예약의 경로는 전화, 인터넷, 팩스, 방문 등을 통하여 이루어지는데 구체적인 업무수행은 다음과 같다.

- 예약 환자에게 적합한 진료와 주치의 및 예약일시를 결정한다.
- 내원 당일 30분 전에 도착하여 외래원무과에 접수하도록 한다.
- 내원 시 건강보험증, 요양급여 의뢰서(초진의 경우)를 지참하여 제시하도록 한다.

- 예약기간 중 환자의 상태가 악화되어 응급진료를 요청할 경우 응급실로 내원하도록 한다.
- 예약일이 다가오면 확인전화 또는 문자메시지를 발송하여 예약부도율을 감소시켜야 한다.

2.5_ 진료접수 및 수납관리

1) 진료접수

- 진료수속절차 및 방법에 대하여 자세히 설명한다.
- 초진일 경우 소정의 양식에 의거 초진진료신청서를 작성하도록 한다.
- 건강보험증, 초진진료신청서, 진료의뢰서 등을 등록한다.
- 당일 진료가 안 되는 초진환자의 경우 진료예약증을 발급한다.
- 등록된 환자정보를 의무기록과에서 차트를 발급해 해당 진료과로 송부하도록 한다.
- 진료접수가 끝난 환자는 해당 진료과에 대기하도록 한다.
- 재진환자의 경우 예약접수를 원칙으로 한다(담당 의사는 진료 후 다음 예약진료 일시를 입력하거나 예약신청서를 작성하여 환자에게 교부하고, 원무과 수납 후 예약하도록 하고 있다).

2) 진료비 수납

진료비란 병원에서 진찰이나 치료를 받는 데 내는 돈으로서 일평균 진료비는 진료수가와 진료량, 재원기간 등에 영향을 받는다. 만약 이미 감당할 수 없는 수준의 고액진료비가 발생한 후에는 추가 지불보증 요구에 자포자기하거나 제3자의 연대지불보증 확보는 더욱 어렵다는 점에서 고액진료가 발생하기 전에 반드시 부동산 담보 등의 채권을 확보하는 것이 좋다.

진료비 수납은 창구일원화(one stop service)와 EMR(Electronic Medical Record) 시스템에 의한 무서류를 원칙으로 하고 있다. 수납이 끝나고 약처방전이 있다면 원내처방 대상자는 병원약국에서, 원외처방 대상자는 원외처방전 발행기(무인수납겸용)를 통하여 원외약국에서 투약할 수 있도록 안내한다.

> 용어해설
>
> **EMR(Electronic Medical Record)**
>
> 의료기관 전자의무기록 시스템으로서 종이 문서를 없애고 모든 데이터를 전산매체에 저장하여 관리하는 것을 말한다. 종이 의무기록이 오랫동안 모아지면 언젠가는 관리 및 보관상에 한계가 오기 때문에 의무기록을 장기간 효율적으로 보관하기 위하여 도입되었다. EMR은 각종 기록의 자료를 전산과 연계시켜 네트워크화되어 있으며, 전자의무기록의 보관 및 검색 목적으로 제한적으로 활용될 수 있도록 되어 있다.

3) 진료비 지급제도

진료비 지급제도의 개념 진료보수(진료비)란 진료받은 환자가 의료서비스에 대한 대가로 지급하는 비용을 말한다. 이러한 진료비 지급제도의 종류는 행위별수가제, 포괄수가제, 인두제, 총액계약제 등 다양한데, 우리나라의 경우 대부분의 진료비는 행위별수가제를 취하고 있으나, 우리 생활 속에서 흔히 수술하게 되는 7개 질병군(① 백내장수술, ② 편도수술, ③ 맹장수술, ④ 탈장수술, ⑤ 치질수술, ⑥ 제왕절개분만, ⑦ 자궁수술)에 한해서 포괄수가제를 실시하고 있다. 진료비 지급제도는 정부 및 시민단체와 의사협회 등 이해관계가 얽혀 있기 때문에 어느 제도를 택할 것인지에 대해서는 이들의 합의가 필요하다.

행위별수가제(Fee for service) 요양기관에서 의료인이 제공한 의료서비스(행위, 약제, 치료재료 등)에 대해 서비스별로 가격(수가)을 정하여 사용량과 가격에 의해 진료비를 지급하는 제도로서 우리나라 건강보험제도는 도입 당시부터 행위별수가제도를 채택하고 있다. 즉 병원에서 한 검사, 치료, 주사, 약 등을 일일이 따로따로 계산해서 모두 더하는 방식으로서 치료행위 하나하나가 모두 진료비에 반영되기 때문에 검사를 많이 할수록, 주사를 많이 맞을수록 금액이 올라가는 제도이다. 의사의 입장에서는 의료서비스의 질과 양을 확대하고, 재량권을 가지고 환자를 진료할 수 있지만, 환자의 입장에서는 의사가 진료할 때마다 그 횟수에 따라 진료비를 지급하기 때문에 부담이 높을 수밖에 없다. 결국 행위별수가제는 개개의 서비스마다 지급이 이루어지며, 치료 후에 지급액이 결정된다.

포괄수가제(DRG; Diagnosis Related Group) 진료건당 지급이 이루어지며, 진단 후 지급액이 결정되는 것을 말한다. 즉 진단명분류체계를 이용해 입원환자의 진료비를 보상하는 것으로 입원기간 동안 제공된 진료의 종류나 양에는 관계없이 어떤 질병의 진료를 위해 입원했었는가에 따라 미리 정해진 일정액을 지급하는 제도이다. 환자의 입장에서는 과잉진료를 방어할 수 있지만, 의사의 과소진료도 우려된다.

앞에서 언급한 7개 질병군의 경우 적용되는 보험급여는 질병군 치료에 필요한 의료행위, 치료재료, 약제비용에 포괄수가가 적용된다. 즉 7개 질병군으로 입원한 환자의 수술과 관련된 진료뿐 아니라 수술로 인한 합병증이나 환자가 입원 당시와 같이 앓고 있던 질병의 치료까지 포함하는 것이다. 단, 전액본인부담은 응급진료를 위해 앰뷸런스를 이용하면서 받는 응급의료 이송처치료, 각종 수술 후 통증관리를 위한 자가통증조절법(PCA) 등이다. 비급여 부분은 보건복지부장관이 정하여 고시하는 행위 및 치료재료, 질병군 진료 이외에 비급여 목적으로 투여된 약제로, 상급병실료차액, 선택진료료, 미용 목적의 수술 등이 해당된다.

표 6-1 행위별수가제와 포괄제수가제의 장단점

구분	장점	단점
행위별 수가제	• 신의료기술 및 신약개발 등에 기여 • 의료서비스 양과 질의 확대 • 의료인의 재량권 확보 및 환자에 대한 진료책임도 극대화 • 진료 노력에 비례하여 돈을 벌 수 있으므로 최선을 다하는 의료 • 전문적인 의료수가 결정에 적합	• 과잉진료 및 과잉검사 등 의료남용 초래 • 국민의료비의 상승 초래 • 구조의 복잡성으로 인하여 청구오류 및 부당청구 우려 • 행정적으로 복합적인 문제 발생 • 의료인과 보험자 간에 갈등요인 소지 • 예방보다는 치료에 치중 • 상급병원 후송기피
포괄제 수가제	• 과잉진료 및 과잉검사 등 의료남용 예방을 통한 의료비 절감 • 의료비의 사전 예측 가능 • 진료비 산정의 간소화로 행정비용 절감 • 병원의 경제적인 진료(입원일수 감소 등) • 진료비 계산의 투명성 유도 • 의료인과 심사기구, 보험자 간에 마찰 감소	• 과소진료 우려, 서비스의 최소화 경향 • 의료행위에 대한 자율성 감소 • 행정직의 진료직에 대한 간섭요인 증가 • 합병증 발생 시 적용 곤란 • 신규의학시술 적용 곤란 • 의료서비스의 규격화 경향 • 의사와 병원 경영자의 갈등

인두세 일정한 수의 가입자가 특정 의료제공자에게 등록을 하고, 등록한 기간 동안 의료제공자가 정해진 범위 내에서 의료서비스를 제공하는 방식을 말한다.

총액계약제 보험자 측과 의사단체 간에 국민에게 제공되는 의료서비스에 대한 진료비 총액을 추정계산하고 협의한 후 사전에 결정된 진료비 총액을 지급하는 방식을 말한다.

4) 병원의 진료비 회계처리

회계처리방법은 크게 현금주의 또는 발생주의 기준에 의해서 처리된다. 즉 현금주의는 현금이 오가는 시점에서, 발생주의는 거래가 발생한 시점에서 재무제표에 기록한다. 결국 현금주의와 발생주의의 차이는 거래를 언제 회계처리하느냐이다. 예를 들어 물품을 외상으로 구매했다면 현금주의는 외상대금을 갚는 시점에 재무제표에 기록하지만, 발생주의는 거래가 이뤄진 시점에서 회계처리하게 된다.

표 6-2 현금주의와 발생주의 회계처리 비교

현금주의	발생주의
현금의 유·출입 시점에서만 회계처리 • 현금의 출납이 있어야 기록 • 취득원가로 기록 후 가액불변	**거래 또는 사건 발생시점에 기록** • 현금출납이 없어도 거래발생 시 기록 • 경제적 실질가치로 자산·부채 표시

현금주의　현금 수지(收支)의 동태에 따라 손익계산을 하려는 회계방법으로서 기업회계의 기간손익계산은 기간 내의 수익과 비용을 확정하여 총수익과 총비용의 차액을 산출하는 방식이다. 즉 손익을 현금의 수입이나 지출이 있을 때만 기록하는 것이다. 현금주의 회계처리의 특징은 다음과 같다.

- 회계처리가 단순 간편하다.
- 영업 관련 채권과 채무가 기록되지 않는다.
- 선수, 선급 등 이연항목과 미수, 미지급 등의 발생항목, 대손충당금 등 추정항목도 기록될 수 없다.
- 재고자산이나 거액의 고정자산이 없는 소규모의 용역제공 기업에서 채택 가능한 방법이라 할 수 있다.

발생주의　계속되는 기업의 활동을 기간별로 구분하여 그 기간의 손익을 산정하기에는 부적당한 측면이 있다. 즉 오늘날 신용거래의 발달에 따라 현금주의로 회계처리하는 것은 부적당하다는 지적에 따라 이에 대응하는 회계처리방법이 발생주의인데, 대부분의 기업들은 이 방식을 택하고 있다. 발생주의는 현금의 수입이나 지출과 관계없이 기업의 손익에 영향을 끼치는 거래가 발생하면, 그 발생시점에서 회계처리하는 것을 말한다. 즉 발생주의는 차기(次期)의 것을 미리 주거나 받았을 때와

전기의 것을 후에 주고받았을 경우 실제로 주고받은 시점에 관계없이 그것이 어느 기간의 손익에 해당하는지를 구분하여 그 기간의 손익으로 처리하는 방법이다.

예를 들어 진료를 위해 진료비 일부를 미리 입금했어도 진료를 받지 않은 상태라면 수익으로 계산하면 안 되며, 실제로 진료받은 시점에 수익으로 인식해야 한다는 것이다. 이와 같이 발생주의에 의한 계정으로는 선급비용 · 선수수익 · 미지급비용 · 미수이자 등이 있다. 병원에서 발생주의 회계처리의 특징은 다음과 같다.

- 회계처리가 현금주의보다 다소 복잡하다.
- 진료미수금과 현금 납부액을 포함한 총 진료수입을 관리하므로 착오와 부정의 발생을 최소화할 수 있다.
- 현금주의에 비해 미래의 현금흐름을 보다 정확하게 예측하는 데 도움을 준다.

〈예제 1〉

진료비(2014.11.1~2015.1.31분) 예상 2,400,000원을 2014년 11월 1일 미리 수납하였을 경우

① 현금주의로 회계처리하는 경우

2014년 : 현금 2,400,000원 / 진료수입 2,400,000원
2015년 : 회계처리 없음

② 발생주의로 회계처리하는 경우

2014년 : 현금 2,400,000원 / 진료수입 1,800,000원(2014. 11-12월분)
선수금 600,000원
2015년 : 선수금 600,000원 / 진료수입 600,000원

〈예제 2〉

2014년 12월 의료장비구입대의 계약금으로 1,000,000원을 지급하고 2015년 1월 잔금 1,500,000원을 지급하는 경우

① **현금주의로 회계처리하는 경우**

2014년 : 의료기기 1,000,000원 / 현금 1,000,000원
2015년 : 의료기기 1,500,000원 / 현금 1,500,000원

② **발생주의로 회계처리하는 경우**

2014년 : 선급금 1,000,000원 / 현금 1,000,000원
2015년 : 의료기기 2,500,000원 / 현금 1,500,000원
선급금 1,000,000원

2.6_ 응급실 관리

응급환자에 대한 법적 규정은 앞에서 언급하였는데, 응급의료통신망 등을 이용해 관련기관과 유기적인 협조체계를 갖추고 있어야 하며, 필요한 처치가 끝나면 신속히 귀가 또는 입원을 하도록 한다. 진료절차는 접수 → 진료 → 의무기록 작성 → 응급검사 의뢰 및 투약 처치 → 수납 → 귀가 또는 입원결정 등이다.

2.7_ 입원관리

환자가 입원을 하게 되면 ① 보험수급자격, ② 비급여대상 상병 확인, ③ 상급병실 사용여부, ④ 제3자 행위에 의한 상병 여부, ⑤ 진료비 지불보증인에 대한 사실관계 등을 먼저 확인해야 한다. 이 밖에 건강보험증, 진료신청서, 진료전달체계 관련 서류에 포함되어야 할 내용은 다음과 같다.

- 건강보험증 : 보험사항, 수급자격
- 진료신청서 : 진료과, 조치의, 주소, 전화번호 등 필요기재사항

- 진료전달체계 관련 서류 : 진료예약증, 진료비, 계산서, 진료카드 등

외래 또는 응급실에서 진료받은 환자가 입원진료가 필요하면 담당의사가 이를 권유하고, 환자가 동의하면 입원이 결정된다. 입원을 위해서는 동의서와 입원약정서를 받아야 한다. 공정거래위원회는 표준약관(2014.9.19 개정)을 마련하여 동의서와 입원약정서에 대한 내용, 개인정보에 대한 규정을 하고 있으며, 의료분쟁 발생 시 피해구제, 분쟁조정 등을 신뢰할 수 있는 대상기관으로 한국의료분쟁조정중재위원과 한국소비자원으로 규정하고 있다.

1) 동의서

동의서에는 수술 · 시술 · 검사 · 마취 · 의식하 진정 등에 체크를 하고, 크게 환자의 현재상태 체크, 설명사항(수술; 시술 · 검사, 의식하 진정, 마취)에 관한 내용으로 되어 있다. 여기서 의식하 진정이란 수면 내시경과 같이 진정제를 투여하여 환자를 어느 정도 진정상태에 도달하게 한 후 검사(시술)를 함으로써 검사(시술)에 따르는 불편함을 경감시켜 주는 것을 말하며, 환자를 마취한 상태로 하는 검사(시술)는 아니며 환자의 협조가 가능한 진정상태에서 검사(시술)를 하게 된다.

2) 입원약정서

입원약정서란 환자의 입원이 결정되면 보호자가 작성하는 것으로 의료제공에 대한 대가인 진료비 납부, 병원의 제 규정과 절차를 이행할 것을 약속하는 쌍방의 계약서라고 할 수 있다.

입원약정서의 주된 내용은 의료기관에서 제시한 제반 규칙을 준수함은 물론, 치료와 퇴원 등 의사 및 간호사(또는 직원)의 정당한 지시에 따르겠다는 것과, 입원료 기타 입원기간 동안 발생하는 진료비의 납부와 관련된 것들이다. 특히 진료비 납부와 관련해서는 "연대보증인이 있는 경우에는 환자와 연대보증인이 납부하겠으며"라는 규정이 있는데, 환자에게 연대보증인이 반드시 있어야 하는 것이 아님을 명백히 하고 있다.

3) 개인정보관리 및 제출서류

「개인정보보호법」 개정에 의하여 환자, 대리인, 연대보증인의 주민등록번호를 기재하는 조항을 삭제하고, 이를 대신하여 개인을 식별할 수 있는 서류를 제출하도록 하고 있다. 환자, 대리인, 연대보증인(연대보증인 있는 경우에 한함)이 각자 제출해야 할 서류는 다음 중 하나이다.

- 주민등록증 사본
- 운전면허증 사본
- 여권사본
- 외국인등록증 사본
- 환자와 가족관계에 있는 경우 가족관계증명서 등(원본 또는 사본)

특히 환자 등은 위 서류를 첨부함에 있어 주민등록번호 중 뒷자리 숫자 7개가 인식될 수 없도록 제출해야 한다. 즉 주민등록번호 전체가 표시되어서는 안 된다. 만약 제출되는 서류에 주민등록번호 전체가 표시되어 있다면 병원은 뒷자리 숫자 7개는 인식될 수 없도록 조치해야 한다. 그리고 입원을 요하는 환자가 다수일 때에는 다음과 같은 순서에 의해서 결정한다.

① 응급수술을 요하는 환자
② 수술예약 환자
③ 응급실에 대기 중인 중환자
④ 응급실 대기 환자
⑤ 외래환자 중 중증환자
⑥ 접수 순서에 의한 환자

4) 보험확인

입원수속 시 환자종별(건강보험 의료급여, 산업재해보상보험 공무상요양급여, 자동차손해보상보험 일반 등)로 해당 보험증을 제출받아 수급자격을 확인하고, 해당 보험종별에 따라 급여할 수 없는 사항이거나 비급여 상병을 진료하는 경우에는 해당 진료비 전액을 환자가 부담해야 함을 설명해야 한다.

보험과 관련하여 입원고객이 준비할 사항은 다음과 같다.

- 보험사 회원증 확인(성명, 생년월일, 회원번호)
- 진단서, 수술견적서를 동봉하여 지불보증서 요청 및 수신
- 퇴원 후 청구서, 진단서, 입금계좌 등을 보험사에 전송
- 보험사 콜센터에 연결

단 보험사의 보증 조건 및 보증금 한도를 확인하는 것은 입원고객이 아니라 외래고객에게 준비할 사항이다.

5) 병실배정

병실은 병상에 따라 1인용, 2인용, 다인용 병실 등으로 구분되고, 환자의 특성에 따라 일반병실, 중환자병실, 격리병실, 정신과병실, 재활병실, 미숙아 보육기(인큐베이터) 등으로 구분된다. 병실의 운영방법은 의료기관의 상황에 따라 통합운영, 내과 · 외과, 진료과별 등으로 구분할 수 있는데, 일부 특정 진료과만 구분하고 그 외는 통합운영하기도 한다. 다만, 남 · 여 환자의 병실은 구분하고 있다. 환자는 대부분 경제적 사정을 고려하여 저렴한 다인실을 원하는 경향이 있는데, 병실 사정에 따라 적절하게 배정할 수 있어야 한다.

6) 퇴원관리

퇴원은 환자의 상병이 치유되었거나 외래통원진료가 가능하게 되었을 경우, 다른 의료기관으로 전원(병원을 옮김), 또는 사망하였을 때 진료담당의사가 결정한다. 퇴원이 결정되면 퇴원안내문을 통하여 진료비를 수납하도록 하고, 수납이 완료되면 간호사가 이를

확인 후 환자에게 퇴원 후 주의사항 및 퇴원 약에 대한 설명을 하고 귀가조치를 한다.

외국인환자의 퇴원 시 병원에서 준비해야 할 사항으로는 ① 예약확인서 발급, ② 의무기록 발급, ③ 의사진단서 발급 등이 요구된다.

효과적인 퇴원계획은 ① 입원기간의 단축, ② 입원비용의 감소, ③ 병상 및 의료시설의 효과적 이용, ④ 가정으로 복귀나 다음 단계 시설로의 이동에 있어 편안함을 부여할 수 있는 효과를 얻을 수 있다. 특히 퇴원예고제는 퇴원하기 전날 환자에게 퇴원 사실을 미리 알려주는 의료제도로서 ① 환자들이 퇴원준비를 쉽게 하도록 해 환자만족도의 상승, ② 신속 정확한 퇴원업무 처리, ③ 병상운영 예측에 따른 병원경영의 효율화, ④ 당일 처방을 감액시키는 번거로움의 방지, ⑤ 환자는 퇴원약을 비롯하여 진단서 등의 각종 서류를 미리 발급받을 수 있는 장점이 있다.

2.8_ 원무 관리지표

1) 병원통계관리

병원통계란 병원에서 제공하는 의료서비스와 관련된 모든 산출물을 숫자로 표시하고, 이를 분석하고 계획하여 병원의 현재운영상태를 파악하는 것이다. 병원통계는 ① 병원경영실적 파악, ② 의학연구에 필요한 자료제공, ③ 외부기관에 보고, ④ 환자에게 제공하는 진료의 적정성 평가 등의 목적으로 실시되고, 병원통계의 3대 원칙으로는 ① 적시성, ② 정확성, ③ 간결성 등을 들 수 있다.

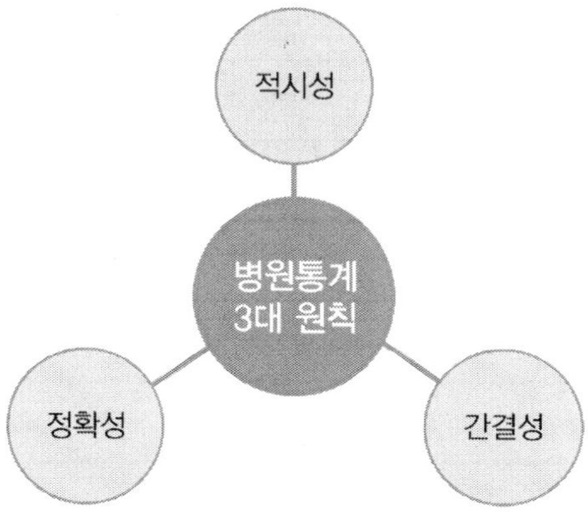

【그림 6-2】 **병원통계의 3대 원칙**

병원통계 중 대표적인 지표로는 다음과 같이 병상이용률과 병상회전률을 들 수 있다.

병상이용률(bed occupancy rate) 병원운영의 합리화를 측정하는 기본 지표로서 병원당 재원환자이용률을 의미하며, (병원 1일 평균 재원환자 수/병상 수)×100으로 산출한다. 연간으로 산출할 때는 (총재원일수/연가동병상 수)×100으로 산출한다. 결국 병상이용률은 가능한 총병상 중 실제 얼마만큼 이용했는가의 비율을 의미하는데 이때 검사실, 분만실, 수술실 등과 같이 검사나 처치를 목적으로 이용하는 병상은 제외된다.

병상회전율(bed turnover rate) 일정기간 중 1병상이 평균 몇 명의 입원환자를 수용하였는가를 의미하는데 입원 실인원수/평균가동 병상 수×100으로 산출한다. 입원과 퇴원 중 어느 한쪽을 택하여 사용하거나 (입원 실인원수+퇴원 실인원수)/2를 하여 평균을 내어 사용할 수도 있다.

2) 재원일수 관리

재원일수 단축은 병상회전율을 높임으로써 좀 더 많은 환자들이 의료서비스를 제공받을 수 있도록 하며 병원의 의료수익을 늘리고 경영수지를 개선시킬 뿐만 아니라, 환자 및 그 가족의 입장에서도 의료비 부담을 경감시킬 수 있고, 사회간접비용도 감소시킬 수 있다. 그리고 기존 의료자원의 효율적 이용도 가능하다.

3) 병원 친화도

해당 병원이 소재하는 지역에서 해당 병원을 이용한 구성백분율을 의미하는 것으로 지역 내 주민들의 해당 병원에 대한 선호도를 파악할 수 있다.

4) 기타

- 1일 평균 외래환자 수(명) = 연외래환자 수/외래진료일수
- 외래환자 초진율(%) = (초진환자 수/연외래환자 수) × 100
- 응급환자율(%) = (응급환자연인원수/외래환자연인원수) × 100

※ 외래환자 : 입원환자 외에, 진찰이나 치료를 받기 위해 병원에 오는 환자

2.9_ 병상관리방식

병원의 병상관리는 중앙관리방식과 분산관리방식으로 구분된다.

1) 중앙관리방식

모든 병상의 관리가 한곳에서 집중적으로 이루어지므로 환자의 증감에 신속한 대응이 가능하다. 즉 진료과 간 연계성 및 계절에 따른 질환의 대응 및 요일별 운용 등이 용이하며, 행정인력이 적게 들고, 빈 병상을 효율적으로 활용할 수 있는 등의 장점이 있다.

2) 분산관리방식

일정규모의 병상을 진료과별로 배분한 방식인데 타 진료과 환자의 입원 기피나 계절적 요인에 따른 환자증감 등의 변화에 신속히 대응하지 못하는 등 인력이 낭비되는 단점이 있다.

3. 의료보험관리

3.1_ 건강보험 적용대상

1) 내국인

「국민건강보험법」 제5조(적용대상)는 건강보험 적용대상과 제외자에 대하여 규정하고 있는데 이는 다음과 같다.

① 국내에 거주하는 국민은 이 법에 따른 건강보험의 가입자 또는 피부양자가 된다. 다만, 다음 각 호의 어느 하나에 해당하는 사람은 제외한다.
1. 「의료급여법」에 따라 의료급여를 받는 사람(수급권자)
2. 「독립유공자예우에 관한 법률」 및 「국가유공자 등 예우 및 지원에 관한 법률」에 따라 의료보호를 받는 사람(유공자등 의료보호대상자). 다만, 다음 각 목의 어느 하나에 해당하는 사람은 가입자 또는 피부양자가 된다.
   가. 유공자등 의료보호대상자 중 건강보험의 적용을 보험자에게 신청한 사람
   나. 건강보험을 적용받고 있던 사람이 유공자등 의료보호대상자로 되었으나 건강보험의 적용배제신청을 보험자에게 하지 아니한 사람

② 제1항의 피부양자는 다음 각 호의 어느 하나에 해당하는 사람 중 직장가입자에게 주로 생계를 의존하는 사람으로서 보수나 소득이 없는 사람을 말한다.
1. 직장가입자의 배우자
2. 직장가입자의 직계존속(배우자의 직계존속을 포함한다)
3. 직장가입자의 직계비속(배우자의 직계비속을 포함한다)과 그 배우자
4. 직장가입자의 형제 · 자매

2) 재외동포

「재외동포의 출입국과 법적 지위에 관한 법률」 제14조(건강보험)는 “주민등록을 한 재외국민과 국내거소신고를 한 외국국적동포가 90일 이상 대한민국 안에 체류하는 경우에는 건강보험 관계 법령으로 정하는 바에 따라 건강보험을 적용받을 수 있다”라고 규정하고 있다.

3) 외국인 및 재외국민

장기체류 재외국민 및 외국인에 대한 건강보험 적용기준(2015.10.1 시행)에 의하면 외국인 및 재외국민은 출입국관리사무소에 거소 신고 후 국내 체류 3개월 이후에 국내 건강보험 지역가입을 할 수 있다.

3.2_ 보험료 부담비율

1) 직장가입자 보수월액보험료

직장가입자의 보수월액보험료는 가입자의 보수월액에 보험료율을 곱하여 보험료를 산정한다(건강보험료 = 보수월액 × 건강보험료율). 보수월액은 동일사업장에서 당해 연도에 지급받은 보수총액을 근무월수로 나눈 금액을 의미하며, 보험료율은 2023년 6.86%를 적용하고 있다. 보험료는 가입자가 전액을 납부하는 것이 아니라 가입자의 구분에 따라 사용자부담과 국가부담이 있다. 물론 특수한 경우 법적 조치에 따라 건강보험료 경감과 면제조치를 해주기도 한다.

2) 지역보험료

지역가입자의 건강보험료는 가입자의 소득, 재산(전월세 포함), 자동차, 생활수준 및 경제활동참가율을 참작하여 정한 부과요소별 점수를 합산한 보험료 부과점수에 점수당 금액을 곱해서 보험료를 산정한 후, 경감률 등을 적용하여 세대 단위로 부과한다. 보험료 산정방법은 "건강보험료 = 보험료 부과점수 × 점수당 금액", "장기요양보험료 = 건강보험료 × 장기요양보험료율"이다.

3.3_ 보험급여의 종류

1) 보험급여의 개념

보험급여란 가입자 및 피부양자의 질병 · 부상에 대한 예방 · 진단 · 치료 · 재활과 출산 · 사망 및 건강증진에 대하여 법령이 정하는 바에 따라 공단이 현물 또는 현금 형태로 제공하는 서비스를 말한다. 첫째, 현물급여는 가입자 및 피부양자에게 요양기관을 통하여 직접 의료서비스를 제공하는 것으로 요양급여 및 건강검진 등을 말하고, 둘째, 현금급여는 요양비, 장애인 보장구 급여비, 임신 · 출산 진료비 등을 말한다.

2) 요양급여와 요양비

요양급여 보건복지부가 정한 의료기관에서 가입자와 피부양자의 질병, 부상, 출산 등의 사유로 ① 진찰 · 검사, ② 약제(藥劑) · 치료재료의 지급, ③ 처치 · 수술 및 그 밖의 치료, ④ 예방 · 재활, ⑤ 입원, ⑤ 간호, ⑥ 이송(移送) 등 하나를 충족하였을 때 국민건강보험공단이 의료기관에게 보험급여하는 것을 말한다.

요양비 긴급하거나 그 밖의 부득이한 사유로 요양기관과 비슷한 기능을 하는 기관에서 질병 · 부상 · 출산 등에 대하여 요양을 받거나 요양기관이 아닌 장소에서 출산한 경우에는 그 요양급여에 상당하는 금액을 보건복지부령으로 정하는 바에 따라 가입자나 피부양자에게 지급하는 비용을 말한다.

3) 건강진단

「국민건강보험법 시행령」 제25조(건강검진)는 건강검진에 대한 규정을 하고 있는데, 일반건강검진, 암검진 및 영유아건강검진으로 구분하고, 일반건강검진의 경우 직장가입자, 세대주인 지역가입자, 40세 이상인 지역가입자 및 40세 이상인 피부양자에 한정하고 있다.

3.4_ 본인 부담금

질병, 부상, 분만 등으로 의료기관을 이용하였을 경우 보험자인 국민건강보험공단이 100% 보험급여를 지원하는 것이 아니라 일정부분 환자 본인 부담금을 원칙으로 하고 있다. 이에 대한 세부 내용은 다음과 같다.

표 6-3 주요 본인 부담금

구분		본인 부담금
입원		총진료비의 20%
외래	상급종합병원	진찰료 총액 + 나머지 진료비의 60%
	종합병원	요양급여비용 총액의 45%(읍, 면지역), 50%(동지역)
	병원	요양급여비용 총액의 35%(읍, 면지역), 40%(동지역)
	의원	요양급여비용 총액의 30%
	약국	요양급여비용 총액의 30%

3.5_ 보험급여 제외와 금지

1) 보험급여 제외

「국민건강보험법」 제53조(급여의 제한) 제1항에 따르면 공단은 보험급여를 받을 수 있는 사람이 다음의 어느 하나에 해당하면 보험급여를 하지 아니한다.

- 고의 또는 중대한 과실로 인한 범죄행위에 그 원인이 있거나 고의로 사고를 일으킨 경우
- 고의 또는 중대한 과실로 공단이나 요양기관의 요양에 관한 지시에 따르지 아니한 경우
- 고의 또는 중대한 과실로 문서와 그 밖의 물건의 제출을 거부하거나 질문 또는 진단을 기피한 경우
- 업무 또는 공무로 생긴 질병 · 부상 · 재해로 다른 법령에 따른 보험급여나 보상(報償) 또는 보상(補償)을 받게 되는 경우
- 공단은 보험급여를 받을 수 있는 사람이 다른 법령에 따라 국가나 지방자치단체로부터 보험급여에 상당하는 급여를 받거나 보험급여에 상당하는 비용을 지급받게 되는 경우에는 그 한도에서 보험급여를 하지 아니한다.
- 보험료를 체납한 경우 그 체납한 보험료를 완납할 때까지 그 가입자 및 피부양자에 대하여 보험급여를 실시하지 아니할 수 있다.

2) 보험급여 정지

「국민건강보험법」 제54조(급여의 정지)에 따르면 보험급여를 받을 수 있는 사람이 다음의 어느 하나에 해당하면 그 기간에는 보험급여를 하지 아니한다.

- 국외에 여행 중인 경우
- 국외에서 업무에 종사하고 있는 경우
- 교도소, 그 밖에 이에 준하는 시설에 수용되어 있는 경우

3.6_ 보험(요양급여)청구

의료기관에서 환자의 진료가 완료되면 다음과 같은 절차를 통해서 보험(요양급여)청구를 할 수 있다.

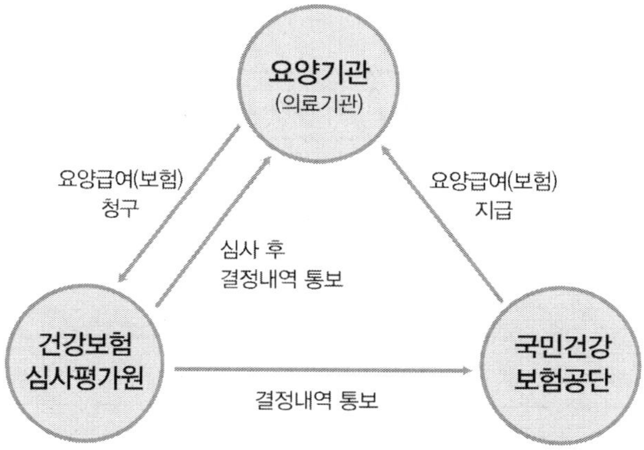

【그림 6-3】 **보험(요양급여)청구 과정**

1) 자체심사

의료기관은 총진료비 중 일부를 환자에게서 받고 나머지는 건강보험심사평가원에 청구해야 하는데, 그전에 자체심사를 통하여 진료비의 누락 및 환자에게 시행한 의료서비스가 적정 진료비에 의하여 산정되었는지, 보험급여 산정은 착오가 없는지 등을 확인하고, 이상이 없으면 요양급여비용심사청구서와 요양급여비용명세서를 작성하여 건강보험심사평가원에 청구해야 한다. 요양급여비용명세서 청구는 청구방식에 따라 전자문서교환(EDI; Electronic Data Interchange) 방식, 디스켓청구, 서면청구로 나눌 수 있는데, 가장 많이 사용되는 방식은 EDI 청구방식이다. EDI 청구방법은 병 · 의원, 약국 등 요양기관과 심사기관 간에 상호 교환되는 요양급여비용 심사청구서 및 명세서와 심사결과통보서 등 각종 문서를 전자문서로 표준화하여 컴퓨터를 이용하여 송 · 수신하는 방법을 말한다.

2) 심사와 평가

건강보험심사평가원(약칭; 심평원)의 주요 업무는 요양급여비용의 심사와 요양급여의 적정성을 평가하는 것이다. 먼저 요양급여비용의 심사를 하는 이유는 병의원, 약국 등에서 환자를 진료하고 그 진료비를 「건강보험법」에 인정하는 기준으로 올바르게 청구하였는지 확인(심사)하는 것으로 이는 의료 보장 취지에 합당한 적정진료 보장과 부적절한 진료비용의 발생 방지를 위한 것이다.

그리고 요양급여의 적정성 평가를 하는 이유는 의약학적 면과 비용효과적인 면에서 진료가 적정하게 이루어졌는지를 평가하여 의료기관에 그 결과를 알려줌으로써 의료서비스의 질을 향상시킬 수 있도록 돕는 것인데, 이는 부적절한 진료의 최소화 및 진료의 오·남용을 예방하고, 효과대비 경제적인 진료를 권장하기 위함이다. '심평원'에서 심사된 결정내역은 국민건강보험공단과 요양기관에 통보하게 된다. 국민건강보험공단은 심사평가원의 요양급여비용의 심사결과를 통보받은 때에는 지체 없이 지급 전 사전점검 후 요양기관의 금융기관 계좌번호로 요양급여비용을 송금하고 그 내역을 요양기관에 통보하도록 되어 있다.

3) 심사결과 분석 및 이의신청

심평원의 심사결과에서 삭감 요인이 있다면 이를 분석하고 이의가 있다면 이의신청을 제기한다. 삭감의 주요 내용은 ① 금액산정 착오, ② 산정기준(급여와 비급여 등) 착오, ③ 요양급여 기준범위 초과, ④ 중복청구, ⑤ 단순계산착오 등이다.

표 6-4 급여와 비급여의 차이

구분	급여 진료비	비급여 진료비
보험 적용	건강보험 적용	건강보험 미적용
가격 결정	보건복지부장관이 가격을 결정하여 고시(告示)	• 병원에서 자체적으로 결정하여 홈페이지 등을 통해 고지(告知) • 비급여 항목은 선택진료비 및 상급병실료(특실은 제외) 등이며, 의료진의 판단 및 의료기관 여건에 따라 결정
비용 지불	건강보험공단 + 본인부담	본인부담 100%

3.7_ 국제보험사 청구

국제보험사가 외국인환자 등 피보험자 또는 의사 및 의료기관 등에게 진료비를 지급할 경우 지불보증서(GOP; Guarantee Of Payment)를 확보해야 한다. 지불보증서(GOP)란 국제보험사가 피보험자 또는 의료기관에게 진료비 지급에 대한 보증서류로서 보험청구금 상환의 근거가 된다. 국제보험사의 승낙(Authorization)은 의뢰된 진료에 대하여 보험사가 동의한 것이지만, 진료비 전액을 보장하는 것은 아니다.

외국 보험사에 진료비 청구 시 보험 청구서 이외에 일반적으로 첨부되는 서류는 다음과 같다.

- 지불보증서 사본
- 지불요구서
- 진료비 상세내역서
- 영문진단서 및 영문영수증
- 환자 ID복사본
- 병원정보의무기록활용 승낙동의서

그리고 외국인환자 치료 후 International SOS에 지불보증을 확인하기 위해서는 ① 진료비 영수증, ② 보험창구서, ③ 보험증서 사본 등을 보내야 한다. International SOS는 국제적인 의료지원 및 보안지원 서비스 회사로서 긴급 이송 및 본국 후송의 의료지원과 국제 보안서비스, PIS(Pharmacy International System) 등의 온라인 정보 서비스, 여행 및 항공지원, 의약품 지원 등의 서비스를 제공하고 있다.

4. 의료정보관리

4.1_ 의료정보관리의 개요

1) 병원정보관리의 개념

정보관리란 정보화사회에서, 자원으로서 가치가 있는 정보를 효과적으로 이용하기 위한 관리를 말한다. 병원의 정보관리는 병원정보시스템(HIS; Hospital Information System)에 의해 통합된다. 병원정보시스템(HIS)이란 병원의 전반적인 관리업무를 전산시스템으로 자동화한 것으로서 환자의 등록에서 진료 및 수납까지 의료와 관련된 것뿐만 아니라 병원경영과 관련하여 원가 · 회계 · 인사 · 재무 · 구매 등 원내의 모든 데이터를 수집 · 수신 · 전송 · 저장 · 검색 · 공유 등을 지원하는 중앙정보시스템을 말한다.

결국 병원정보시스템은 병원 전반에 걸친 정보를 관리하여 병원경영 효율의 극대화를 도모하고자 도입된 것이라고 할 수 있다.

2) 의료정보관리의 개념

병원정보관리가 병원정보시스템(HIS)에 의하여 모든 부서의 정보를 관리하는 것이라면, 의료정보관리는 의료에 국한하여 즉 환자의 진료에 관한 정보를 관리하는 것으로서 의료정보시스템(MIS; Medical Information System)에 의하여 전산으로 처리되는 것을 말한다. 의료정보시스템은 여러 하부 시스템으로 구성되어 있다.

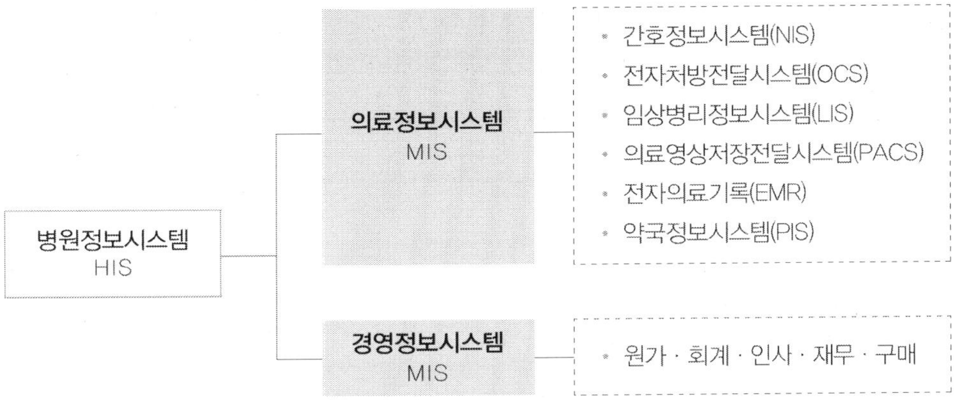

【그림 6-4】 **병원정보시스템의 구조**

간호정보시스템(NIS; Nursing Information System) 간호활동 과정에서 발생하는 다양한 정보를 관리하는 시스템으로서 환자의 상태, 간호사가 제공한 간호의 내용, 간호활동에 대한 환자의 반응 및 결과 등의 정보를 처리하는 시스템을 말한다.

전자처방전달시스템(OCS; Order Communication System) 의사의 진료 처방을 자동으로 각 부서에 전달해 주는 시스템을 말한다.

임상병리정보시스템(LIS; Laboratory Information System) 전달받은 처방자료를 이용하여 각종 검사를 진단의료장비와 연동함으로써 검사결과를 자동으로 입력하고 통보해 주는 시스템을 말한다. 임상병리정보관리시스템(LIMS; Laboratory Information Management System)이라고도 한다.

의료영상저장전달시스템(PACS; Picture Archiving and Communication System) 의학용 영상정보의 저장, 판독 및 검색기능 등의 수행을 통합적으로 처리하는 시스템을 말한다. 즉 X선, CT, MRI, PET 등에 의해 촬영된 모든 방사선검사 결과를 디지털 이미지로 변환하여 촬영과 동시에 대용량 기억장치에 저장시켜 영상의학과 전문가가 모니터를 통해 판독할 수 있도록 해주는 시스템을 말한다.

전자의료기록(EMR; Electronic Medical Record) 의사가 직접 컴퓨터에 환자의 임상진료에 관한 모든 정보를 입력하면 이 자료를 모두 데이터베이스로 처리하는 시스템을 말한다.

약국정보시스템(PIS; Pharmacy Information System) 환자에게 처방된 약과 관련하여 병원 내 조제실과의 정보를 공유하기 위한 시스템을 말한다.

4.2_ 의료정보시스템의 의의

1) 의료정보시스템의 기능

- 환자의 진료와 관련된 데이터의 체계적 관리
- 기록유지와 접근의 용이
- 진료과별, 부서별 환자기록의 교환과 통합
- 감시와 모니터링
- 환자의 정보저장과 검색
- 진료데이터 분석
- 의료진의 의사결정 지원

2) 의료정보시스템의 효과

의료정보시스템은 시간과 비용의 절감은 물론 과학적 통계자료를 생산할 수 있을 뿐만 아니라 환자, 의사, 간호사, 지원부서 측면에서 다음의 표와 같은 효과가 있다.

표 6-5 의료정보시스템의 효과

구분	효과
환자 측면	환자의 동선 및 대기시간이 단축되고, 투명성을 확보할 수 있다.
의사 측면	신속한 환자진료 및 진단지원 정보를 활용할 수 있고, 진료 및 교육정보를 제공받을 수 있다.
간호사 측면	간호사의 과도한 행정업무를 축소시킬 수 있고, 환자관리를 효율적으로 할 수 있다.
지원부서 측면	신속 · 정확한 정보공유를 통하여 환자에게 행정적 서비스는 물론 각종 통계 및 대외업무를 효율적으로 처리할 수 있다.

3) 의료정보관리의 중요성

의료정보관리는 진료기록의 기재 및 보존의무, 비밀누설금지의무, 의료분쟁 대비 측면에서 그 중요성을 찾을 수 있다.

진료기록의 기재 및 보존의무 「의료법」은 제22조(진료기록부 등)에서 "의료인은 각각 진료기록부, 조산기록부, 간호기록부, 그 밖의 진료에 관한 기록을 갖추어 두고 환자의 주된 증상, 진단 및 치료 내용 등 의료행위에 관한 사항과 의견을 상세히 기록하고 서명하여야 한다. 또 의료인이나 의료기관 개설자는 진료기록부 등을 보건복지부령으로 정하는 바에 따라 보존하여야 한다"고 규정하고 있다. 그리고 의료인은 진료기록부 등을 거짓으로 작성하거나 고의로 사실과 다르게 추가기재 · 수정하여서는 아니되며, 이를 위반한 자는 3년 이하의 징역이나 1천만 원 이하의 벌금에 처하도록 되어 있다.

환자의 비밀보호 의료정보는 환자의 질병과 관계되는 모든 사항과 병원이 환자에게 제공해 준 검사, 치료 및 결과에 관한 사항이 모두 담긴 비밀자료이므로 의료기관은 정보를 충실하고 효율적으로 관리하고, 안전하게 보관할 책임이 있다. 의료정보관리시스템은 이를 실천할 수 있는 수단이라고 할 수 있다.

의료분쟁 대비 병원과 환자 간에 의료분쟁이 발생하면 결국 증빙 서류가 중요하게 작용한다. 의료정보관리는 이에 대한 자료를 체계적 · 합리적으로 제공할 수 있다.

Medical Tourism

Medical Tourism

제 7 장

의료관광 리스크 관리

1. 리스크 관리의 개요
2. 의료분쟁 현황
3. 리스크 관리

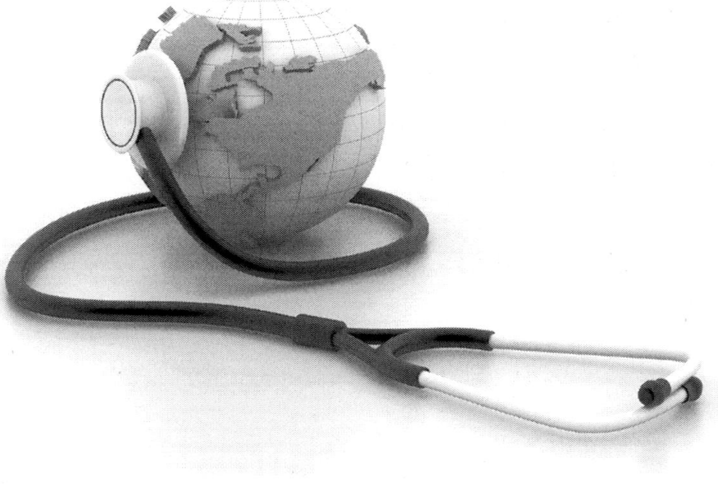

1. 리스크 관리의 개요

1.1_ 리스크 관리의 개념

리스크(risk)란 위험을 뜻하는 것으로 발생 이전에는 우연한 사고의 불확실성 또는 가능성을 말하지만, 실제 발생 시에는 경영활동에 지대한 영향을 미치는 사건 또는 상황을 의미한다. 이와 같은 리스크는 크게 의료관련 리스크와 행정관련 리스크로 구분된다. 첫째, 의료관련 리스크는 의료사고, 의료과실, 의료과오, 의료분쟁 등을 말하고, 둘째, 행정관련 리스크는 임직원의 부정, 운영 및 재무 등의 경영리스크, 병원 내 안전사고 및 감염, 기록관리 위반을 비롯한 법적 규정 위반에 따른 처벌 등을 말한다.

결국 병원에서 리스크 관리(risk management)란 의료서비스의 제공과정에서 환자에게 발생할 수 있는 손상의 가능성을 조기에 발견하여 안전을 위협하는 요인을 제거함으로써 의료사고의 발생을 줄이고 예방하여 경제적 비용 등의 손실 및 정신적 부담감을 감소시키는 일련의 활동과 프로그램이라고 할 수 있다.

1.2_ 의료관련 리스크의 종류

1) 의료사고

우리나라 「의료사고 피해구제 및 의료분쟁 조정 등에 관한 법률」(약칭: "의료분쟁조정법")은 제2조 제1호에서 "의료사고란 보건의료인이 환자에 대하여 실시하는 진단 · 검사 · 치료 · 의약품의 처방 및 조제 등의 행위로 인하여 사람의 생명 · 신체 및 재산에 대하여 피해가 발생한 경우를 말한다"고 규정하고 있다. 광의의 의료사고는 병원에서 발생하는 모든 사고를 포함하는 개념으로서 의료진의 과실로 인한 환자의 피해는 물론 수술기구 등의 결함, 병실관리상의 과실 등 병원이 환자나 병원시설을 부적절하게 관리하여 발생하는 사고도 포함된다. 그러나 의료사고의 시간적 개념은 의료과실 및 과오의 원인규명이 밝혀지기 전의 단계로서 책임 소재가 확실하게 규명되지 않은 상태를 말한다.

2) 의료과실

의사가 의료를 행할 때 업무상 주의의무를 소홀히 함으로써 환자에 대한 권리(신체권, 생명권)를 침해하고 상해나 사망과 같은 손해를 가하는 것을 말하는데, 의료과실의 인과관계가 입증되면 형법상의 책임(업무과실치사상죄)은 물론, 민사상의 책임(불법행위, 채무불이행에 따른 손해배상책임 등), 행정상의 책임(의료법에 의한 의사면허 취소 등) 등을 지게 된다.

3) 의료과오

의료과실과 의료과오는 같은 의미로 사용되고 있다. 굳이 구별하자면 의료과오(medical malpractice)는 부정의료나 오진 등과 같이 의료과실보다 구체적이라고 할 수 있다.

4) 의료분쟁

우리나라 「의료사고 피해구제 및 의료분쟁 조정 등에 관한 법률」은 제2조 제2호에서 "의료분쟁이란 의료사고로 인한 다툼을 말한다"고 간단하게 규정하고 있다. 구체적으로 살펴보면 의료분쟁은 의료행위로 인해 나타난 결과가 환자 측이 바라는 기대효과에 미치지 못하는 경우 의사에게 의료과오가 있다고 환자 측이 주장함으로써 발생된 것으로서, 의료인의 잘못이 전혀 없어도 의료분쟁은 발생할 수 있다. 그러나 일단 환자 측이 의료인의 의료행위에 대해 의료과오를 주장할 경우 당시의 의료행위에서 과실의 유무, 즉 주의의무 위반이 의료분쟁에 있어서 핵심이 되는 요소이다.

이와 같은 의료분쟁은 다음과 같은 부작용을 초래한다는 점에서 주의가 요구된다.

- 의료진의 방어적 의료행위
- 분쟁으로 인한 사회적 비용의 증가
- 응급환자의 기피현상
- 분쟁의 소지가 많은 진료과 기피현상에 따른 의료인력 수급 불균형
- 의사와 환자 간의 신뢰 악화

1.3_ 환자의 안전사고 유형

근접오류(near miss) 사고 발생 전에 발견하여 환자에게 위해가 가지 않았지만 재발할 경우 중대한 위해를 초래할 수 있는 사건. 단계에 따라 문제발생(투약오류 등) 전에 발견되어 결과에 영향을 미치지 않은 경우와 문제가 발생하였으나 결과에 영향을 거의 미치지 않은 경우, 결과에 미친 영향이 경미한 경우의 3단계로 분류되는데 어느 단계에 포함할지 여부는 의료기관의 결정에 따른다.

적신호사건(sentinel event) 환자의 질병과정 및 환자상태와 무관하게 예측되지 않은 사망이나 영구적인 기능손실을 야기한 사건

위해사건(adverse event) 환자의 치료과정에서 사망 또는 상해(손상) 등의 위해를 가져온 사건

1.4_ 의사책임배상보험

의사책임배상보험이란 의사 또는 전문의료인이 수행하는 의료행위와 관련하여 과실에 의해 타인의 신체에 장해를 입혀 발생하는 의료사고를 담보하는 보험을 말한다. 이는 의사가 예기치 않은 의료사고에 대비하기 위해 가입하게 된다. 보험상품의 내용에 따라 의료과실에 대한 배상책임은 물론 법적 대응에 필요한 제 비용도 보상해 주는 경우도 있다.

2. 의료분쟁 현황

2.1_ 한국소비자원의 의료분쟁 처리현황

한국소비자원은 2014년에 의료분쟁 조정신청이 총 806건 들어와 660건을 조정했고, 이 중 405건(61.4%)에 대해 의사의 과실을 인정해 소비자에게 배상 또는 환급토록 결정했다. 2014년의 의료분쟁(806건)은 2013년(617건)보다 30.6% 증가했고, 2012년(421건)에 비하면 무려 2배 가까이 늘었다. 의료분쟁이 조정된 660건 중 의사의 책임이 인정된 건 총 405건으로 61.4%에 달했다. 즉 10건 중 6건은 의사의 과실이 인정된 것으로 나타났다. 의사의 주의의무 소홀이 242건(36.7%)이고, 설명의무 소홀이 108건(16.4%), 주의의무와 설명의무 모두 소홀한 경우는 55건(8.3%)이었다. 반면에 의사의 무과실도 144건(21.8%)이나 됐다. 한국소비자원에서 배상 또는 환급토록 결정한 405건의 총배상액은 36억 2,000만 원으로, 건당 평균 조정액은 약 895만 원이다.

의료과실이 인정된 405건의 의료기관 종류를 보면 상급종합병원과 의원이 각각 122건(30.1%)으로 가장 많았고 종합병원 84건(20.7%), 동네병원 72건(17.8%) 등의 순이었다. 또 진료과목별로는 정형외과 82건(20.3%), 내과 72건(17.8%), 치과 50건(12.3%), 신경외과 48건(11.9%) 등의 순이었다. 진료단계별로는 수술과 시술과정 관련 분쟁이 214건(52.8%)으로 가장 많았고, 진단 · 검사 90건(22.2%), 치료 · 처치 72건(17.8%) 등으로 나타났다.

의료사고 유형은 부작용 · 악화가 249건(61.5%)으로 가장 많았고, 치료나 수술 후 회복이 어려워 사망한 경우도 58건(14.3%)이나 됐다.

2.2_ 한국의료분쟁조정중재원의 의료분쟁 처리

1) 한국의료분쟁조정중재원의 설립 목적

한국의료분쟁조정중재원은 「의료사고 피해구제 및 의료분쟁 조정 등에 관한 법률」에 의거하여 의료분쟁의 조정 및 중재 등에 관한 사항을 규정함으로써 의료사고로 인한 피해를 신속 · 공정하게 구제하고 보건의료인의 안정적인 진료환경을 조성함을 목적으로 설립되었다.

2) 조정(중재) 처리

조정 성립과 불성립 당사자 사이의 자율적 합의가 이루어지지 않은 경우 조정부는 부득이 당해 의료분쟁을 해결하기 위하여 적절한 방안이라고 생각하는 내용의 조정결정을 하게 된다. 즉 조정부는 당사자 사이에 합의가 이루어지지 않은 경우, 감정부의 감정의견을 고려하여 조정신청이 있은 날부터 90일 이내에 조정결정을 하여야 하되, 필요한 경우 그 기간을 1회에 한하여 30일까지 연장할 수 있다. 신청인과 피신청인은 조정결정서 정본을 송달받은 날부터 15일 이내에 동의 여부를 의료중재원에 통보하여야 하는데, 15일 이내에 의사표시가 없는 때에는 동의한 것으로 보고, 당사자 쌍방이 조정결정에 동의하거나 동의한 것으로 보는 때에는 조정이 성립하게 되며, 성립된 조정은 재판상 화해와 동일한 효력이 있다. 이에 동의하지 않을 경우 조정불성립이 된다.

부조정 결정 신청인의 조정신청 내용이 조정을 하기에 적당하지 아니하다고 인정하거나 당사자가 부당한 목적으로 조정신청을 한 것임을 인정하는 경우에는 조정을 하지 아니하는 결정으로 사건을 종결시킬 수 있다는 관련법규정(「민사조정법」 제26조제1항, 의료분쟁조정위원회 운영규정 제40조)에 따른 것이다.

3. 리스크 관리

3.1_ 의료 리스크의 관리

1) 의료 리스크 관리의 중요성

일단 의료사고 등과 같은 리스크가 발생하여 이를 방치하거나 관리를 잘못하게 되면 의사 개인의 정신적 손실은 물론 조직의 막대한 경제적 손실과 사회적 손실 그리고 심할 경우 조직의 존폐가 흔들릴 수 있다. 구체적인 사례는 다음과 같다.

- 분쟁기간 및 그 후에도 의사 개인의 정신적 손해를 초래한다.
- 보상금, 합의금, 민 · 형사 소송비용 등 재정적 손실을 초래한다.
- 언론을 통하여 보도되어 조직의 명예와 이미지가 추락되는 등 사회적 손실을 초래한다.
- 경제적 손실과 사회적 손실은 조직 존폐의 위기를 초래한다.

2) 의료 리스크 관리의 필요성

과거에는 의료사고를 입증하기가 힘들어 소송을 제기한 이후에도 도중에 포기하는 사례가 속출했지만, 최근에는 다양한 환경변화에 의하여 환자들이 적극 대처하는 실정이다. 이와 같이 의료분쟁이 증가하는 이유는 다음과 같다.

- 한국의료분쟁조정중재원과 한국소비자원 등 의료분쟁 신청창구가 다양해졌다.
- 관련 법률 및 판례의 경향이 점차 환자의 권리에 초점을 맞추고 있다.

- 법률 서비스의 공급이 확대되어 변호사들의 적극적 대응이 증가되었다.
- 온라인상에서 다양한 정보를 획득할 수 있고 그들만의 커뮤니티 공간이 형성되어 있다.

그리고 환자의 승소율이 30% 이상 높아지고 있는데, 이는 의사나 약사 출신들이 로스쿨을 통해 의료사고 전문 변호사로 전업하는 사례가 늘어나는 것이 주된 원인의 하나라고 할 수 있다. 따라서 의료인은 환자의 권리와 의무를 고려하여 의료분쟁을 사전에 예방해야 하는데, 「의료법 시행규칙」 제1조의2(환자의 권리 등의 게시)의 〈별표 1〉에 이를 규정하고 있다.

표 7-1 환자의 권리와 의무(「의료법 시행규칙」 제1조의2 제1항 관련)

구분	내용
환자의 권리	• **진료받을 권리** 환자는 자신의 건강보호와 증진을 위하여 적절한 보건의료서비스를 받을 권리를 갖고, 성별 · 나이 · 종교 · 신분 및 경제적 사정 등을 이유로 건강에 관한 권리를 침해받지 아니하며, 의료인은 정당한 사유 없이 진료를 거부하지 못한다. • **알권리 및 자기결정권** 환자는 담당 의사 · 간호사 등으로부터 질병 상태, 치료 방법, 의학적 연구 대상 여부, 장기이식 여부, 부작용 등 예상 결과 및 진료 비용에 관하여 충분한 설명을 듣고 자세히 물어볼 수 있으며, 이에 관한 동의 여부를 결정할 권리를 가진다. • **비밀을 보호받을 권리** 환자는 진료와 관련된 신체상 · 건강상의 비밀과 사생활의 비밀을 침해받지 아니하며, 의료인과 의료기관은 환자의 동의를 받거나 범죄 수사 등 법률에서 정한 경우 외에는 비밀을 누설 · 발표하지 못한다. • **상담 · 조정을 신청할 권리** 환자는 의료서비스 관련 분쟁이 발생한 경우, 한국의료분쟁조정중재원 등에 상담 및 조정 신청을 할 수 있다.

구분	내용
환자의 의무	• **의료인에 대한 신뢰 · 존중 의무** 환자는 자신의 건강 관련 정보를 의료인에게 정확히 알리고, 의료인의 치료 계획을 신뢰하고 존중하여야 한다. • **부정한 방법으로 진료를 받지 않을 의무** 환자는 진료 전에 본인의 신분을 밝혀야 하고, 다른 사람의 명의로 진료를 받는 등 거짓이나 부정한 방법으로 진료를 받지 아니한다.

3) 의료 리스크 관리의 과정

의료분쟁과 같은 리스크의 발생은 의료기관뿐만 아니라 의료사고를 당한 환자 및 그 가족에게도 고통을 안겨준다. 따라서 병원에서의 리스크 관리(risk management)는 의료사고 및 의료분쟁에 대한 예방 및 대처를 효율적으로 함으로써 그 피해를 최소화하고자 하는 노력이라고 할 수 있다. 따라서 다음과 같은 리스크 관리 과정을 통하여 체계적으로 관리할 필요가 있다.

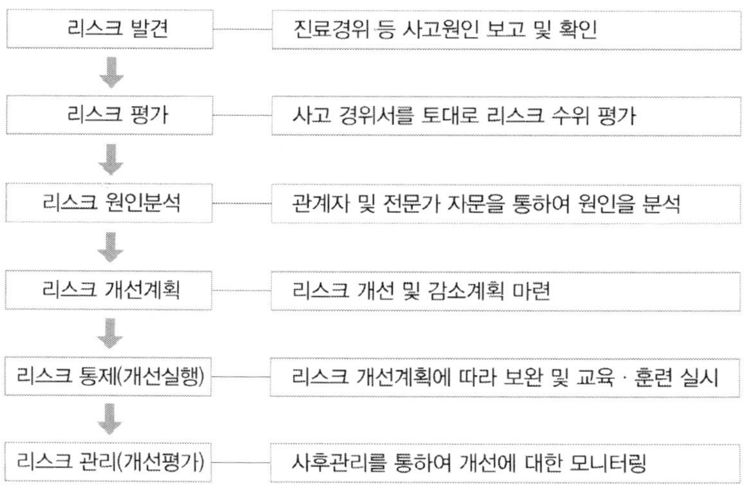
리스크 발견
진료경위 등 사고원인 보고 및 확인
리스크 평가
사고 경위서를 토대로 리스크 수위 평가
리스크 원인분석
관계자 및 전문가 자문을 통하여 원인을 분석
리스크 개선계획
리스크 개선 및 감소계획 마련
리스크 통제(개선실행)
리스크 개선계획에 따라 보완 및 교육 · 훈련 실시
리스크 관리(개선평가)
사후관리를 통하여 개선에 대한 모니터링

【그림 7-1】 **의료 리스크 관리 과정**

4) 의료 리스크의 조정 및 중재기관

의료분쟁과 같은 리스크가 발생되면 당사자들은 한국의료분쟁조정중재원과 한국소비자원에 이를 신청하여 조정 또는 중재를 요구할 수 있다. 한국의료분쟁조정중재원이 환자와 의료기관 양측이 의료사고에 대한 조정 및 중재를 하는 곳이라면, 한국소비자원은 환자에 국한하여 조정을 하고 있다. 물론 의료사고 이해당사자가 이 두 기관의 조정 또는 중재를 받아들이지 못하면 사법적(私法的) 절차로 해결해야 한다. 두 기관의 성격을 비교하면 다음과 같다.

표 7-2 **리스크(의료분쟁) 조정 및 중재기관 비교**

구분	한국의료분쟁조정중재원	한국소비자원
설립근거	의료사고 피해구제 및 의료분쟁 조정 등에 관한 법률	소비자기본법
설립목적	의료분쟁의 조정 및 중재 등에 관한 사항을 규정함으로써 의료사고로 인한 피해를 신속·공정하게 구제하고 보건의료인의 안정적인 진료환경을 조성함	소비자의 권익을 증진하고 소비생활의 향상을 도모하며 국민경제의 발전에 이바지하기 위함
청구자	환자 및 의료기관	환자
조정·중재의 범위	조정 및 중재	조정
전문위원회	의료사고감정단 및 의료분쟁조정위원회	소비자분쟁조정위원회
법적 효력	• 조정(당사자 간 동의 시) : 재판상 화해와 동일한 효력 • 중재 : 확정판결과 동일한 효력	법원에 의한 사법적 구제절차 진행 이전에 당사자 간의 분쟁해결을 위한 마지막 수단

한국의료분쟁조정중재원의 조정이란 분쟁당사자 중 신청인으로부터 조정신청이 있는 경우 신청일로부터 90일 이내에 조정위원회가 사실조사를 하고 조정안을 결정한 다음 이를 당사자에게 권고함으로써 분쟁의 해결을 도모하는 방법을 말한다.

중재란 당사자가 종국적으로 한국의료분쟁조정중재원의 결정에 따르기로 서면으로 합의하고 중재판정에 따르는 방법으로서 중재신청은 조정절차 중에도 가능하다. 각각의 절차는 [그림 7-2]와 같다. 그리고 분쟁의 조정신청은 의료사고의 원인이 된 행위가 종료된 날부터 10년, 손해 및 가해자를 안 날부터 3년 이내에 하여야 한다.

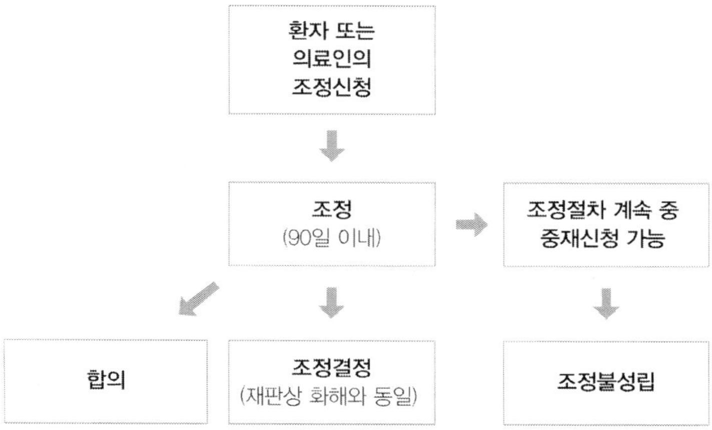

【그림 7-2】 한국의료분쟁조정중재원의 조정 절차

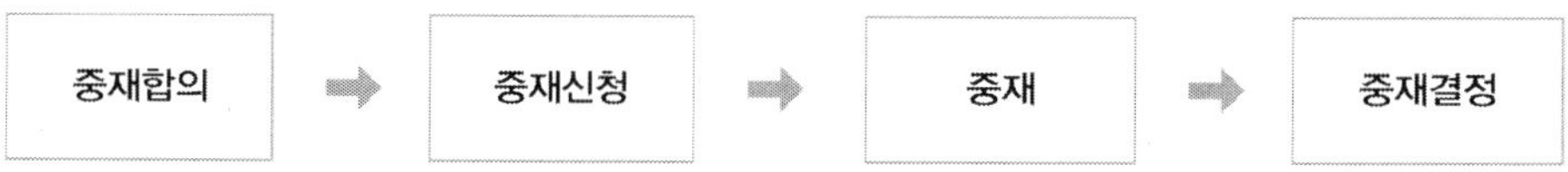

【그림 7-3】 한국의료분쟁조정중재원의 중재 절차

5) 의료 리스크 관리 시스템 구축

시스템 구축 정책 수립 병원에서 리스크 관리 정책이란 리스크 예방 및 대처를 위한 결정사항을 안내하고, 결과를 수행할 수 있게 하는 원칙이나 규율을 말한다. 이러한 정책을 통하여 병원의 모든 구성원들에 행동지침을 전달하고, 규정 등으로 통제를 함으로써 리스크를 예방하고 효율적으로 대처할 수 있는 것이다. 따라서 병원장을 비롯한 의사결정자들은 리스크 예방 및 대처를 위한 정책의 목표를 수립하고, 그에 따른 시스템구축 및 각 구성원들의 책임과 의무를 강조한 행동지침을 마련하는 등의 노력이 요구된다. 결국 리스크 관리 시스템 구축은 의료전달체계를 확립하는 것인데, 그 목적은 다음과 같다.

- 의료과실을 줄이기 위한 노력
- 의무기록의 정확한 기재와 보관
- 의료진과 지원부서 및 행정실과의 원만한 커뮤니케이션 유지
- 긴급 상황 시 전달체계 확립

시스템 구축의 실제 리스크 관리 시스템 구축은 리스크 예방 및 대처를 위한 의사, 간호사, 진료지원부서, 관리부 등 전사적인 협조체계를 갖추는 것으로 리스크 예방교육, 리스크 대처 매뉴얼 준비, 리스크 모니터 및 관리방안 등 일련의 프로그램에 의하여 작동되어야 한다.

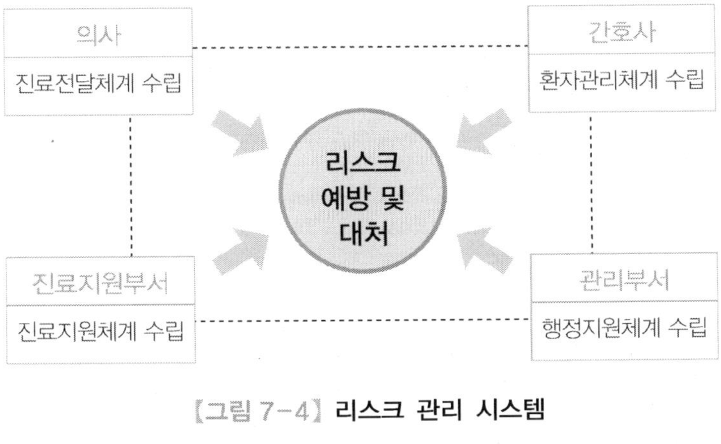

【그림 7-4】 리스크 관리 시스템

6) 의사의 리스크 관리

의료분쟁이 발생 시 의료인에게 그 손해에 대한 배상책임이 있는지 여부는 의료인의 과실 유무에 의해 판단한다. 많은 의료분쟁의 원인은 설명부족 즉 커뮤니케이션에 있으므로 환자에게 진료과정을 투명하게 하고, 설명만 충실히 해도 리스크를 상당부분 줄일 수 있다. 의사의 리스크 방지를 위한 구체적인 사항은 다음과 같다.

의료인과 환자 간 신뢰관계 구축 의사와 환자 사이에 신뢰는 의료분쟁 당사자 간의 합의를 통하여 문제를 해결하는 데 유효하게 작용한다.

설명의무 사전에 환자나 보호자에게 수술을 통해 예상되는 위험성을 충분히 설명해야 하는 의무를 말한다. 외국인환자에 대한 설명의무는 국내환자보다 기준이 훨씬 더 강화되어야 하며, 외국인환자와 보호자에게 설명한 후에는 이들이 의료인의 설명을 충분히 이해하였는지 반드시 재확인하도록 한다. 가능한 환자의 상태에 대한 정확한 이해와 치료 · 시술 · 간호 행위에 대한 충분한 의학용어로 설명할 수 있는 통역사 또는 국제의료관광 코디네이터 자격증 소지자가 참여하도록 한다. 특히 수술 방법과 부작용 등 수술에 대한 전반적인 사항을 환자가 충분히 인지할 수 있도록 설명하는 것이 의사의 책임이라는 게 최근 판례의 경향이다.

주의의무 의사의 주의의무란 행위자가 사전에 주의력을 집중하여 구체적인 의료행위로부터 발생할 수 있는 위험을 인식하고 결과발생을 방지하기 위하여 적절한 방어조치를 취할 의무를 말한다.

결과예견의무 행위 시의 나쁜 결과를 예견해야 하는 의무를 말한다. 의료행위 시 의사는 환자의 생명과 신체에 대해 위해(危害)가 발생할 수 있다는 것을 인식하고 예견할 의무가 있다. 임상의학적으로 검증되고 공개된 것으로 판단하여 위험발생이 사정에 따라 있을 수 있다고 예견하면 충분하다.

결과회피의무 의사가 의료행위 시 환자의 생명과 건강 침해 등 위험성을 예견하여 그 위험성을 환자에게 설명하고 합리적인 선택을 하도록 하는 의무를 말한다. 환자의 입장에서 중대한 결과의 발생을 회피할 수 있었음에도 불구하고 의사가 설명을 하지 아니하여 그 기회를 상실하였을 때 의료분쟁의 주요 사유가 되고 있다. 이러한 결과회피의무는 간호사에게도 적용된다.

법률상, 판례상 의사의 의무 의사의 의무는 법률상 의무와 법원의 판례상 의무로 구분할 수 있는데, 이를 위반하였을 경우 벌칙이 있다는 점에서 그 의무를 충실히 이행해야 할 필요가 있다.

동의서 작성 시술 · 검사, 의식하 진정, 마취 등 리스크가 예상되는 경우 환자로부터 동의서를 받고, 환자와 의료인 간의 모든 진료행위가 자율적인 동의에 의해 이루어졌음을 증명해야 한다.

진료기록부 작성 진료기록부는 의료분쟁과 같은 리스크 발생 시 자료로써 대처할 수 있도록 한다. 진료기록부 기재내용(「의료법 시행규칙」 제14조)은 다음과 같다.

- 진료받은 사람의 주소 · 성명 · 연락처 · 주민등록번호 등 인적 사항
- 주된 증상. 이 경우 의사가 필요하다고 인정하면 주된 증상과 관련한 병력(病歷) · 가족력(家族歷)을 추가로 기록할 수 있다.
- 진단결과 또는 진단명
- 진료경과(외래환자는 재진환자로서 증상 · 상태, 치료내용이 변동되어 의사가 그 변동을 기록할 필요가 있다고 인정하는 환자만 해당한다)
- 치료 내용(주사 · 투약 · 처치 등)
- 진료 일시(日時)

비상보고체계 수립 의료사고 발생 시 비상보고체계를 통하여 신속하게 대처할 수 있도록 한다. 이는 시간경과에 따른 분쟁 리스크를 줄일 수 있다.

「의료법」 등 관련 법률지식 숙지 「의료법」(시행령, 시행규칙 포함)에는 위반과 금지 사항을 규정하고 있다. 이를 숙지하고, 실천만 한다면 사전에 리스크를 충분히 줄일 수 있다.

진료별 체크리스트 작성 체크리스트는 무엇을 할까 고민하게 하는 것이 아니라, 무엇인가를 해야 한다는 행동지침을 제시하는 것이다.

사례

존스홉킨스 병원의 체크리스트

존스홉킨스 병원의 진료 혁신 프로젝트를 맡은 프로노보스트는 외과계 중환자실(SICU)을 연구 대상으로 삼아 중심 정맥관 감염을 막는 5단계 체크리스트를 보급했다. 프로노보스트는 중심정맥관(말초혈관으로 주입할 수 없는 항암제를 주입하거나 조혈모세포 이식을 위하여 필수적인 과정)을 삽입할 때 감염을 피하기 위해 해야 할 절차들을 흰 종이에 기입해 보았다.

첫째, 의사들은 먼저 비누로 손을 씻고,
둘째, 환자의 피부를 클로르헥시딘으로 소독하고,
셋째, 환자의 몸 전체에 접착성 방포를 붙이고,
넷째, 마스크, 모자, 소독 가운, 장갑을 착용하고,
다섯째, 라인을 삽입한 부위 위에 살균 붕대를 감는다.

이러한 체크는 머리를 써야 할 필요도 없는, 그들이 여러 해 동안 하루도 빠짐없이 해온 아주 쉬운 일들이다. 따라서 이렇게 당연한 일에 대한 체크리스트를 만든다는 것 자체가 어리석어 보였다. 그래도 프로노보스트는 집중치료팀의 간호사들에게 한 달 동안 의사들이 환자에게 라인을 삽입하는 것을 관찰하면서, 각각의 단계를 의사들이 얼마나 잘 지키는지 기록해 달라고 요청했다. 그 결과 의사들은 자신들이 치료하는 환자의 3분의 1 이상에서 적어도 한 단계를 빼먹었다.

그 다음 달에 프로노보스트와 그의 팀원들은 존스홉킨스 대학병원의 경영진을 찾아갔다. 그들은 의사들이 체크리스트에 있는 단계를 건너뛰는 것을 발견했을 경우 치료를 중단시킬 수 있는 권한을 간호사에게 주어야 한다고 설득했다. 또한 간호사들은 매일 의사들에게 어떤 라인을 제거해야 하는지 묻고, 필요 이상으로 오랫동안 라인을 체내에 두지 않게 조치했다. 이 조치는 혁명적이었다.

그 후 1년 동안 프로노보스트와 그의 동료들은 체크리스트의 사용 결과를 모니터했다. 그 결과는 너무나 극적이어서, 그것이 사실인지 아닌지 의심스러울 정도였다. 삽입한 라인의 감염률은 10일 동안 11퍼센트에서 0퍼센트로 떨어졌다. 그들은 객관성 확보를 위해 15개월 더 환자들의 상태를 모니터했다. 15개월 동안 발생한 라인 감염은 단 두 건이었다. 이 병원에서는 체크리스트의 사용으로 43건의 감염과 8명의 환자가 사망하는 것을 예방했다 (아툴 가완디, 2010).

7) 간호사의 리스크 관리

환자의 사고 예방을 위하여 환자관리체크리스트를 활용하고, 간호기록부 또는 조산기록부를 세심하게 작성한다. 이러한 기록은 의료분쟁과 같은 리스크 발생 시 자료로써 활용될 수 있다. 그리고 응급상황 시 매뉴얼에 의하여 상황대처 및 보고를 할 수 있어야 하며, 주사약 등 의약품의 유통기간 및 보관관리를 철저히 해야 한다. 간호기록부의 기록내용(「의료법 시행규칙」 제14조)은 다음과 같다.

- 간호받는 사람의 성명
- 체온 · 맥박 · 호흡 · 혈압에 관한 사항
- 투약에 관한 사항
- 섭취 및 배설물에 관한 사항
- 처치와 간호에 관한 사항
- 간호 일시(日時)

8) 진료지원부서의 리스크 관리

약제과, 급식영양과 등의 진료지원부서도 환자와 직접 치료행위는 없어도 약제과는 의약품관리 측면에서, 급식영양과는 입원환자에게 음식을 제공하는 과정에서 간접적으로 의료사고에 영향을 미칠 수 있다는 점에서 리스크 관리가 요구된다.

약제과 약제과는 주로 의약품 보관관리에 초점을 두고 리스크를 다음과 같이 관리한다.

- 해당 환자를 충분히 확인하여 처방약을 제공한다.
- 복용방법 및 주의사항을 충분히 고지하고 기록을 남긴다.
- 모든 약물에 대하여 매월 유효기간을 확인 점검하여 안전성을 보증한다.
- 제조사의 약품 라벨을 제거하지 않는다.
- 냉장약 보관의 경우 전용냉장고의 온도기록지를 매일 체크하여 2~8℃를 유지하는지 보관상태를 점검한다.
- 고위험군 약물의 경우 전용냉장고에 라벨링하여 보관하고, 유효기간과 개봉일자를 표시하여 둔다.
- 개봉 중인 약제는 유효기간 3개월 이내 기록을 통하여 관리하고 만료 후 폐기한다.
- 개봉되지 않은 약제는 유효기간 만료 6개월 이내에 조사하여 반품조치를 한다.
- 안전상의 이유로 행정당국에 의하여 사용이 철회된 약품은 공문 접수 즉시 해당 약품의 소모현황과 대체품 여부를 파악하여 진료과 협의를 하고, 반납하도록 한다. 이후 위원장 또는 병원장의 결재 후 코드를 삭제한다.

급식영양과 음식을 통하여 환자에게 위해를 줄 수 있다는 점에서 철저한 관리가 요구되는데, 「의료법 시행규칙」 제39조(급식관리)에서는 "입원시설을 갖춘 종합병원 · 병원 · 치과병원 · 한방병원 또는 요양병원은 〈별표 6〉에서 정하는 바에 따라 환자의 식사를 위생적으로 관리 · 제공하여야 한다"고 규정하고 있으며, 〈별표 6〉의 내용(의료기관의 급식관리기준)은 다음과 같다.

- 환자의 영양관리에 관한 사항을 심의하기 위하여 병원장이나 부원장을 위원장으로 하는 영양관리위원회를 둔다.
- 환자의 식사는 일반식과 치료식으로 구분하여 제공한다.
- 환자급식을 위한 식단은 영양사가 작성하고 환자의 필요 영양량을 충족시킬 수 있

어야 한다.

- 환자음식은 뚜껑이 있는 식기나 밀폐된 배식차에 넣어 적당한 온도를 유지한 상태에서 공급하여야 한다.
- 영양사는 완성된 식사를 평가하기 위하여 매끼 검식(檢食)을 실시하며, 이에 대한 평가 결과를 검식부(檢食簿)에 기록하여야 한다.
- 영양사는 의사가 영양지도를 의뢰한 환자에 대하여 영양 상태를 평가하고, 영양 상담 및 지도를 하며, 그 내용을 기록하여야 한다.
- 식기와 급식용구는 매 식사 후 깨끗이 세척 · 소독하여야 하며, 전염성 환자의 식기는 일반 환자의 식기와 구분하여 취급하고, 매 식사 후 완전 멸균소독하여야 한다.
- 수인성 전염병환자가 남긴 음식은 소독 후 폐기하여야 한다.
- 병원장은 급식 관련 종사자에 대하여 연 1회 이상 정기건강진단을 실시하여야 하며, 종사자가 전염성 질병에 감염되었을 경우에는 필요한 조치를 취하여야 한다.
- 병원장은 급식 관련 종사자에게 위생교육을 실시하여야 한다.

3.2_ 행정 · 경영관련 리스크 관리

1) 진료행정 리스크 관리

진료행정과 관련된 행정적 리스크는 주로 기록관리 및 법적 위반에 따른 처벌과 관련되어 있으므로 다음과 같은 관리를 통하여 리스크 예방 및 대처를 할 수 있어야 한다.

의무기록의 세심한 체크 의무기록이란 의사, 환자, 의료기사의 의료직 종사자가 환자의 진료에 관한 기록과 정보를 수집, 사용할 경우 소정의 양식에 기록한 문서를 말한다. 의무기록의 일차적 목적은 진료의 정확성과 진료에 참여한 구성원 간의 의사전달 도구라고 할 수 있다. 따라서 진료기록 · 간호기록 · 검사기록 · 원무기록 등을 구체적인 양식에 의거 세심하게 작성되어 있는지 체크하여 의료분쟁과 같은 리스크 발생 시 자료로써 대처할 수 있도록 한다. 특히 환자의 의무기록은 약어를 금지하고, 진단, 치료계획, 간호, 경과, 수술 및 시술동의, 수술, 마취, 전과, 퇴원요약 등의 기록을 정확하게 기재하도록 되어 있다.

각종 의무기록 보관기간의 준수 「의료법 시행규칙」 제15조는 진료에 관한 기록의 보존을 다음과 같이 규정하고 있다.

- 환자 명부 : 5년
- 진료기록부 : 10년
- 처방전 : 2년
- 수술기록 : 10년
- 검사소견기록 : 5년
- 방사선사진 및 그 소견서 : 5년
- 간호기록부 : 5년
- 조산기록부 : 5년
- 진단서 등의 부본 : 3년

기록열람의 규정 준수 「의료법」 제21조(기록열람 등) 제1항에는 "의료인이나 의료기관 종사자는 환자가 아닌 다른 사람에게 환자에 관한 기록을 열람하게 하거나 그 사본을 내주는 등 내용을 확인할 수 있게 하여서는 아니 된다"고 규정하고 있으며, 제2항은 "제1항에도 불구하고 의료인이나 의료기관 종사자는 다음 각 호의 어느 하나에 해당하면 그 기록을 열람하게 하거나 그 사본을 교부하는 등 그 내용을 확인할 수 있게 하여야 한다. 다만, 의사 · 치과의사 또는 한의사가 환자의 진료를 위하여 불가피하다고 인정한 경우에는 그러하지 아니하다"라고 되어 있다.

전자의무기록 시스템 구축 및 통합관리 전자의무기록(EMR; Electronic Medical Record)

은 의사가 환자의 임상진료에 관한 모든 정보를 컴퓨터에 직접 입력하면 이 자료를 모두 데이터베이스로 처리하는 병원정보시스템(HIS; Hospital Information System)으로의 일부분이다.

의료분쟁 시 단계별 대처 의료사고와 관련하여 의료분쟁이 벌어지면 먼저 환자와 원만한 합의를 유도해야 하는데, 의료분쟁 시 합의서 작성은 법적으로 매우 유효하다. 단, 합의 이후에도 분쟁 가능성을 고려해야 한다. 이 단계에서 처리가 안 되면 한국의료분쟁조정중재원에 호소하도록 한다.

병원 내 안전교육 강화 혈액관리, 폐기물관리, 전염성질환감염예방 등 사소한 부주의가 의료사고를 유발할 수 있으므로 병원 내 모든 종사자들에게 안전에 대한 중요성을 교육하여 리스크를 예방해야 한다.

2) 경영관련 리스크 관리

경영과 관련된 리스크로는 의사결정, 부정행위, 운영 및 재무 등에 관한 것들이 있는데, 시스템을 통하여 이를 사전에 예방 및 대처할 수 있어야 한다.

의사결정 리스크 관리 잘못된 의사결정으로 인하여 리스크가 발생하지 않도록 사전에 노력하는 것을 말한다.

부정 리스크 관리 임직원의 부정행위나 도덕적 해이에 의한 사회적 문제 등과 같은 리스크가 발생하지 않도록 사전 모니터링 및 교육 등을 통하여 예방하고자 하는 시스템을 말한다.

운영 및 재무 리스크 관리 원가구조에 관한 문제, 자금의 유동성 문제로 인한 경영악화를 사전에 예방하고자 하는 시스템을 말한다.

3) 외국인환자 의료분쟁 예방

외국인환자와 의료분쟁 발생 시 사전 예방조치는 다음과 같다.

- 의료사고 발생 시 대처방법 및 조치를 매뉴얼화한다.
- 리스크 관리 전담조직을 구성하고 전담인력을 확보한다.
- 의료기관 종사자를 대상으로 안전관리 교육을 정기적으로 실시한다.
- 해당 국가 언어로 각종 동의서 양식을 마련한다.
- 내원에서 퇴원까지 모든 프로세스를 차트화하여 기록을 남겨둔다.
- 진료계약서에 분쟁해결의 절차와 방법 등을 명기한다.
- 환자 및 에이전시와 좋은 관계를 구축한다.

Medical Tourism

제8장 관광산업의 이해

1. 관광산업의 개요
2. 여행업
3. 호텔업
4. 기타 관광관련 사업

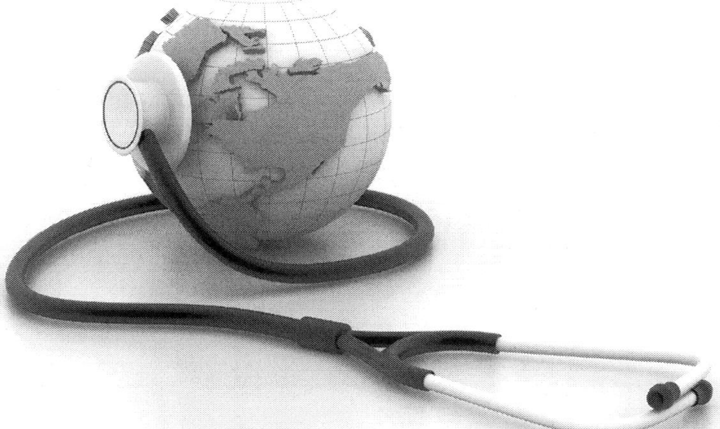

1. 관광산업의 개요

1.1_ 관광산업의 의의

관광산업은 여행사, 호텔 등 여러 관광사업체의 단위가 하나의 산업군으로 형성되어 있으며, 관광객의 관광욕구를 충족시키기 위한 재화와 서비스를 제공하고 있다. 관광산업은 외화획득, 고용창출, 국제수지 개선, 투자자극 등 경제적 파급효과가 지대하다. 이러한 이유로 관광산업은 21세기 미래산업으로 이미 오래전부터 그 중요성이 강조되어 왔으며, 관광산업을 '고부가가치 청정산업, 굴뚝 없는 산업, 스마일산업, 5차 전략산업'이라 부르고 있다.

세계관광기구(UNWTO)는 관광산업이 전 세계 GDP의 20%에 육박한다고 밝히고 있으며, 시장규모를 1조 6만 달러로 전망하고 있다. 특히 가장 큰 폭의 성장이 예상되는 지역으로 한국, 중국, 일본이 속해 있는 동아시아 태평양지역을 꼽고 있다. 현재 세계 주요 국가들은 관광산업을 정보통신산업과 더불어 21세기에 고용창출을 주도할 성장사업으로 지목하고 전략산업으로 집중 육성하고 있는 실정이다.

1.2_ 관광산업의 효과

1) 경제적 효과

국제수지개선 외래관광객의 소비는 수용국의 입장에서는 외화를 획득하는 것으로서 국제수지를 개선하는 데 크게 기여하고 있다. 특히 부존자원이 빈약하고 상품

수출이 어려운 국가에서는 관광산업이 외화획득의 유효한 수단으로서 보이지 않는 수출산업으로 각광받고 있다. 우리나라의 경우 관광산업의 외화가득률은 85.2%로서 일반 수출산업의 63.7%보다 높게 나타나고 있으며, 외래관광객 1인당 소비액을 주요 수출상품과 비교해 보면 외래관광객 1명을 유치하면 21인치 TV 10대, 외래관광객 5명을 유치하면 1,500cc급 승용차 1대를 수출하는 효과와 같은 외화가득률을 보이고 있다.

소득증대 및 지역경제 활성화 관광객의 소비는 소득창출 및 지역경제의 활성화를 촉진시키는 역할을 한다. 즉 관광객의 숙박, 식음료, 기념품 구입 등의 소비는 해당 관광업체의 소득에 직접 영향을 주는데 이를 직접효과라고 하고, 해당 관광사업체의 소득은 종사원 임금 지급, 재료구입, 운영에 필요한 여러 가지 물품 및 서비스 구입 등으로 소비하게 되는데, 이 소비는 종사원, 재료판매처, 기타 여러 물품 및 서비스 공급처에게는 소득으로 작용하여 간접효과를 창출한다. 또한 간접효과에서 창출된 이들의 소득은 의 · 식 · 주 해결 및 교육, 교통, 여가활동, 생활용품 구입 등의 생활비로 지출되는데, 이 소비는 유발효과로서 지역경제의 활성화에 영향을 준다는 것이다.

이와 같이 관광객의 소비는 관광업체에 직접적인 영향을 미치고, 그 영향은 종사원 및 협력업체의 소득에 간접적으로 영향을 주며, 지역경제에도 영향을 유발시키는데 이를 '관광소득승수효과(tourist income multiplier effect)'라고 한다. 관광소득승수효과란 일정지역에 대하여 관광지출을 한 단위 더 추가함으로써 그 지역에서 추가로 발생하는 소득의 증가분을 나타내는 계수치를 말한다.

1961년 체키(Checchi) 보고서에 의하면 관광승수효과는 약 3.2배로 조사되었는데, 최초 관광지출 1,000달러는 일 년 동안 타 산업에 영향을 미쳐 3,272달러의 경제적 가치를 창출했다는 것이다. 이와 같은 승수효과는 국가마다 다른데, 대체적으로 후진국이 낮게 나타나는 경향이 있다.

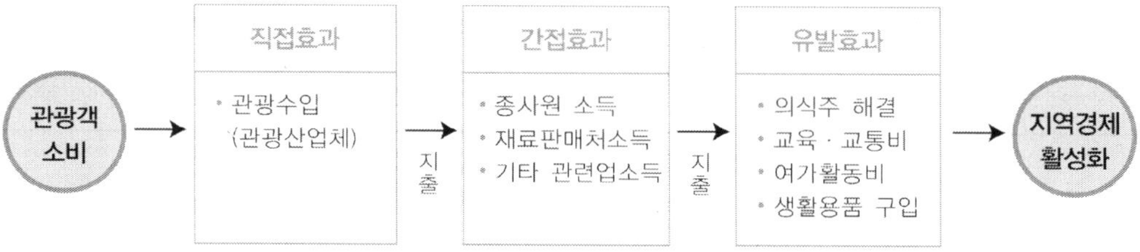

【그림 8-1】 **관광소득승수효과**
출처: 이정학(2013), 관광학원론, p.87.

고용증대 관광산업은 단일산업으로 세계 최대의 산업으로서 그에 따른 고용인원도 세계 최고로 평가되고 있다. 특히 관광산업은 인적 서비스 의존도가 높은 산업이라는 점에서 이를 뒷받침하고 있다. 관광산업의 고용에는 직접고용과 간접고용이 있는데 직접고용이란 호텔, 외식사업, 항공사, 크루즈사, 여행사, 관광시설 등 관광업계에 종사하는 사람 및 관광과 관련되어 공공부분에 고용된 사람을 말하고, 간접고용이란 관광사업에 물품을 납품하거나 판매하는 업체, 이들 업체에 청소나 경비 등의 서비스를 제공하는 용역업체, 호텔과 레스토랑을 건설하거나 인테리어를 하는 업체, 항공기와 크루즈를 만드는 회사 등에 고용된 사람을 말한다. 세계관광기구에 의하면 전 세계인구 가운데 약 2억 1,200만 명이 관광업에 직간접적으로 종사하고 있는 것으로 조사되었는데, 세계 고용인구의 9명 중 1명이 관광산업에 종사하는 수치이다.

앞에서 언급한 관광의 승수효과처럼 고용부문에도 관광객의 소비는 관광업체의 직접 고용에 영향을 미치고, 그 영향은 협력업체의 고용에도 간접적으로 영향을 주며, 지역 타 산업분야에도 고용을 유발시키는데, 이를 관광의 '고용승수효과'라고 한다. 이를 감안한다면 훨씬 많은 수가 관광업체에 직간접으로 종사하고 있다고 할 수 있다.

타 산업의 촉진 외래관광객의 소비는 숙박, 쇼핑, 식음료, 유흥, 기타 등으로 지출하고 있다. 특히 쇼핑 품목으로는 식품류, 의류, 인삼 · 한약재, 향수 · 화장품, 술, 담배, 액세서리 · 보석류, 신발류, 피혁제품 등으로 나타나고 있다. 따라서 관광을 통한 소비는 이와 관련된 산업을 촉진시킨다고 할 수 있다.

세수(稅收)의 증대 관광수입은 국가 재정상으로 보면 국세 즉 직접세 및 간접세의 형태로 세수의 증대를 가져다준다. 관광객이 방문하여 지급하는 숙박비, 음식비, 유흥비, 기념품 구입비 등에는 세금이 부과되고, 또한 카지노 이용에 따른 관광진흥개발기금, 그리고 출국세 및 공항세 등 준조세 성격의 세금을 지급하기 때문이다.

2) 사회적 효과

국제친선 및 평화증진 관광 자체는 국가 간의 교류에 의하여 이루어지므로 상호문화에 대한 이해와 친선을 도모할 수 있다. 특히 관광종사원은 외국 관광객과의 접점에서 우리나라를 홍보하고 가교역할을 하는 민간외교관이라고 할 수 있다. 또한 관광은 언어, 인종, 정치, 종교적 장벽의 해소를 가져다주므로 세계의 평화증진에도 기여하는 산업이라고 할 수 있다.

교육기회의 증대 관광객을 수용하기 위해서는 해당 외국어의 구사능력뿐만 아니라 관광산업체에서 필요로 하는 실무지식과 서비스인으로서 자질을 갖춘 전문인력을 양성해야 하는데, 이에 대한 교육의 기회가 확대되는 것이다. 따라서 관광산업이 발전할수록 교육의 기회는 증대되며, 우리나라의 많은 대학에서 관광관련 학과가 신설 및 증대되는 것은 우리나라의 관광산업 발전과 무관하지 않다고 할 수 있다.

직업구조의 다양화 및 여성지위 향상 관광산업은 서비스산업으로서 다양한 직업구조에 의한 노동집약형 산업이라고 할 수 있다. 특히 관광산업은 여성의 세심한 서비스가 요구된다는 점에서 여성의 지위도 향상되는 경향이 있다.

의식수준 향상 및 생활환경의 개선 세계의 관광객을 수용하기 위해서는 접객태도, 매너, 공중도덕 등 좋은 모습을 보여주려고 노력하므로 이에 대한 의식수준이 높아지며, 생활 환경도 개선되는 계기가 된다.

선진문화 및 기술의 유입 세계의 관광객을 수용하기 위해서는 각종 관광인프라 및 편의시설을 갖추고, 관광업체 등에 선진문화 및 기술이 도입되어야 그들의 욕구를 충족시켜 줄 수 있다. 따라서 관광은 선진문화 및 기술의 도입을 촉진시킨다고 할 수 있다.

1.3_ 관광사업체의 개념

우리나라 「관광진흥법」은 제2조 제1호에서 "관광사업이란 관광객을 위하여 운송·숙박·음식·운동·오락·휴양 또는 용역을 제공하거나 그 밖에 관광에 딸린 시설을 갖추어 이를 이용하게 하는 업(業)을 말한다"라고 정의하고 있다. 이러한 관광사업체는 의료관광객들이 의료를 전후로 관광을 하는 데 필요한 서비스를 제공해 주고 있다.

2. 여행업

2.1_ 여행업의 개요

1) 여행업의 개념

여행업이란 여행자 또는 운송시설·숙박시설, 그 밖에 여행에 딸리는 시설의 경영자 등을 위하여 그 시설 이용 알선이나 계약 체결의 대리, 여행에 관한 안내, 그 밖의 여행 편의를 제공하는 업을 말한다. 즉 여행사(travel agency)는 항공사·호텔 등 관광공급자(suppliers)를 알선하며, 전세버스 등의 교통수단을 통하여 관광코스의 연결 및 안내를 해주고 수수료(commission)를 받아 경영하는 관광사업체라고 할 수 있다. 여행업은 등록에 따라 다음 표와 같이 3종류로 분류된다.

표 8-1 **여행업의 종류**

구분	업무	등록 자본금
종합여행업	국내외를 여행하는 내국인 및 외국인을 대상으로 하는 여행업. 사증(VISA)을 받는 절차를 대행하는 행위를 포함한다.	5천만 원 이상
국내외여행업	국내외를 여행하는 내국인을 대상으로 하는 여행업. 사증(VISA)을 받는 절차를 대행하는 행위를 포함한다.	3천만 원 이상
국내여행업	국내를 여행하는 내국인을 대상으로 하는 여행업	1천5백만 원 이상

2) 여행업의 특징

여행업의 특징은 성수기와 같은 계절에 수요가 집중하는 현상을 보이고, 인적 서비스에 운영되는 노동집약성을 띠고 있으며, 여행상품의 경우 대체재에 의해서 단기간 소멸되는 것이 아니므로 상품의 수명주기가 장기적이라고 할 수 있다.

2.2_ 여행사의 종류

1) 소매여행사

소매여행사(retailer)는 여행상품을 수요자인 여행객에게 직접 판매하는 여행사를 말한다.

2) 도매여행사

도매여행사(wholesaler)는 주로 수요를 미리 예상하여 패키지 즉 기획여행상품을 만들어 소매여행사에 판매하는 여행사를 말한다. 관광진흥법 제2조(정의)에서는 기획여행을 "여행업을 경영하는 자가 국외여행을 하려는 여행자를 위하여 여행의 목적지 · 일정, 여행자가 제공받을 운송 또는 숙박 등의 서비스 내용과 그 요금 등에 관한 사항을 미리 정하고 이에 참가하는 여행자를 모집하여 실시하는 여행을 말한다."라고 정의하고 있으며, 「관광진흥법 시행규칙」에서는 기획여행을 광고할 때 다음 각 호의 사항을 표시해야 한다고 규정하고 있다.

- 여행업의 등록번호, 상호, 소재지 및 등록관청
- 기획여행명 · 여행일정 및 주요 여행지
- 여행경비
- 교통 · 숙박 및 식사 등 여행자가 제공받을 서비스의 내용
- 최저 여행인원

- 보증보험 등의 가입 또는 영업보증금의 예치 내용
- 여행일정 변경 시 여행자의 사전 동의 규정
- 여행목적지(국가 및 지역)의 여행경보단계

3) 수배여행사

수배여행사를 랜드 오퍼레이터(land operator)업 또는 일명 '랜드사'라고 하며, 소매 여행사로부터 견적의뢰를 받아 관광목적지의 호텔, 식사, 관광일정 등에 대하여 여행사를 대신하여 수배를 대행하는 지상수배업자를 말한다. 일반적으로 해외여행 상품의 경우 여행사는 항공편만 직접 판매하고, 지상수배 즉 현지 공항 도착에서부터 귀국 전까지 모든 지상업무는 랜드 오퍼레이터의 현지 여행사가 담당한다. 물론 여행사는 랜드 오퍼레이터가 제공하는 지상비에 일정한 마진을 붙여 여행객에게 판매한다.

2.3_ 여행사의 업무

1) 수속업무

수속업무란 관광객의 출입국에 필요한 여권과 비자 등의 발급을 대행하는 것을 말한다. 여권(passport)은 국민이 외국에 여행할 때 본국이 여행자의 신분과 국적을 증명하고 아울러 상대국에게 여행자의 안전한 통과를 위한 편의제공과 보호를 요청하는 공문서를 말한다. 비자(VISA)란 여행하고자 하는 나라 또는 방문하고자 하는 나라로부터 입국허가를 받는 문서로서 일반적으로 방문국의 대사관이나 영사관에서 받게 되며, 유효기간에 따라 복수와 단수비자로 발급된다. 세계 대부분의 국가가 우리나라와 비자상호면제협정(no visa agreement)이 체결되어 있어서 관광목적일 경우 협정기간 동안 여권만으로도 여행할 수 있다.

2) 발권 및 수배업무

발권업무란 항공사, 선박회사, 철도회사 등 교통기관과 호텔 등의 숙박시설 및 기타 관광관련 공급업자들을 대리하여 관광객의 요청에 의하여 예약 및 수배를 하고, 그에 따른 항공권, 숙박권, 승차권 등의 각종 티켓을 발권하는 업무를 말한다. 여행사가 예약, 수배 및 발권업무를 하게 되면 해당 업체로부터 일정한 수수료를 획득하게 되는데, 항공권의 경우 국제선은 9%, 국내선은 5% 정도이다.

여행사와 항공사 간에 발권은 컴퓨터예약시스템에 의하여 진행된다. 컴퓨터예약시스템(CRS; Computerized Reservation System)이란 전산 단말기를 이용하여 항공권의 예약, 발권, 운송, 호텔 및 렌터카 등 여행에 관한 종합적인 서비스를 제공하는 전산 예약시스템을 말한다. 항공사의 대리점 역할을 하는 여행사에서는 이 CRS를 통하여 항공권 발행 등의 업무를 하며, 이와 같은 항공예약시스템은 ① 항공예약 및 발권기능, ② 여행사 지원업무 기능, ③ 렌터카와 호텔 등의 부대서비스 예약 등의 기능을 담당한다. 컴퓨터예약시스템인 CRS 외에 'GDS(Glover Distribution System)'라는 용어를 사용하기도 한다.

국내 항공사의 경우 대한항공이 '토파스(TOPAS)', 아시아나항공이 '아바쿠스(ABACUS)'라는 CRS를 운영하고 있으며, 각각 외국의 다른 항공사와 제휴하여 운용하고 있다. 항공수배업무를 위해서는 다음과 같은 사항에 유의해야 한다.

- 고객의 요청사항을 정확히 파악한다.
- 항공권과 함께 현지 교통편과 숙박시설 등을 주문할 때 확보 및 예약을 할 수 있어야 한다.
- 수배진행 사항을 고객에게 전달한다.

그리고 엔도스먼트(endorsement)는 항공권 양도로서 항공사 간 항공권의 권리를 양도하기 위한 것으로 항공권의 지정된 탑승구간을 다른 항공사로 옮기는 것을 말하며, 항공업무에서 예약코드 HS(have sold)는 좌석을 판매한 상태를 의미한다.

3) 판매업무

여행사에서 판매하는 상품은 주문여행상품과 패키지상품으로 구분된다. 주문여행상품은 특정 단체가 자신들만의 여행코스를 여행사와 협의해서 구성한 상품으로서 여기서 단체는 15명 이상을 말한다. 항공좌석의 경우 15석 이상이면 1석이 무료(FOC; Free Of Charge)로 제공되는데, 그 몫은 여행을 인솔하는 가이드용이다.

4) 안내업무

여행사에서 안내업무를 담당하는 직원은 관광통역안내사와 국외여행인솔자 등을 들 수 있다.

관광통역안내사 업무 인바운드 여행 즉 외국인이 국내관광을 할 때에는 관광통역안내사의 안내를 받게 된다. 관광통역안내사는 자격시험을 통하여 자격증을 획득할 수 있으며, 주요 업무는 다음과 같다.

- 한국의 역사, 문화, 관광지 안내
- 외국인 여행객 안내(숙박, 교통, 위기상황 대처 및 외국인 안전 확보)
- 통역업무 수행(현지인 수준의 상급회화)
- 산업현황 소개(해외시찰단, 산업시찰단, 국제회의 및 전시회의 안내 업무)

국외여행인솔자 업무 국외여행인솔자(T/C; Tour Conductor)는 내국인 단체가 해외로 여행을 갈 때 출발준비부터 여행이 종료될 때까지 인솔하는 사람을 말한다. 국외여행인솔자의 능력이란 책임감, 판단력, 결단력, 업무처리 능력 등을 의미하는데 이러한 능력은 안전한 여행을 위한 최소한의 필요조건으로서 여행 전반을 쾌적하게 하고 가치를 높이고 오래도록 감명과 인상을 남기게 하는 데 영향을 준다. 해외 현지에서는 현지 가이드가 관광안내를 담당한다. 국외여행인솔자는 다음 사항 중에서 하나의 자격요건을 갖추어야 한다.

- 관광통역안내사 자격을 취득할 것
- 여행업체에서 6개월 이상 근무하고 국외여행 경험이 있는 자로서 문화체육관광부장관이 정하는 소정의 교육을 이수(소양교육 15시간 이상)하여 자격증을 취득한 자
- 문화체육관광부장관이 지정하는 교육기관에서 국외여행인솔에 필요한 교육을 이수(양성교육 80시간 이상)하여 자격증을 취득한 자. 양성교육대상은 고등학교 관광관련과 졸업자 또는 전문대학 이상의 관광관련과 졸업자 및 졸업예정자만 가능하다.

문화관광해설사 업무　「관광진흥법」에서는 문화관광해설사를 "관광객의 이해와 감상, 체험 기회를 제고하기 위하여 역사 · 문화 · 예술 · 자연 등 관광자원 전반에 대한 전문적인 해설을 제공하는 자"라고 정의하고 있다.

5) CIQ 업무

CIQ란 세관(Customs), 출입국심사(Immigration), 검역(Quarantine)의 약칭으로서 공항에서 출입국 때 반드시 거쳐야 하는 3대 수속이다. 세관은 수출입 화물이나 수화물 등에 대한 과세나 밀수 등을 단속하고, 출입국관리는 출국 및 입국자의 여권 심사 등을 통해 출입국 여부를 심사하며, 검역은 전염병이나 해충 등이 침입하는 것을 방지할 목적으로 운용되고 있다.

3. 호텔업

3.1_ 호텔의 개요

1) 호텔의 정의와 기능

호텔업이란 관광객의 숙박에 적합한 시설을 갖추어 이를 관광객에게 제공하거나 숙박에 딸리는 음식 · 운동 · 오락 · 휴양 · 공연 또는 연수에 적합한 시설 등을 함께 갖추어 이를 이용하게 하는 업을 말한다.

근대적 개념의 호텔 기능은 집을 떠나 여행하는 여행객들에게 단지 숙박, 음식, 안전을 충족시켜 주는 단순한 공간이었다. 오늘날 현대적 개념의 호텔 기능은 이용객의 국제화, 대중화, 다양화에 따라 기존의 숙식이나 안전의 기능 외에 여가, 오락, 휴식, 문화, 건강, 사교, 비즈니스 공간 제공 등의 복합적인 기능을 가지고 있고, 공공성 및 지역사회와 함께할 수 있는 프로그램도 갖추고 있다.

2) 침대형태에 의한 객실의 종류

싱글 룸(single room)　1인용 싱글 침대가 1개 들어 있는 객실을 말한다. 우리나라 대부분의 호텔에서는 영업전략상 싱글 룸을 별도로 두지 않고 있다. 고객이 혼자 오더라도 더블 룸을 제공하면 되기 때문이다.

더블 룸(double room)　2인용 침대가 1개 들어 있는 객실로서 주로 커플이나 부부가 선호하는 룸이다.

트윈 룸(twin room) 싱글 베드가 나란히 2개 들어 있는 객실로서 두 명이 각각의 침대를 사용하고자 할 때 적합한 객실이다.

트리플 룸(triple room) 싱글 침대 3개가 들어 있는 객실로서 일반적으로 트윈에 엑스트라베드(extra bed)를 추가하는 경우가 많다. 물론 싱글베드 3개를 처음부터 고정해 놓은 객실도 있다. 특히 싱글베드 3개가 아니라 싱글베드 1개와 더블베드 1개의 형태로 설치되었을 경우 이를 싱글-더블 베드 룸(single-double bed room)이라고 하는데, 부모와 자녀 1명이 사용하기에 적합한 객실형태라고 할 수 있다.

쿼드 룸(quad room) 싱글 침대가 4개 또는 더블 침대가 2개 들어가 있는 객실을 말하는데, 결국 4인용 객실을 의미한다. 특히 더블 침대가 2개 들어가 있는 객실을 더블-더블 베드 룸(double-double bed room)이라고 하며, 주로 4인 가족이 사용하는 룸이다.

스튜디오 룸(studio room) 더블이나 트윈 룸에 소파형의 베드가 들어가 있는 룸으로 소파형 베드는 낮에는 소파로 활용하고, 취침할 때 길게 펼치면 침대가 되는 형태이다. 이러한 침대를 일명 '듀오 베드(duo bed)'라고도 한다. 부부와 자녀 1명 등 3인이 쓰기에 적합한 객실이며, 트리플 룸보다는 요금이 저렴한 편이다.

커넥팅 룸(connecting room) 객실 2개가 연결되어 있으며, 내부의 문을 이용하여 투숙객 간에 상호 왕래가 가능한 형태로서, 3~4명의 가족이 사용하기에 적합한 객실이다. 객실을 2개 사용한다는 점에서 요금은 객실 2개의 값이다.

어드조이닝 룸(adjoining room) 객실이 나란히 붙어 있는 형태로서 내부에 통용문이 없다는 점에서 커넥팅 룸과는 차이가 있다. 예를 들어 2개의 룸을 원하는 투숙객에게 1001호와 1003호가 나란히 붙어 있다면 그것을 제공하면 어드조이닝 룸이 되는 것이다. 주로 같은 일행이 옆에 붙어 있는 객실을 원할 때 제공된다.

3) 객실등급에 의한 분류

스탠다드 룸(standard room) 보통실로서 평수가 비교적 작거나 조망이 그다지 좋지 않은 룸이다. 일반적으로 리조트 호텔의 경우 바다나 호수 등의 전망이 보이지 않는 반대쪽의 객실을 스탠다드 룸으로 규정하기도 한다. 일부 호텔에서는 스탠다드 룸(standard room)이라는 용어 대신에 슈페리어 룸(superior room)이라는 용어를 쓰기도 한다.

디럭스 룸(deluxe room) 고급실로서 스탠다드 룸보다 평수가 조금 더 넓거나 조망이 좋은 편이다. 일반적으로 리조트 호텔의 경우 바다나 호수 등의 전망이 보이는 쪽의 객실을 디럭스 룸으로 규정하기도 한다.

비즈니스 전용층 객실(executive floor room) 비즈니스 고객을 위하여 위치가 좋은 몇 개 층에 특별히 만든 객실로서 디럭스 룸과 크기 면에서는 차이가 없지만 객실 내부에 비즈니스업무 수행을 위한 시설 및 차별화된 서비스를 제공받을 수 있는 객실이다.

스위트 룸(suite room) 특실로서 침실에 거실이 딸린 호화스러운 룸이다. 스위트 룸의 등급은 주니어 스위트(junior suite), 코너 스위트(corner suite), 로열 스위트(royal suite), 프레지덴셜 스위트(presidential suite) 등이 있는데, 각 호텔마다 등급의 명칭이 다르고 평수, 시설, 서비스 차별화 등을 기준으로 구분하고 있다.

4) 호텔객실의 요금방식

국제적으로 통용되고 있는 객실 요금방식은 식사의 유무에 따라 다음과 같이 분류되고 있다.

- 유럽식 요금방식(European Plan; EP) : 객실과 식사요금의 분리

- 대륙식 요금방식(Continental Plan; CP) : 객실 + 1식(조식)
- 미국식 요금방식(American Plan; AP, 불어; Full Pension) : 객실 + 3식
- 수정된 미국식 요금방식(Modified American Plan; MAP, 불; Demi-pension) : 객실 + 2식(조식, 석식)

5) 초과예약관리

초과예약(over booking)이란 판매가능한 객실 수보다 초과하여 예약받은 경우를 말한다. 초과예약은 당일 취소하는 고객과 노쇼(no-show) 고객에 대비한다는 점에서 장점은 있으나 초과예약자를 당일 흡수하지 못하면 사과는 물론 턴어웨이 서비스(turnaway service) 즉 비슷한 수준의 다른 호텔에 객실을 구해주고 객실요금지불과 교통편까지 제공해야 하는 등 문제가 발생할 수 있다.

6) 호텔의 각종 서비스

벨맨 서비스(bellman service)　고객을 현관에서 영접하고, 프런트에서 체크인한 고객의 짐을 들고 엘리베이터 및 객실까지 안내하는 서비스

페이징 서비스(paging service)　호텔 내외부 고객으로부터의 요구에 의하여 호텔 내부에 있는 고객을 찾아주거나 메시지를 전달해 주는 서비스

컨시어지 서비스(concierge service)　호텔 안내는 물론 현관에서 투숙객의 다양한 요구를 들어주는 서비스

포터 서비스(porter service)　공항이나 역 등에 나가거나 호텔 입구에서 고객의 짐을 들고 호텔 안으로 안내하는 서비스

턴 다운 서비스(turn down service)　고객이 투숙하고 있는 객실에 대하여 취침 전에

침대정리 등을 도와주는 서비스

런드리 서비스(laundry service)　세탁 서비스

룸서비스(room service)　고객의 객실까지 식음료를 전달하는 서비스

3.2_ 호텔의 분류

호텔은 다양한 관점에서 분류할 수 있는데, 소재한 위치를 기준으로 분류하면 다음과 같다.

1) 도심지 호텔

도심지 호텔(downtown hotel, city hotel, metropolitan hotel)은 도시 중심가에 위치하여 주로 비즈니스고객이나 레스토랑 · 연회장 등의 식음료 고객들이 즐겨 찾는 호텔을 말한다. 영업상 특징은 주중 객실점유율이 주말보다 높은 편이며, 식음료 매출이 다른 지역의 호텔보다 비교적 높은 편이다. 도심지 호텔 중에서도 비즈니스고객들을 위하여 비즈니스센터 등을 갖춘 호텔을 비즈니스호텔(business hotel) 또는 커머셜호텔(commercial hotel)이라고도 한다.

특히 비즈니스호텔의 경우 대부분 비즈니스 전용층 객실(executive floor room)을 운영하고 있는데, 비즈니스고객을 위하여 위치가 좋은 몇 개 층에 특별히 만든 객실로서 보통 객실보다 고급스럽고, 컴퓨터 및 인터넷 서비스 등 비즈니스 업무를 위한 시설이 갖추어져 있다. 또한 이 층에 투숙하게 되면 전용 라운지, 소회의실 등을 사용할 수 있으며, 전담 직원이 배치되어 비즈니스를 위한 비서업무 및 차별화된 서비스를 제공받을 수 있다. 이 층의 전용 라운지(EFL; Executive Floor Lounge)의 업무내용은 다음과 같다.

- 커피, 티, 음료, 쿠키 제공

- 신속한 체크인, 체크아웃 서비스
- 체크아웃 시간 연장
- 라운지 내 소회의실 사용
- 컴퓨터 등 각종 사무기기 사용
- 항공권 예약 및 재확인 서비스
- 비즈니스고객을 위한 통역 및 상담업무

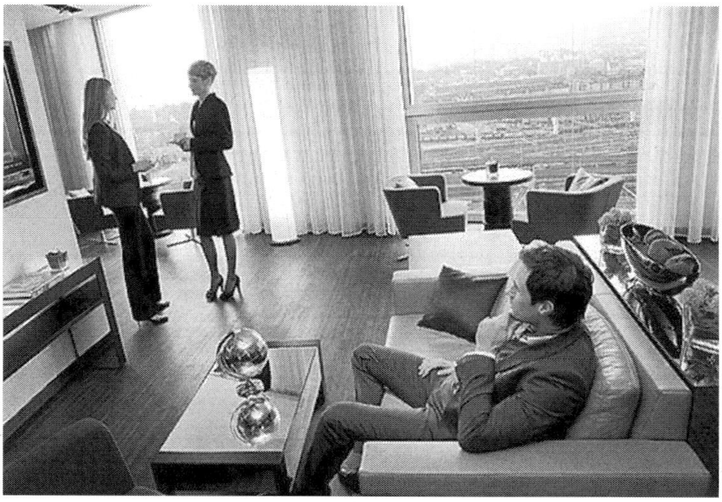

귀빈층 라운지의 전경

2) 리조트 호텔

리조트 호텔(resort hotel)은 해안, 호수, 온천, 산악 등의 휴양지에 위치하여 휴가나 휴양을 즐기려는 고객들이 주로 이용하는 호텔을 말한다. 영업상의 특징은 성수기와 비수기, 주말과 주중의 객실점유율이 극명하게 존재하여 경영상의 어려움이 있다.

3) 교통지역 호텔

교통지역의 호텔은 공항, 항구, 철도역 등의 주변에 위치하여 각 교통수단을 이용하고자 하는 고객을 위한 호텔을 말한다. 교통지역의 호텔을 이용하는 경우는 ① 이튿날 이른 시간에 교통수단을 이용하기 위하여, ② 밤늦게 도착하여 부득이 숙박을 하기 위하여, ③ 일기관계로 예정된 출발이 늦어진 경우, ④ 각 교통수단의 승무원이 숙박을 하는 경우 등이다. 구체적으로 공항 근처의 호텔을 에어포트 호텔(Airport Hotel), 항구 부두 근처의 시포트 호텔(Seaport Hotel), 철도역 근처의 스테이션 호텔(Station Hotel), 고속버스 터미널 근처의 터미널 호텔(Terminal Hotel) 등이 있다.

4) 모텔과 모터 호텔

모텔(Motel)은 'Motor'와 'Hotel'의 합성어로서 자동차 여행객을 위하여 고속도로나 국도 주변에 위치한 호텔인데, 대부분 객실 수가 50실 미만이며, 객실 이외에는 특별한 시설과 인적 서비스가 없어 가격이 저렴하다. 모터 호텔(Motor hotel)은 모텔이 진화된 것으로 객실 수가 50~70실 규모이며, 모텔보다 고급스럽고 커피숍 등 편의시설을 갖추고 있다. 모텔과 같은 숙박형태로서 요금이 저렴한 호텔을 버짓 호텔(Budget Hotel)이라고도 한다.

3.3_ 호텔경영의 형태

1) 체인경영 호텔

체인경영 호텔(chain hotel)이란 체인본사와 가맹호텔이 계약을 통하여 경영하는 호텔 또는 하나의 소유주가 2개 이상의 호텔을 공유하여 경영하는 것을 말한다. 체인경영 호텔은 높은 브랜드의 인지도를 통하여 조기에 영업력을 확보하고, 규모의 경제(economics of scale)를 최대한 살릴 수 있는 경영방식으로서 선진 호텔에서는 대부분 이 방식을 도입하여 운용하고 있다. 체인경영 호텔은 호텔경영 경험이 없어도 체인본부로부터 시장조사, 입지선정, 건축기술 지원, 전산시스템, 종업원의 교육, 개관업무, 각종 영업 매뉴얼을 통한 서비스 표준화 등의 지원을 받을 수 있으므로 단독경영 호텔보다 호텔사업의 진출이 용이하며, 조기에 영업목표를 달성할 수 있는 장점이 있다. 체인경영 호텔의 형태는 ① 프랜차이즈 시스템, ② 위탁경영계약, ③ 본사직영 등이 있다.

프랜차이즈 시스템 프랜차이즈 호텔(franchise hotel) 시스템은 본사(franchisor)와 가맹점 호텔(franchisee) 간에 계약을 맺어 본사는 상표사용권, 예약시스템, 경영 노하우를 제공하고 가맹점 호텔은 그에 따른 수수료를 지불하는 형태이다. 소유회사인 가맹점 호텔의 경영권은 독립성이 유지된다.

위탁경영계약 위탁경영계약 호텔은 경영호텔과 호텔소유주가 계약을 맺어, 경영호텔은 상표사용권과 위탁경영을 제공하고, 호텔소유주는 그에 따른 수수료를 지불하는 형태이다.

본사직영 하나의 소유주가 2개 이상의 호텔을 체인화한 형태이다.

2) 단독경영 호텔

독립호텔(independent hotel) 소유자가 제3자로부터 자금지원이나 경영지원 없이 독자적으로 경영하는 형태이다.

3) 리퍼럴 그룹

리퍼럴 그룹(referral group)의 경우 경영호텔은 단독경영 호텔들이 강력한 체인호텔에 대항하기 위하여 상호 연합하는 형태이다. 즉 각각의 호텔은 독자적인 경영권을 유지하면서 체인의 이점을 살리기 위해 회원사를 조직하여 체인화하는 것이다.

4) 임차경영 호텔

임차경영 호텔(leased hotel)은 호텔경영전문 회사가 호텔소유회사의 호텔을 임차하여 운영하는 형태이다. 호텔소유자 입장에서는 호텔 경영능력의 부족으로 인한 경영의 불투명을 해소할 수 있고, 호텔경영회사의 입장에서는 많은 자본의 투자 없이 호텔을 경영할 수 있기 때문에 양자의 이해가 맞아떨어질 수 있다.

3.4_ 관광숙박업

현행 「관광진흥법」은 관광숙박업을 호텔업과 휴양콘도미니엄업으로 나누고(제3조 1항 2호), 호텔업을 다시 관광호텔업, 수상관광호텔업, 한국전통호텔업, 가족호텔업, 호스텔업, 소형호텔업, 의료관광호텔업 등으로 세분하고 있다(동법 시행령 제2조 제1항 2호).

1) 관광호텔업

표 8-2 호텔업의 등급 및 표시

등급	별 수
5성급	★★★★★
4성급	★★★★
3성급	★★★
2성급	★★
1성급	★

관광객의 숙박에 적합한 시설을 갖추어 관광객에게 이용하게 하고 숙박에 딸린 음식·운동·오락·휴양·공연 또는 연수에 적합한 시설 등을 함께 갖추어 관광객에게 이용하게 하는 업을 말한다. 관광호텔업의 등록요건은 첫째, 욕실이나 샤워시설을 갖춘 객실을 30실 이상 갖추고 있어야 하고, 둘째, 외국인에게 서비스를 제공할 수 있는 체제를 갖추고 있어야 하며 셋째, 대지 및 건물의 소유권 또는 사용권을 확보하고 있어야 한다. 관광숙박업의 등급에 관하여는 2014년 9월에 「관광진흥법」이 개정되면서 호텔업의 등급제도가 기존 무궁화 등급제도에서 국제적 관례에 맞는 별(star) 등급제도로 변경되었다. 그동안 무궁화 개수에 따라 특1등급·특2등급, 1등급·2등급·3등급으로 구분해 왔던 호텔등급이 5성급·4성급·3성급·2성급 및 1성급의 체계로 변경되었다.

2) 수상관광호텔업

수상에 구조물 또는 선박을 고정하거나 매어 놓고 관광객의 숙박에 적합한 시설을 갖추거나 부대시설을 함께 갖추어 관광객에게 이용하게 하는 업을 말하며, 등록기준은 다음과 같다.

- 수상관광호텔이 위치하는 수면은 「공유수면 관리 및 매립에 관한 법률」 또는 「하천법」에 따라 관리청으로부터 점용허가를 받을 것
- 욕실이나 샤워시설을 갖춘 객실이 30실 이상일 것
- 외국인에게 서비스를 제공할 수 있는 체제를 갖추고 있을 것
- 수상오염을 방지하기 위한 오수 저장 · 처리시설과 폐기물처리시설을 갖추고 있을 것
- 구조물 및 선박의 소유권 또는 사용권을 확보하고 있을 것. 다만, 회원을 모집하는 경우에는 소유권을 확보해야 한다.

3) 한국전통호텔업

한국전통의 건축물에 관광객의 숙박에 적합한 시설을 갖추거나 부대시설을 함께 갖추어 관광객에게 이용하게 하는 업을 말하며, 등록기준은 다음과 같다.

- 건축물의 외관은 전통가옥의 형태를 갖추고 있을 것
- 이용자의 불편이 없도록 욕실이나 샤워시설을 갖추고 있을 것
- 외국인에게 서비스를 제공할 수 있는 체제를 갖추고 있을 것
- 대지 및 건물의 소유권 또는 사용권을 확보하고 있을 것. 다만, 회원을 모집하는 경우에는 소유권을 확보하여야 한다.

4) 가족호텔업

가족단위 관광객의 숙박에 적합한 시설 및 취사도구를 갖추어 관광객에게 이용하게 하거나 숙박에 딸린 음식 · 운동 · 휴양 또는 연수에 적합한 시설을 함께 갖추어 관광객

에게 이용하게 하는 업을 말하며, 등록기준은 다음과 같다.

- 가족단위 관광객이 이용할 수 있는 취사시설이 객실별로 설치되어 있거나 층별로 공동취사장이 설치되어 있을 것
- 욕실이나 샤워시설을 갖춘 객실이 30실 이상일 것
- 객실별 면적이 19제곱미터 이상일 것
- 외국인에게 서비스를 제공할 수 있는 체제를 갖추고 있을 것
- 대지 및 건물의 소유권 또는 사용권을 확보하고 있을 것. 다만, 회원을 모집하는 경우에는 소유권을 확보하여야 한다.

5) 호스텔업

배낭여행객 등 개별 관광객의 숙박에 적합한 시설로서 샤워장, 취사장 등의 편의시설과 외국인 및 내국인 관광객을 위한 문화·정보 교류시설 등을 함께 갖추어 이용하게 하는 업을 말하며, 등록기준은 다음과 같다.

- 배낭여행객 등 개별 관광객의 숙박에 적합한 객실을 갖추고 있을 것
- 이용자의 불편이 없도록 화장실, 샤워장, 취사장 등의 편의시설을 갖추고 있을 것. 다만, 이러한 편의시설은 공동으로 이용하게 할 수 있다.
- 외국인 및 내국인 관광객에게 서비스를 제공할 수 있는 문화·정보 교류시설을 갖추고 있을 것
- 대지 및 건물의 소유권 또는 사용권을 확보하고 있을 것

6) 소형호텔업

관광객의 숙박에 적합한 시설을 소규모로 갖추고 숙박에 딸린 음식·운동·휴양 또는 연수에 적합한 시설을 함께 갖추어 관광객에게 이용하게 하는 업을 말하며, 등록기준은 다음과 같다.

- 욕실이나 샤워시설을 갖춘 객실을 20실 이상 30실 미만으로 갖추고 있을 것
- 부대시설의 면적 합계가 건축 연면적의 50퍼센트 이하일 것
- 두 종류 이상의 부대시설을 갖출 것. 다만, 단란주점영업, 유흥주점영업 및 사행행위를 위한 시설은 둘 수 없다.
- 조식 제공, 외국어 구사인력 고용 등 외국인에게 서비스를 제공할 수 있는 체제를 갖추고 있을 것
- 대지 및 건물의 소유권 또는 사용권을 확보하고 있을 것. 다만, 회원을 모집하는 경우에는 소유권을 확보하여야 한다.

7) 의료관광호텔업

「관광진흥법」에 의한 의료관광호텔업이란 "의료관광객의 숙박에 적합한 시설 및 취사도구를 갖추거나 숙박에 딸린 음식 · 운동 또는 휴양에 적합한 시설을 함께 갖추어 주로 외국인 관광객에게 이용하게 하는 업"으로 규정하고 있다.

의료관광호텔업의 법적 요건은 「관광진흥법 시행령」 별표 1에서 규정하고 있는데, 그 내용은 다음과 같다.

- 의료관광객이 이용할 수 있는 취사시설이 객실별로 설치되어 있거나 층별로 공동취사장이 설치되어 있을 것
- 욕실이나 샤워시설을 갖춘 객실이 20실 이상일 것
- 객실별 면적이 19제곱미터 이상일 것
- 의료관광객의 출입이 편리한 체계를 갖추고 있을 것
- 외국어 구사인력 고용 등 외국인에게 서비스를 제공할 수 있는 체제를 갖추고 있을 것
- 의료관광호텔 시설(의료관광호텔의 부대시설로 「의료법」 제3조 제1항에 따른 의료기관을 설치할 경우에는 그 의료기관을 제외한 시설을 말한다)은 의료기관 시설과 분리될 것. 단, 이 경우 분리에 관하여 필요한 사항은 문화체육관광부장관이 정하여 고시한다.

8) 휴양콘도미니엄업

본래 콘도미니엄(condominium)은 1957년 스페인에서 기존 호텔에 개인소유개념을 도입하여 개발한 것이 그 시초이며, 1950년대 이탈리아에서 중소기업들이 종업원들의 복리후생을 위해 회사가 공동투자를 하여 연립주택이나 호텔형태로 지은 별장식 가옥을 10여 명이 소유하는 공동휴양시설로 개발한 것이 그 효시라 한다.

우리나라는 1981년 4월 (주)한국콘도에서 경주보문단지 내에 있는 25평형 108실을 분양한 것이 콘도미니엄의 시초인데, 1982년 12월 31일에는 휴양콘도미니엄을 「관광진흥법」상의 관광숙박업종으로 신설한 후 오늘에 이르고 있다.

우리나라 「관광진흥법」상의 휴양콘도미니엄업은 관광객의 숙박과 취사에 적합한 시설을 갖추어 이를 당해 시설의 회원이나 공유자, 그 밖의 관광객에게 제공하거나 숙박에 딸리는 음식 · 운동 · 오락 · 휴양 · 공연 또는 연수에 적합한 시설 등을 함께 갖추어 이를 이용하게 하는 업을 말하는데, 세부 등록기준은 다음 표와 같다.

표 8-3 휴양콘도미니엄업의 등록기준

구분	등록기준
객실	• 같은 단지 안에 객실이 30실 이상일 것 • 관광객의 취사 · 체류 및 숙박에 필요한 설비를 갖추고 있을 것
매점 등	매점이나 간이매장이 있을 것. 다만, 여러 개의 동으로 단지를 구성할 경우에는 공동으로 설치할 수 있다.
문화체육공간	공연장 · 전시관 · 미술관 · 박물관 · 수영장 · 테니스장 · 축구장 · 농구장, 그 밖에 관광객이 이용하기 적합한 문화체육공간을 1개소 이상 갖출 것. 다만, 수개의 동으로 단지를 구성할 경우에는 공동으로 설치할 수 있으며, 관광지 · 관광단지 또는 종합휴양업의 시설 안에 있는 휴양콘도미니엄의 경우에는 이를 설치하지 아니할 수 있다.
대지 및 건물	대지 및 건물의 소유권 또는 사용권을 확보하고 있을 것. 다만, 분양 또는 회원을 모집하는 경우에는 소유권을 확보하여야 한다.

4. 기타 관광관련 사업

4.1_ 「관광진흥법」상 관광사업

1) 관광객이용시설업

「관광진흥법」 제3조 제1항 3호의 관광객이용시설업이란 ① 관광객을 위하여 음식·운동·오락·휴양·문화·예술 또는 레저 등에 적합한 시설을 갖추어 이를 관광객에게 이용하게 하는 업 또는 ② 대통령령으로 정하는 2종 이상의 시설과 관광숙박업의 시설 등을 함께 갖추어 이를 회원이나 그 밖의 관광객에게 이용하게 하는 업을 말한다.

2) 국제회의업

대규모 관광 수요를 유발하는 국제회의(세미나·토론회·전시회 등을 포함한다. 이하 같다)를 개최할 수 있는 시설을 설치·운영하거나 국제회의의 계획·준비·진행 등의 업무를 위탁받아 대행하는 업을 말하는데, 국제회의시설업과 국제회의기획업으로 분류된다.

3) 카지노업

전문영업장을 갖추고 주사위·트럼프·슬롯머신 등 특정한 기구 등을 이용하여 우연의 결과에 따라 특정인에게 재산상의 이익을 주고 다른 참가자에게 손실을 주는 행위 등을 하는 업을 말한다.

4) 유원시설업

유기시설(遊技施設)이나 유기기구(遊技機具)를 갖추어 이를 관광객에게 이용하게 하는 업(다른 영업을 경영하면서 관광객의 유치 또는 광고 등을 목적으로 유기시설이나 유기기구를 설치하여 이를 이용하게 하는 경우를 포함한다)을 말하는데, 그 종류는 종합유원시설업, 일반유원시설업, 기타유원시설업으로 분류된다.

5) 관광편의시설업

「관광진흥법」 제3조 제1항 7호의 관광편의시설업은 앞에서 설명한 관광사업(여행업, 관광숙박업, 관광객이용시설업, 국제회의업, 카지노업, 유원시설업) 외에 관광진흥에 이바지할 수 있다고 인정되는 사업이나 시설 등을 운영하는 업을 말하는데, 그 종류는 관광유흥음식점업, 관광극장유흥업, 외국인전용 유흥음식점업, 관광식당업, 시내순환관광업, 관광사진업, 여객자동차터미널시설업, 관광펜션업(휴양펜션업), 관광궤도업, 한옥체험업, 외국인관광 도시민박업 등이 있다.

4.2_ 외식산업

외식산업이란 인간의 기본적인 욕구를 충족시켜 주는 음식과 관련된 산업으로 경제발전과 더불어 국민경제에서 차지하는 비중이 매우 높은 대표적인 서비스산업이라 할 수 있다. 또한 외식산업은 식사를 조리해서 제공하는 식품제조업, 소비자에게 직접 판매하는 소매업, 서비스를 중심으로 하는 서비스산업의 성격이 강한 복합산업이라 할 수 있다. 이와 같은 외식산업의 성장요인과 특성을 살펴보면 다음과 같다.

1) 외식산업의 성장요인

사회적 요인　여성의 사회 진출, 핵가족화 및 독신자 증가 등 가족구조의 변화, 노동시간 감소에 따른 여가시간의 증대, 생활관 및 가치관의 변화, 자가용 보급, 신세대 출현 등의 요인을 들 수 있다.

경제적 요인　국민소득 및 가계의 가처분소득 증가에 의한 경제적 여유는 외식을 즐기는 직접적인 요인으로 작용하고 있다.

기술적 요인　주방기기의 현대화 및 컴퓨터기기 보급에 따른 관리의 과학화, 해외 유명브랜드 도입 및 기술제휴, 저장 및 포장기술의 발전 등이 외식의 수요를 자극하고 있다.

문화적 요인　오늘날의 외식은 식욕충족이라는 단순한 개념에서 벗어나 가족단위 대화의 공간, 여가의 일부, 단조로운 일상생활을 탈피할 수 있는 이벤트성 등 문화생활의 일부분으로 인식되고 있다.

2) 외식산업의 특성

인적 의존성　외식산업은 특성상 공정에 있어서 기계에 의한 자동화가 불가능하므로 인적 의존도가 높아 노동집약형 산업이라고 할 수 있다. 즉 음식은 사람에 의하여 만들어지고, 사람에 의하여 서비스되기 때문이다.

입지 의존성　외식산업은 유통과정이 없다. 즉 소비자가 외식을 하고자 할 때는 직접 외식업 현장에 와야 한다. 따라서 소비자가 쉽게 접근할 수 있는 입지에 의존하는 특성을 가지고 있다.

기능집약성　외식사업은 라이프스타일에 영향을 많이 받는 사업이다. 따라서 소비자의 음식에 대한 기호는 다양하므로 그에 따라 음식의 기능도 다양할 수밖에 없는 특성을 가지고 있다. 따라서 외식산업은 기능이 집약된 산업이라고 할 수 있다.

모방의 용이성 음식에 대한 기술은 무형적이어서 특허가 어렵다. 따라서 어느 한 음식이 잘되면 빠른 속도로 모방이 되고 있다. 즉 외식사업은 독과점이 거의 불가능한 사업이다.

4.3_ 관광이벤트업

1) 관광이벤트의 개념

이벤트(Event)란 "행위의 다양한 볼거리를 통해서 참가자와 관객들에게 특정한 의미를 전달하는 대중적인 의식"이라고 정의되고 있다. 관광이벤트는 관광객들에게 볼거리와 체험거리를 제공하는 관광상품이라고 할 수 있으며, 대표적인 관광이벤트로는 축제이벤트, 공연이벤트, 전시 및 국제회의 이벤트 등이 있다. 관광이벤트 구성요소는 관광이벤트개최조직, 방문객, 지원 및 후원조직 등이며, 주로 국가차원보다는 이벤트업체와 지역중심으로 주관하고 있다. 관광이벤트는 개최지역의 대외이미지 제고 및 경제적 수입과 고용창출은 물론 인간 삶의 질 향상 등의 효과가 있다.

이와 같은 이벤트 기획은 ① 논리성, ② 실현성, ③ 수익성 등에 초점을 두고 구성되어야 한다. 특히 마리스(Marris)는 이벤트 중에서도 방문객 수 100만 명 이상, 자본비용 5억 달러 이상으로서 반드시 관람하고 싶은 행사라는 명성이 있는 이벤트를 메가 이벤트(mega event)라고 하였다.

2) 축제이벤트

현대적 의미의 축제는 '특정한 의미의 주제를 갖추고, 대중들에게 유희거리를 제공하는 의식'이라고 정의할 수 있다. 이와 같은 축제는 지역별로 개최되고 있는데, 지역축제란 지역사회의 전통, 문화, 산업, 생활양식 등을 기반으로 하여 다양한 형태로 개최되는

지역의 모든 축제를 말하며, 특히 문화관광축제는 특산물, 전통문화 · 민속, 관광자원 등을 활용하여 외래 관광객을 유치함으로써 지역경제 활성화에 기여하는 축제를 관광 상품화한 것으로서 문화체육관광부가 선정 및 지원하는 축제를 말한다.

축제와 같은 이벤트는 경제적 · 사회적 · 문화적 · 교육적인 측면에서 다양한 효과를 가져다주는데, 그 내용은 다음 표와 같다.

표 8-4 **축제의 효과**

구분	내용	
경제적 효과	지역경제 활성화	• 직접효과(소득증대) • 간접효과 • 유발효과
	지역관광산업	• 관광수입의 증대 • 관광수익의 지역 환원 • 대안관광상품으로서의 역할 • 관광비수기 타개 • 관광목적지로서 매력성의 증대
사회적 효과	• 화합의 장 • 지역의 애향심 및 자긍심 고취 • 지역 간의 교류촉진 • 지역발전의 계기 • 지역의 대외 홍보 및 이미지 제고	
문화적 효과	• 전통문화의 보존과 계승 및 복원 • 문화욕구 충족 및 일탈의 장 제공 • 지역문화의 창달 및 진흥 • 문화교류의 장 • 지역문화의 대외이미지 제고	
교육적 효과	• 현장체험 학습의 장 • 사회성 학습의 장	

출처: 이정학(2011), 축제이벤트, p.66.

3) 공연이벤트

공연이벤트는 관광객은 물론 참가자와 관객들에게 행위의 다양한 볼거리와 체험거리를 제공하는 것이라고 할 수 있다. 공연산업은 공연 콘텐츠(연극, 뮤지컬, 오페라, 음악, 무용 등)를 기획, 제작, 공연, 유통과 관련된 모든 산업을 말하는 것으로 공연예술에 효율성과 수익성 등을 산업의 개념에 도입한 것이라고 할 수 있다. 이와 같은 공연산업은 다음과 같은 특성을 가지고 있다.

- 생산과 소비가 동시에 이루어진다.
- 타 상품으로 쉽게 대체되지 않는 독과점형 산업이다.
- 노동집약형 산업이다.
- 고위험성을 내포하고 있다.

4) 전시 및 국제회의 이벤트

전시 및 국제회의 이벤트는 대량관광객을 유치할 수 있는 수단으로서 관광객에 볼거리와 체험거리를 제공하고 있다. 특히 전시 및 국제회의 이벤트 등을 포함한 산업을 MICE(Meeting, Incentive, Convention, Exhibition)산업이라고 하는데, 이를 설명하면 다음과 같다.

회의(Meeting) 대규모 국제회의가 아니더라도 자신의 국가 및 지역이나 기업을 떠나서 이루어지는 모든 회의는 참가자가 반드시 그곳에서 식사나 숙박을 하는 등 경제적 효과가 발생한다는 점에서 산업의 범주에 들어간다고 할 수 있다.

보상(Incentive) 관광 보상은 기업이나 단체가 종업원이나 구성원에게 성과에 대한 장려와 동기부여 차원에서 실시하는 경영기법으로서 일반적으로 자기 기업을 떠나 타 지역이나 국가로 보상여행(Incentive Tour)을 보내게 된다. 보상여행에서는 소정의 회의 및 시상식, 교육, 친선의 밤 등이 이루어지고, 그 외 시간은 현지에서 관광을 하게 된다. 이와 같은 보상관광 역시 그 지역이나 국가에 경제적 영향을 미친다는 점에서 관광목적지에서는 이를 유치하기 위한 치열한 경쟁을 벌이고 있다.

국제회의(Convention) 국제회의에 대하여 국제연합협회(UIA; Union of International Association, 2014)에서는 다음 중 하나를 충족시켜야 한다고 규정하고 있다.

- 국제기구 주최(후원) 회의로 참가자 50명 이상
- 국제기구의 국내지부 또는 단체 주최 회의로 5개국, 참가자 300명(또는 전시회 동반), 외국인 참가 비율 40%, 회의기간 3일 이상을 모두 충족하는 회의

전시회(Exhibition) 전시회는 벤더(vender: 판매자)에 의해 제공된 상품과 서비스의 전시모임을 말한다. 의학, 무역, 산업, 교육 분야 또는 상품 및 서비스 판매업자들의 대규모 전시회는 회의를 수반하는 경우도 있으며, 이와는 반대로 전시회가 컨벤션이나 콘퍼런스의 한 부분으로 열리는 경우도 많다.

4.4_ 관광교통업 및 관광자원

1) 관광교통의 의의

관광교통은 관광의 주체인 관광객과 객체인 관광자원을 연결시켜 주는 관광매체의 기능을 할 뿐만 아니라 관광을 촉진시키는 역할도 하고 있다. 관광교통은 관광객의 이동을 충족시켜 주는 수단으로서 크게 기차 · 자동차 · 버스 등의 육상교통, 항공기 등의 항공교통, 여객선 및 유람선 등의 해상교통 등으로 구분된다. 이러한 교통수단은 각각의 특성과 장단점이 있는데, 관광객은 비용, 이동거리, 접근방법, 여행목적에 따라 적절한 교통수단을 선택하게 될 것이다. 교통수단들이 기본적으로 갖추어야 할 5요소는 ① 안전성(safety), ② 안락성(comfort), ③ 신속성(speed), ④ 편의성(convenience), ⑤ 경제성(economy)이라고 할 수 있다.

이와 같은 관광교통은 기본적으로 ① 무형재, ② 수요의 편재성, ③ 자본의 유휴성, ④ 독점성 등의 성격을 지니고 있다.

2) 관광교통의 문제점과 초과예약관리

관광교통은 혼잡, 안전 및 보안, 환경, 계절적 한계 등의 문제점을 안고 있다. 관광교통의 계절적 한계는 관광의 수요가 특정 계절에 몰리는 경향을 말하는데, 이는 성수기 관리와 비수기 극복이라는 경영과제를 제시한다고 할 수 있다. 특히 성수기에는 초과예약(overbooking)을 통해서 매출의 극대화를 기할 필요가 있다.

초과예약관리 초과예약(overbooking)이란 판매가능한 공급량보다 초과하여 예약을 받는 경우를 말한다. 초과예약을 받는 이유는 당일 취소고객과 노쇼(no-show) 고객을 대비하기 위해서이다. 취소고객이란 당일 취소를 통보한 고객을 말하며, 노쇼(no-show) 고객이란 당일 취소통보도 없이 나타나지 않는 고객을 말한다. 이와 같은 초과예약관리는 항공사 등과 같은 교통수단뿐만 아니라 호텔에도 적용된다. 그런데 초과예약자를 당일 흡수하지 못하면 고객의 컴플레인 등 복잡한 문제가 발생할 수 있다는 점에서 초과예약기법 등을 통해서 철저히 관리되어야 한다.

초과예약의 기법 초과예약관리는 과거의 경험과 통계자료를 근거로 하고 있는데, 전형적인 산출방법은 취소율과 노쇼(no-show)율을 결정하고 그 비율만큼의 초과예약을 받으면 되는데 이를 OPR(Overbooking Percentage Rate)이라고 한다. No-show율을 계산하는 공식은 다음과 같다.

$$\text{no-show율} = \frac{\text{no-show 좌석(객실) 수}}{\text{예약된 좌석(객실) 수}} \times 100$$

예를 들어 300좌석을 가지고 있는 A항공사의 경우 당일 취소 및 no-show율이 과거 경험과 통계자료를 참고해 볼 때 7%로 예상된다면 결국 OPR은 7%이다. 그러나 아무리 과거 경험과 통계자료를 근거로 하여도 여러 가지 변수에 의하여 예상이 빗나갈 수 있으므로 다음과 같은 사항을 잘 고려하여 변동의 폭을 줄여야 한다.

- 취소율과 노쇼(no-show)율의 추이를 면밀히 검토한다.
- 전년도 통계를 참고하여 초과예약을 받는다.
- 계절과 요일에 따라 초과예약률을 탄력적으로 적용한다.
- 기상예보를 면밀히 관찰하여야 한다.

3) 육상교통

육상교통의 수단으로는 기차, 자동차, 버스, 렌터카 등이 있는데, 각각의 장단점은 다음과 같다.

표 8-5 **육상교통별 장단점**

구분	장점	단점
기차	• 신속성(항공기 제외) • 안전성 • 정시성 • 편의성(식당, 라운지, 화장실 등) • 대량인원 및 장거리 수송(단, 관광열차는 관광객이 주 대상이므로 수송량이 한정적일 수 있다.)	• 코스의 한정성 : 기차는 철로가 연결되어 있지 않는 곳에는 갈 수 없으므로 코스가 한정되어 있음 • 공공기관 등에서 주로 독점적으로 운영
자동차	• 자유로운 일정 가능 • 관광목적지에 가장 근접한 곳까지 이동 가능 • 관광지 내에서 자유로운 이동 가능 • 소규모 가족단위의 경우 여행경비 절약	• 대량수송 불가능 • 운전자의 육체적 · 정신적 피로감 유발 • 안전성과 안락성 저하 • 코스의 회귀성(자동차에서 내려서 관광을 하고 난 후에는 반드시 자동차로 돌아와야 함)
버스	• 상대적으로 개인당 요금이 저렴	• 일부 기사의 자질부족에 따른 대고객

구분	장점	단점
	• 계약 내용에 따라 여정과 관광활동 보장 • 관광가이드 동반 가능	서비스의 결여 • 팁(tip) 강요 • 지입제 운영에 따른 소속감 부족 및 사고 발생 시 보험처리문제 • 운전기사의 과로 및 차량정비 불량 등에 의하여 안전상의 문제 등이 제기
렌터카	• 여행일정 조정 가능 • 여행 중 정차가 편리하고, 출발시간이 자유로움 • 짐과 장비를 쉽게 운반 • 편리한 예약 및 반납이 가능	• 불규칙적인 여행으로 인한 운전자의 피로 • 외국에서 렌터카를 이용할 경우 도로체계 등 상이한 교통문화에서 오는 사고 위험 초래

4) 해상교통

해상교통의 특징은 여객선의 경우 단위당 요금이 저렴하고 대량수송이 가능한 점이 장점이나, 이동시간이 길어 지루하고, 기상에 크게 영향을 받는다는 점은 단점이라고 할 수 있다. 호화유람선(Cruse)의 경우 선내에 다양한 편의시설과 엔터테인먼트 기능이 갖추어져 있고, 안락하고 낭만적인 여행이 가능한 점이 장점이나, 출발지점까지 접근이 용이하지 않고 여행시간의 여유가 필요하며, 고가인 것이 단점이다. 호화유람선(Cruse)은 '떠다니는 호텔', '떠다니는 리조트'라고도 불린다. 해상교통은 크게 여객선과 유람선으로 구분되는데, 자세한 내용은 다음 표와 같다.

표 8-6 여객선과 유람선의 차이

구분		내용	예
여객선	일반 여객선	A지점에서 B지점 간 사람의 단순 이동이 목적	• 포항－울릉도 • 육지－섬(국내)
	페리 (ferry)	A지점에서 B지점 간에 여객은 물론 화물, 차량 등을 함께 나르는 선박	• 부산－제주 • 부관페리 (부산－시모노세키)

구분		내용	예
	호화 여객선	A지점에서 B지점 이동이 목적이지만 선상에서 다양한 엔터테인먼트가 가능함	• 영국－미국(타이타닉)
유람선	일반 유람선	주로 해상의 자연경관을 관광하는 것이 목적이지만 선상에 엔터테인먼트의 기능이 없음	• 거제도 일주 유람선 • 해운대－오륙도 유람선
	호화 유람선	여러 관광목적지를 관광할 뿐만 아니라 선상에서 다양한 엔터테인먼트가 가능함	• 지중해 호화유람선 • 북유럽 호화유람선

5) 항공교통

항공교통은 고속성, 정시성, 안전성, 쾌적성 등의 특성을 가지고 있다. 첫째, 고속성. 항공기는 교통수단 중에서 가장 빠르므로 시간적 거리를 단축시켜 준다. 항공기의 속도는 1950년대 273km/hour, 1960년대 500km/hour, 1970년대 760km/hour로 향상되어 그 후 초음속 항공기까지 등장하였다.

둘째, 정시성. 이변이 없는 한 항공기는 정해진 스케줄대로 정시에 출발하고 도착하는데, 기상조건, 승객의 탑승지연, 공항 혼잡 등의 사정으로 인하여 정시성을 확보하지 못하는 경우도 있다.

셋째, 안전성. 항공기는 거리 및 운행 빈도에 비하여 타 교통수단보다 사고율이 적어 안전한 것으로 평가되고 있다. 항공교통의 안전은 항공기의 기술적 요인, 정비기술의 문제, 기장의 실수, 기상조건 등에서 발생하는데 최근에는 첨단 항공기설계 및 항법장치 등을 통하여 과거보다 안정성이 매우 높아졌다.

넷째, 쾌적성. 항공기는 타 교통수단보다도 쾌적한 시설을 갖추고 있으며, 고품질의 인적 서비스도 제공된다.

그러나 항공교통은 요금이 고가이고, 공항에 접근하거나 공항과 관광목적지를 연계하기 위해서는 다소의 시간을 낭비한다는 점이 단점으로 작용한다. 그리고 안전성 부분에 있어서도 최근 국제정세의 불안에 따라 공중납치(hijacking) 등 테러에 무방비 노출되어 결코 안전을 장담할 수 없으며, 쾌적성 부분에 있어서도 항공기 좌석의 대부분을 차지하고 있는 일반석(economy class)의 경우 앞뒤 좌우 칸의 폭이 좁아 불편한 점도 있다. 항공사업을 운항형태에 따라 분류하면 정기운항과 부정기운항으로 나눌 수 있다.

정기운항 정기운항은 미리 정해진 특정의 노선을 공표된 시간표에 따라 규칙적으로 운항하는 것을 말한다. 이와 같이 노선에 따라 정기적으로 운항하는 항공기를 정기항공기(scheduled service flight)라고 한다.

부정기운항 부정기운항은 노선이나 스케줄의 제한을 받지 않고 수요자와의 계약에 의하여 운항이 가능한 지역 어디든지 운항하는 것을 말한다. 이와 같이 단체 그룹에 의하여 항공기 전체가 전세된 항공기를 전세항공기(charter service flight)라고 한다.

그리고 항공사업을 항공운송 객체에 의해 분류하면 ① 여객항공운송업, ② 항공화물운송업, ③ 항공우편운송업 등으로 구분할 수 있으며, 항공운송업의 특징은 다음과 같다.

- 공공성의 성격을 띠고 있다.
- 생산과 소비가 동시에 이루어진다.
- 단거리보다는 장거리 운송에 적합한 사업이다.
- 좌석의 한정으로 공급(상품)의 탄력성은 낮은 반면에 수요의 탄력성은 높다.

4.5_ 관광안내와 정보 서비스

1) 관광안내 서비스

관광안내란 관광객에게 관광자원은 물론 지리 · 교통 · 숙박 · 음식 등 관광에 필요한 제반 요소를 안내하여 관광객의 불편이 없도록 도와주는 서비스를 말한다. 특히 의료관광객의 경우 관광안내소는 낯선 이국땅에서의 오아시스와 같은 것이다. 이러한 안내서비스는 관광안내소를 통하여 제공이 가능한데, 각 지자체가 운영하는 관광안내소와 한국관광공사의 주요 공항 안내소 등을 들 수 있다. 이와 같은 관광안내소의 역할은 관광객에게 다양한 정보를 제공할 뿐만 아니라 휴게공간의 역할도 하며, 특산품을 전시하여 판매하기도 한다.

2) 관광정보 서비스

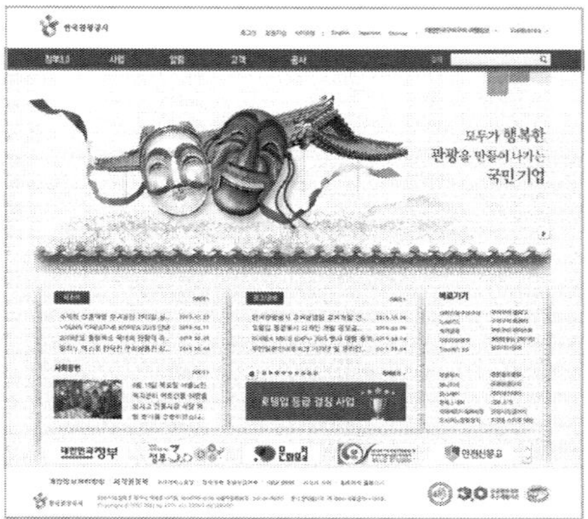

한국관광공사의 웹 사이트

관광안내소가 오프라인에서 인적 서비스에 의하여 제공되는 것이라면 관광정보는 인터넷 등 온라인상에서 제공되는 관광안내 서비스라고 할 수 있다. 이러한 관광정보는 관광객에게 관광지 · 숙박 · 음식 · 교통 등 유용한 정보를 제공할 뿐만 아니라 주요 이벤트를 소개하여 관광객들이 참고하도록 하고 있다. 또한 잠재관광수요를 자극하기도 하며, 관광자원의 훼손방지를 위한 알림역할도 하고, 특산물 등을 소개함으로써 지역경제 활성화를 도모하기도 한다. 그리고 내부적으로는 관광관련 여러 조직들이 유기적으로 정보를 교환함으로써 관련조직의 활성화를 가져다주는 기능을 하고 있다. 대표적인 관광정보시스템은 한국관광공사가 운영하는 다국적어의 웹 사이트라고 할 수 있다.

4.6_ 관광자원의 의의

1) 관광자원의 정의

관광자원(tourist attraction)이란 "관광객의 관광욕구를 충족시켜 주거나 관광행동을 유발하게 하는 매력성(attraction)과 신기성(novelty)을 갖춘 유 · 무형의 관광대상"이라고 정의할 수 있다. 이와 같은 관광자원은 다음과 같은 특징을 지니고 있다.

- 유 · 무형 등 그 범위가 광범위하다.
- 개발을 통해서 가치를 향상시킬 수 있다.
- 시간과 가치관의 변화에 따라 변할 수 있다.
- 보호 및 보존할 필요가 있다.

2) 관광자원의 분류

자연자원 지형(산, 바다, 계곡, 호수, 강, 섬, 사막, 폭포 등), 동식물, 기후, 온천 등

인문자원 인간에 의하여 만들어지거나 파생된 유 · 무형의 문화재, 생활(삶의 현장), 풍속, 예술, 문화, 종교, 축제 등

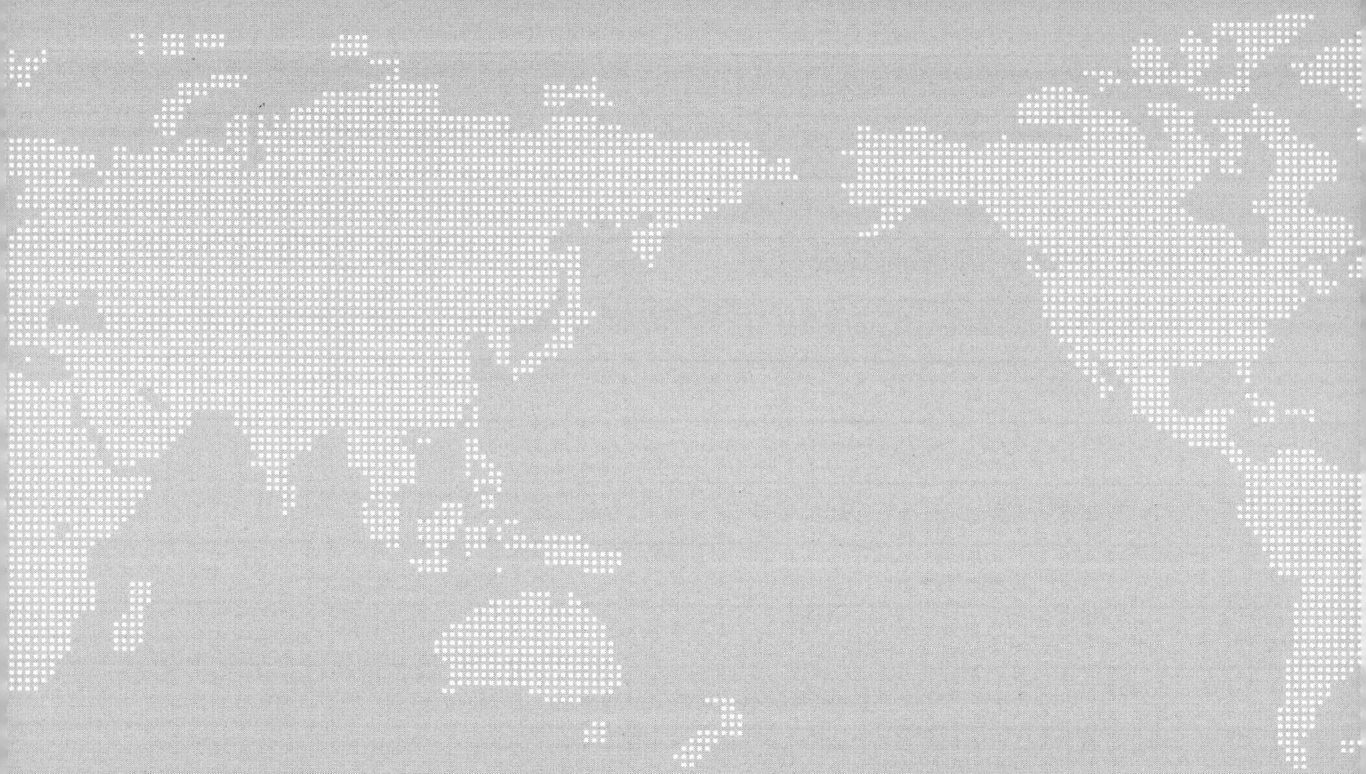

Medical Tourism

Medical Tourism

제 9 장

의료 및 관광서비스 관리

1. 서비스의 개념
2. 서비스접점 관리
3. 서비스품질 관리
4. 의료관광 관련 공공서비스

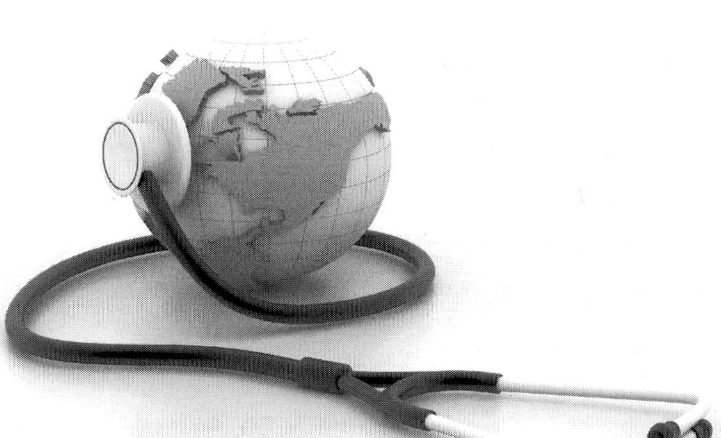

1. 서비스의 개념

1.1_ 서비스의 정의

일상적으로 서비스는 ① 봉사 및 무료, ② 제품을 판매하기 위한 수단, ③ 종업원의 인적 행위 등으로 정의되거나 통용되어 왔다. 그러나 오늘날 서비스 경제화 시대에 서비스는 유형의 재화와 구분되는 별도의 경제적인 재(財)로서의 의미를 부여할 수 있게 되었다. 서비스 경제화란 일반적으로 경제가 발전함에 따라 생산, 고용, 소비 등 경제에서 서비스산업이 차지하는 비중이 증가하는 현상을 가리키며, 가치창출의 원인이 제품에서 무형의 서비스재로 옮겨지는 현상을 말한다. 이에 서비스 정의도 다음과 같이 제품과 차별화하고, 경제적 관점 및 마케팅을 고려하게 되었다.

표 9-1 주요 학자 및 기관의 서비스 정의

구분	학자	정의
속성론적 정의	코틀러 (Kotler, 1988)	서비스는 고객에게 제공되는 행위와 수행이며, 본질적으로 무형성과 소유권의 이전이 안 되며, 서비스 생산과정에서 물리적 상품과 결부될 수 있으나 그렇지 않을 수도 있다.
	자이타믈과 비트너 (Zeithaml & Bitner, 1998)	서비스를 행위(deeds), 과정(process) 및 그 결과인 성과(performance)로 나누었다.
경제적 가치 정의	러브록과 비르츠 (Lovelock & Wirtz, 2004)	서비스는 특정 시간과 장소에서 고객에게 가치와 편익을 제공하는 경제적 활동이다.
마케팅적 정의	미국마케팅협회 (AMA)	판매를 위하여 제공되거나 상품판매와의 관계에서 준비되는 제 활동 · 편익 · 만족이다.

이상의 서비스 정의를 바탕으로 마케팅 관점에서 서비스를 정의하면 "종업원과 고객과의 상호작용관계에서 발생하는 인적 행위와 물리적 환경 및 증거를 포함한 일련의 과정이다"라고 규정할 수 있다. 여기서 의료서비스의 경우 종업원은 의료인, 고객은 환자가 되는 것이고, 관광서비스의 경우 종업원은 관광사업체의 종사원을 말하고, 고객은 관광객이 되는 것이다. 본 정의에서 사용된 관련 용어의 해석은 다음과 같다.

1) 상호작용관계

서비스는 종업원과 고객이 접촉하여 상호작용(interaction)하는 관계에서 생성된다. 즉 고객은 서비스를 구매하기 위해서 서비스현장에서 종업원에게 서비스에 대하여 상담을 하거나 문의 및 주문을 하고, 종업원은 그에 부응하는 등 상호작용관계에서 서비스가 생성되는 것이다.

2) 인적 행위(인적 서비스)

서비스 수요자의 요구에 의하여 행하는 종업원의 인적 서비스로서 이때 종업원의 인적 행위는 무상인 것처럼 보이지만, 고객이 지급한 금액에 포함되어 있는 경제적 가치로 보아야 한다.

3) 물리적 환경 및 증거(물적 서비스)

서비스업체의 건물, 인테리어, 가구, 비품, 실내 분위기, 인쇄홍보물 등을 말한다. 이러한 물적 요소도 고객에게 서비스하는 것이므로 이를 물적 서비스(physical service)라고 하며, 고객이 지급한 금액에 포함되어 있다고 보아야 한다.

4) 일련의 과정

서비스는 일련의 과정(process)으로 되어 있다. 즉 서비스 소비자는 시간의 흐름과 함께 일련의 과정을 경험한 후 그 대가를 지급하는 것이다. 예를 들어 병원에 입원한 환자의 경우 예약-진료-검사-수술-회복 등 일련의 과정을 경험하고 그 대가를 지급하는 것이다.

1.2_ 의료서비스의 정의

앞에서 살펴본 서비스 정의를 바탕으로 의료서비스를 구체적으로 정의하면 "의료서비스란 의료인이 환자와의 상호작용을 통해 제공하는 치료, 예방, 재활 등의 진료활동과 관련된 직·간접적인 활동"이라고 할 수 있다.

1.3_ 서비스의 특성

서비스의 특성을 제조업과 비교하여 그 차이를 정리하면 ① 무형성, ② 동시성, ③ 이질성, ④ 소멸성, ⑤ 인적 의존성 등의 5가지로 요약할 수 있다. 이러한 특성을 의료 및 관광서비스에 대비하여 설명하면 다음과 같다.

1) 무형성

무형성은 제품과 서비스의 차이를 구분하는 가장 큰 속성으로 과거부터 많은 학자들이 기준으로 삼았다. 즉 의료 및 관광 서비스는 실체가 없어 고객의 입장에서는 구매하기 전에는 만질 수도, 볼 수도, 냄새를 맡을 수도 없기 때문에 리스크(risk)가 높으며(Zeithaml 외, 1985), 비교분석 등의 테스트나 품질의 측정이 용이하지 않다. 결국 소비자 입장에서는 정보의 부족이라고 할 수 있다. 서비스 공급자의 입장에서는 서비스의 질을 사전에 설명하기 어렵고, 진열판매가 안 된다. 이와 같은 서비스는 실체(object)가 아닌 수행(performance)이기 때문에 소유할 수 있는 것이 아니라 경험을 통해서 감각적, 심리적으로 느껴야 하는 무형의 가치재라고 할 수 있다. 그리고 서비스의 무형성은 어떠한 특정 서비스기술을 특허로 등록하기 곤란하게 하고, 경쟁업체에서 쉽게 모방하는 단서를 제공한다.

2) 동시성

제품은 생산과 소비가 분리되어 생산한 후 유통단계를 거쳐 소비자에게 전달되지만 서비스는 종업원과 환자가 접촉하는 과정에서 발생하며, 서비스를 제공받기 위해서는 소비자가 서비스 현장까지 와야 하므로 유통과정이 없다. 따라서 서비스는 서비스현장에서 고객의 주문에 의하여 생산을 하게 되고, 생산되면 곧 소비되는 등 생산과 소비가 분리되지 않는 동시성의 특징을 가지고 있다. 예를 들어 의료관광서비스의 경우 소비자의 입장에서는 의료와 관광서비스가 제공되는 현장에 와야 하므로 시간과 공간의 제약을 받는다.

또한 고객이 서비스 생산과정에도 참여하게 되는데, 예를 들어 의료나 관광서비스를 제공하는 과정에서 고객이 "이렇게 해달라, 저렇게 해달라" 하는 등의 요구를 하게 되는 것이다.

3) 이질성

제품은 생산의 투입요소가 달라지지 않는 한 동질성을 유지할 수 있으나, 서비스는 고객과 종업원에 따라 다양하게 나타난다. 즉 서비스는 누가, 언제, 어디서 제공하는가에 따라 차이가 난다. 예를 들어 환자의 질환 및 상태가 제각기 다르고, 의료인 역시 개개인의 성격, 기분, 친절성, 테크닉 수준 등이 다르기 때문에 누가 제공하느냐에 따라 의료서비스는 달라지는 것이다. 이와 같이 서비스는 상대적이고, 환자의 평가 역시 주관적이어서 품질에 대한 표준화가 어렵다.

4) 소멸성

제품은 판매되지 않으면 재고로 보관하여 반복 판매가 가능하고, 판매 시에는 소유권이 이전되지만 서비스는 추후 사용할 목적으로 보관 또는 저장할 수 없으며, 시간과 함께 자동 소멸되어 반복 사용이나 소유권의 이전이 안 된다. 즉 병원의 병실 및 의료인이 하루 진료를 할 수 있는 양 등과 같이 서비스공급은 한정되어 있으므로 수요의 변화에 신축적으로 대응하지 못하며, 수요의 불확실성으로 인하여 생산 측면에서 계획생산을 할 수 없다. 만약 과잉생산을 할 경우 손실이 발생되며, 과소생산을 할 경우 이익기회를 상실하게 된다.

이와 같이 서비스공급은 한정되어 있기 때문에 당일 판매되지 않으면 소멸되므로 재고로 저장하여 판매할 수 없으며, 고객은 돈을 지급하고 병실이나 객실 등을 사용하지만 소유권을 가질 수 없고, 단지 편익만 누릴 뿐이다. 예를 들어 병원의 병실과 의료서비스는 당일 판매 또는 제공되지 않으면 소멸되기 때문에 진료예약제 등을 통하여 사전에 수요를 창출하는 하는 것이다.

5) 인적 의존성

제품은 대부분 공장에서 기계가 생산하므로 기계에 대한 의존성이 높으나, 서비스는 대부분 사람에 의해 생산되기 때문에 인적 의존도가 높다. 품질에 대한 평가 기준도 제품은 자체 물질로 결정되기 때문에 객관적이나, 서비스는 대부분 종업원 그 자체가 평가되므로 주관적이다. 또한 제품산업은 고정비보다는 변동비의 비율이 높지만, 인적 의존도가 높은 서비스산업의 경우 변동비보다는 인건비 등과 같은 고정비가 높은 편이다.

표 9-2 서비스 특성에 따른 전략적 대응

서비스 특성	문제점	전략적 대응(극복방안)
무형성	• 진열판매의 곤란 • 설명의 곤란	• 이미지의 브랜드화 • 구전(의사소통) 마케팅 전개 • 건물외관, 인테리어 등 물적 서비스로 유형적 단서 제공
동시성	• 생산과 소비가 동시에 발생 • 생산과정에 고객이 참여	• 양호한 입지선택 • 간판, 안내표지판 등 정보 전달체계 구축

서비스 특성	문제점	전략적 대응(극복방안)
이질성	• 표준화의 어려움	• 서비스전달시스템의 체계적 구축 • 서비스접점 매뉴얼화
소멸성	• 재고 및 저장 판매의 불가능 • 반품불가능	• 사전 수요창출 • 타임 마케팅의 전개 • 서비스보증과 회복의 체계 마련
인적 의존성	• 높은 인건비	• 아웃소싱 및 분사제도의 도입 • 파트타이머 활용 • 인력 대체기계의 도입 및 개발

1.4_ 의료서비스의 특성

의료서비스는 앞에서 언급한 5가지의 서비스 특성 외에 다음과 같은 고유한 특성이 있다.

1) 의료정보의 비대칭

환자 스스로가 질병을 치료할 수 없으므로 전문가인 의료인에게 서비스를 부탁하는 것이다. 따라서 질병치료에 대한 지식 및 기술 등의 의료정보는 전적으로 의사에게 있으며, 의사 위주의 의사결정이 이루어지는데, 이를 의료정보의 비대칭이라고 한다.

2) 상호작용 의존성

의료의 정보가 전적으로 의사에게 있다 하더라도 환자의 신체상태는 환자가 인지하고 있는 것이다. 따라서 의료서비스는 의료과정 및 전·후에서 환자가 의사에게 신체상태를 설명함으로써 그에 따른 의사의 서비스가 이루어지고, 반대로 의사가 환자에게 신체의 상태를 진찰하여 알려줌으로써 의료행위가 발생한다는 점에서 의료서비스는 의사와 환자 간에 상호작용이 높으며, 환자가 의료서비스 생산에 참여하는 특징을 가지고 있다.

3) 공공성

대부분의 서비스에 대한 비용은 전적으로 수요자인 고객이 부담하지만, 의료서비스의 경우 국가 건강보험체계에 의하여 의무가입이 되고, 국가 또는 사용자(근로자의 소속 직장)가 50% 부담하고 있어 공공서비스의 요소를 내포하고 있다고 할 수 있다.

4) 높은 관여도와 기대불일치

환자가 의료서비스를 받을 때는 시간과 비용을 들여 신중하게 결정한다는 점에서 매우 높은 관여도가 작용하며, 환자 자신이 생각한 완치에 대한 기대치와 실제 치료 후의 성과는 일치하지 않을 확률이 높다.

5) 의료서비스의 불완전한 경쟁시장

의료서비스가 완전한 경쟁시장으로 확립되지 못하는 이유는 ① 의료공급의 독점성, ② 소비자의 정보부족, ③ 기대에 대한 불확실성 등 때문이다.

2. 서비스접점 관리

2.1_ 서비스접점 관리의 의의

서비스접점(service encounter)이란 서비스 제공자와 수요자인 고객이 만나는 시점을 말한다. 특히 고객은 서비스업체에서 다양한 종사자와 만나게 되는데, 이에 대한 관리를 서비스접점 관리라고 한다. 리차드 노먼(Richard Norman)은 '결정적 순간' 또는 '진실의 순간'이라는 용어를 최초로 주창하였는데, 이 개념을 도입하여 성공을 거둔 사람은 스칸디나비아 에어라인(SAS) 항공사의 사장 얀 칼슨(Jan Carlzon)이다. 이들의 주장에 의하면 고객접점 서비스란 고객과 서비스 요원 사이의 15초 동안의 짧은 순간에서 이루어지는 서비스로서 이 순간을 '진실의 순간(MOT; Moment Of Truth)' 또는 '결정적 순간'이라고 하였으며, 이 15초 동안에 고객접점에 있는 최일선 서비스 요원이 책임과 권한을 가지고 우리 회사를 선택한 것이 가장 좋은 선택이었다는 사실을 고객에게 입증시켜야 한다는 것이다. 즉 '결정적 순간'이란 고객이 기업조직의 어떤 한 측면과 접촉하는 사건이고, 그 서비스의 품질에 관하여 무언가 인상을 받는 것을 말하며(Albrecht, 1988), 이러한 결정적 순간들이 하나하나 쌓여 서비스 전체 품질이 결정된다고 할 수 있다.

따라서 의료기관의 경우 환자는 내원에서부터 퇴원할 때까지 원무과 직원, 의사, 간호사, 검사실 의료기사, 약제실의 약사 등 병원 내 여러 서비스접점을 만나게 되는데, 이때 '진실의 순간(MOT)'을 통하여 환자를 만족시킬 수 있어야 한다.

2.2_ 서비스접점 관리의 중요성

1) 서비스의 곱셈법칙

서비스접점이 중요한 것은 소위 '서비스의 곱셈법칙'이 작용하기 때문이다. 즉 고객이 여러 번의 접점에서 단 한 명에게 0점의 서비스를 받는다면 모든 서비스가 0점이 되어버린다는 것이다. 예를 들어 환자가 의료인으로부터 만족한 서비스를 받아 100점 만점으로 평가하였으나 진료비를 수납하는 과정에서 오랜 대기 또는 계산서의 오류 등으로 인하여 이 부분에 대하여 0점으로 평가하였다면 곱셈법칙에 의하여 전 서비스가 0점이 된다는 것이다. 따라서 환자와 접촉하여 상호작용을 하는 서비스접점에서 각각의 구성원들은 0점이 발생하지 않도록 최선의 서비스를 다해야 할 것이다.

2) 초두효과

초두효과(primary effect)란 먼저 들어온 정보가 나중에 들어온 정보보다 강력한 영향을 미치는 것을 말한다. 즉 원무과나 진료를 하는 의료인이 환자와 첫 만남에서 첫인상이 좋으면 그 후의 의료서비스에서도 호감을 가지게 된다. 첫인상이 중요한 이유를 심리학적 측면에서 고찰해 보면 일종의 지각적 오류현상 이론에서 찾을 수 있다. 이 이론에 의하면 사람들은 한번 판단을 내리면 상황이 달라져도 그 판단을 지속하려는 욕구를 가지고 있다는 것이다.

3) 서벅션(Servuction)

Servuction이란 서비스(Service)와 프로덕션(Production)의 합성어로 고객과 접점 즉 상호작용 과정에서 공유된 서비스를 생산하는 것을 의미한다. 예를 들어 병원에서 외국인 입원환자의 경우 비슷한 문화권의 환자들과 같은 병동에 위치하도록 배려하는 것을 들 수 있다.

2.3_ 임파워먼트

효과적인 접점관리를 위해서는 임파워먼트가 요구되는데 임파워먼트(empowerment)란 조직원들에게 권한을 부여하는 것을 말한다. 임파워먼트는 다음과 같은 효과가 있다.

- 고객과의 접점에서 요구에 즉각 응대할 수 있다.
- 고객접점에서 불만족한 고객을 현장에서 해결할 수 있다.
- 직원들이 자신의 직무에 대하여 만족과 긍지를 가질 수 있다.
- 직원들로부터 더 많은 아이디어가 창출된다.
- 고객으로부터 더 많은 구전의 효과를 얻을 수 있다.

표 9-3 외국인환자 서비스접점 체크리스트

구분	체크항목	Yes	No
접수	외국인환자 첫 대면 시 원내 분위기		
	접수 처리과정에서 외국인환자 전용응대 여부		
	예약 고객 외국인환자에 대한 접수절차와 진료관련 안내		
	통역요원 적절한 배치		
	통역요원의 자질(정확성, 전문성)		
대기	외국인환자에 대한 예진 실시 여부(외국인 전용 예진표 준비사항 체크)		
	외국어(국가별)로 된 안내문 구비		
	대기 고객 서비스(차, 음료 제공, 병원안내문 제공)		
	전담코디네이터가 대기에서 진료까지 정해진 프로세스에 맞춰 응대		
진료	환자의 상태를 정확히 알고 있는지 여부		
	환자가 이해할 수 있도록 설명		
	예진표 등의 활용을 통한 추가적인 시술내용 및 상담 제공		
	추후 진료계획에 대한 설명		
상담	진료에 관한 추가질문 사항이나 설명을 환자가 충분히 이해하고 적절하였는지 여부		

구분	체크항목	Yes	No
	고객의 이해를 도울 수 있는 상담카드, 치료 프로그램 매뉴얼, 신뢰성에 도움을 주는 정보를 활용		
	상담 시 시술에 대한 설명, 시술 선택에 대한 참여 격려, 효율성		
	추후 절차에 대한 설명(보험관련, 자가 간호, 결과지 수령)		
프로세스	진료카드, 예진표 등 양식 구비(국가별 언어)		
	설명 시 국가별 차이(문화적 고려)를 고려하여 실행		
	안내문, 홍보물, 유의사항, 지시사항 등의 서식을 국가별로 구비		

출처: 한국관광공사(2010), 2010 의료관광 실무 매뉴얼 경쟁국 진료국가 및 서비스실태조사. 저자 일부 수정.

3. 서비스품질 관리

3.1_ 품질관리의 정의

전사적 품질관리(TQC; Total Quality Control)의 주창자 파이겐바움(Feigenbaum)은 품질의 정의를 "제품이나 서비스의 사용에서 소비자의 기대에 부응하는 생산, 기술 및 보존, 마케팅에 관한 여러 특성의 전체적인 구성"이라 하였고, 국제표준화기구(ISO; International Organization for Standardization)는 "소비자의 욕구를 만족시킬 수 있는 제품 또는 서비스의 전체적 특성"이라 정의하고 있다. 품질관리는 경영혁신의 한 기법으로서 품질에 대하여 어떤 표준이나 한계를 사전에 정해 놓고 이에 맞도록 어떤 행동을 제어해 나가는 것을 말한다. 그러나 품질은 기술자나 경영자에 의해 결정되는 것이 아니라 고객에 의해 결정된다는 점에서 결국 품질관리는 고객중심의 경영에 근거하는 것이다.

전사적 품질경영(TQM; Total Quality Management)은 1980년대 이후 시장경제가 생산자 중심에서 고객중심으로 바뀌면서 TQC를 확대시킨 개념으로서 최고경영자를 포함한 전 부서의 구성원이 소비자 욕구를 충족시킬 수 있도록 품질의 방침, 계획, 관리, 보증, 개선 등을 전략적인 차원에서 추구하는 활동을 말한다. TQM은 결국 품질의 영역을 확대하고 품질을 전략적으로 무기화한 것이며, 그 기본 철학은 고객주도의 품질기준, 공급의 모든 구성원들이 고객을 위해 존재, 사전에 불량 예방, 현장에 책임 및 권한 부여 등이라고 할 수 있다.

3.2_ 서비스품질 관리의 정의

서비스품질 관리는 서비스에 대한 인식 부족과 서비스의 특성으로 인하여 측정 및 관리가 곤란하여 연구가 미진하였으나 서비스 경제가 확산되기 시작한 1980년대 이후 본격적으로 연구가 시작되었다. 의료 및 관광서비스품질 관리도 같은 맥락이라고 할 수 있다. 앞에서 언급한 품질관리의 정의에 비추어 서비스품질 관리를 정의하면 다음과 같다.

> "고객의 기대에 부응하는 인적, 물적, 시스템적 서비스의 전체적 특성을 표준화하여 제어해 나가는 것"

3.3_ 서비스품질 측정

1) 서브퀄(SERVQUAL) 모델

서비스품질에 대한 평가 및 측정은 PZB(Parasursman, Zeithaml, & Berry, 1988)의 서브퀄(SERVQUAL) 모델에서부터 정형화되기 시작했다. 이 모델은 고객과 서비스 제공자의 접점에서 고객이 사전에 가지고 있던 기대된 서비스(Expected service)와 현장에서 제공받은 지각된 서비스(Perceived service)의 차이(E-P)를 비교하여 품질을 측정하는 것이다. 즉 기대된 서비스의 정도가 지각한 서비스의 정도보다 크면 불만족이고, 경험한 서비스가 기대된 서비스보다 크거나 같으면 만족으로 나타난다.

SERVQUAL은 고객의 설문지로 측정하는데, 〈표 9-4〉와 같이 다문항 척도를 사용한다. 이 표에서 언급된 항목은 사전에 서비스에 대한 기대수준을 측정하는 내용이다. 실제 지각한 수준을 측정하기 위한 문항은 기대수준을 측정하는 내용과 문항 수가 같으나 단지 문장의 표현이 기대수준을 측정하는 것은 '~것이다'이고, 지각수준은 '~하였다'로 바꾸어 측정하는 것이다.

따라서 '~것이다'의 기대수준 대비 '~하였다'의 지각된 수준의 차이에서 서비스의 품질이 결정되는 것이다. 표의 '번호 ①'은 '매우 그렇지 않다'의 수준이고, '번호 ④'는 '보통이다'는 수준이며, '번호 ⑦'은 '매우 그렇다'의 수준이다.

표 9-4 SERVQUAL의 22개 측정 항목

번호	항 목	①	②	③	④	⑤	⑥	⑦
1	최신 설비를 갖추고 있을 것이다.							
2	물적 시설이 시각적으로 마음에 들 것이다.							
3	직원의 복장과 용모가 단정할 것이다.							
4	물적 시설의 외관이 제공된 서비스와 일치할 것이다.							
5	정해진 시간에 하기로 한 일은 약속을 지킬 것이다.							
6	고객이 문제를 제기할 때 관심을 보일 것이다.							
7	기업을 신뢰할 수 있을 것이다.							
8	하기로 약속한 시간에 서비스를 제공할 것이다.							
9	기록을 정확하게 유지할 것이다.							
10	언제 업무처리를 해줄 것인지 말해줄 것이다.							
11	신속한 서비스를 제공할 것이다.							
12	자발적으로 고객을 도울 것이다.							
13	아무리 바빠도 요구에 즉각 응할 것이다.							
14	직원을 신뢰할 수 있을 것이다.							
15	안심하고 거래하기 위한 안전을 느낄 것이다.							
16	직원들이 예의 바르고 공손할 것이다.							
17	질문에 답변할 충분한 지식을 가지고 있을 것이다.							
18	기업은 고객에게 개별적인 관심을 가질 것이다.							
19	고객의 편리에 영업시간을 맞출 것이다.							
20	직원들이 고객에게 개별적인 관심을 가질 것이다.							
21	기업은 고객의 이익을 진심으로 생각해 줄 것이다.							
22	직원은 고객의 필요를 이해할 것이다.							

출처: Parasuraman, A., Zeithaml, V.A., Berry, L.(1988), SERVQUAL: Multiple - Item Scale for Measuring Consumer Perception of Service Quality, pp.38-40.

PZB 연구팀은 서비스품질의 평가를 위하여 연구 초기에는 22개의 측정항목을 사용하였으나 이후 연구에서 ① 유형성(tangibles), ② 신뢰성(reliability), ③ 반응성(responsiveness), ④ 보장성(assurance), ⑤ 공감성(empathy) 등 5가지 차원으로 제시하였는데, 이 구성요소는 적절한 조작적 정의와 측정항목의 개발을 통해 여러 서비스업의 품질을 측정하는데 사용되고 있다.

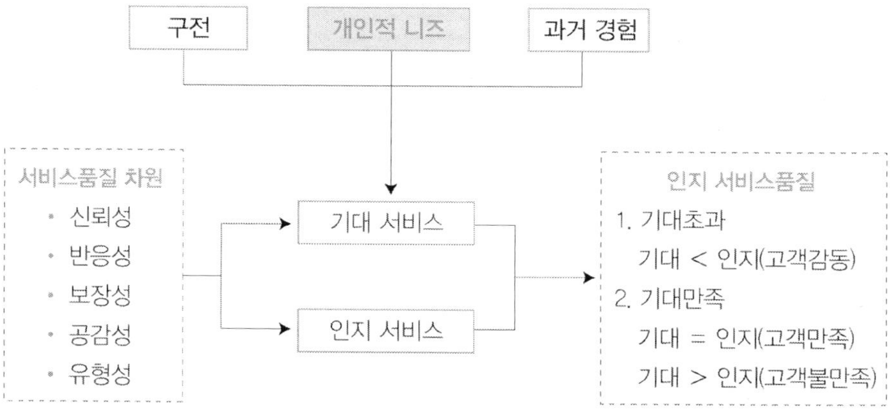

【그림 9-1】 **PZB의 서비스품질 평가모형**

출처: PZB(1985), A conceptual model of service quality and its implications for future research, p.48.

2) 서비스품질 차원

SERVQUAL의 5가지 차원을 토대로 의료서비스품질 차원으로 설명하면 다음과 같다.

신뢰성(reliability) 약속한 의료서비스를 정확히 제공하는 능력으로서, 의료서비스 제공 내용, 요금 등 직·간접적으로 약속한 것을 제대로 이행하는 것을 말한다. 예를 들어 진료약속준수 등을 들 수 있다.

반응성(responsiveness) 환자는 자신의 요구, 질문, 불만, 문제의 제기에 신속히 응대해 주기를 원한다. 따라서 반응성은 환자의 요구에 즉각 반응하여 신속히 의료서비스를 제공하고자 하는 의지의 표현을 말하며, 이를 대응성이라고도 한다.

보장성(assurance) 확신성이라고도 하며, 의료인들이 가지고 있는 노하우와 능력을 통하여 환자가 안심하고 이용할 수 있도록 확신을 심어주기 위한 노력을 말한다. 예를 들어 정확한 진찰, 치료 후 완치, 약품에 대한 보장 등을 들 수 있다.

공감성(empathy) 의료인이 환자의 특별한 요구를 이해할 뿐만 아니라 환자 개개인에 세심한 주의(attention)를 하여 관심과 환대를 보여주는 것을 말한다.

유형성(tangible) 의료조직이 가지고 있는 ① 물리적 시설(건물, 인테리어, 비품, 가구 등), ② 의료인의 복장 · 외모 · 태도, ③ 커뮤니케이션을 위한 각종 도구(각종 홍보 인쇄물, 홈페이지, 명함 등) 등의 가시적인 표현을 말한다. 유형성은 신규 환자에게는 첫인상을 좌우할 뿐만 아니라 의료서비스의 수준과 능력을 가늠할 수 있다는 점에서 서비스의 무형성을 유형화시켜 주는 수단이라고 할 수 있다.

용어해설

서비스 유형성의 중요성 : 깨진 유리창의 법칙

'깨진 유리창의 법칙'이란 범죄학자인 윌슨(Wilson)과 켈링(Kelling)이 1982년 「월간 애틀랜틱」에 "깨진 유리창"이라는 글을 발표하면서 범죄학뿐만 아니라 경영학 분야에도 큰 호응을 얻은 이론이다. 이 법칙의 요지는 건물에 깨진 유리창이 있으면 그 건물에 절도 등 강력범죄가 발생한다는 것이다. 즉 주인이 건물을 관리하지 않고, 방치한 것으로 간주하여 범죄자가 쉽게 범죄행위를 저지른다는 것이다. 이와 같이 사소한 부주의는 엄청난 결과를 초래한다는 것으로서 '하나를 보면 열을 안다'라는 속담이 적용되는 것이다.

예를 들면 병원 내부시설 중 어느 한 곳이라도 청결이나 위생상태가 문제가 있다면 의료서비스 전체가 의심을 받게 되고, 주변에도 이런 사실을 알릴 것이다. 따라서 서비스 유형성은 깨지기 쉬운 유리창과 같은 것으로서 철저한 품질관리가 요망된다.

3.4_ 서비스품질의 간접 측정

서비스품질의 간접 측정은 각종 자료의 지표 및 품질인증 획득 등을 통하여 가능한데, 대표적인 사례로는 의료서비스품질의 경우 경제협력개발기구(OECD)의 건강보고서(Health at Glance)의 지표와 JCI인증 병원 등을 들 수 있다.

1) OECD 건강보고서

경제협력개발기구(OECD)의 건강보고서(Health at Glance)는 국가 간 의료서비스품질을 측정하는 것으로서 이 보고서(2013)에는 건강상태, 의료인력, 보건의료의 질과 비용 등 보건의료 전반의 회원국별 비교 통계를 수록하고 있다. 이의 주요 지표를 살펴보면 다음과 같다.

표 9-5 국가별 의료진 비교

(단위: 인구 천 명당)

구분	의사 수	간호사 수
OECD 평균	3.2	8.8
한 국	2.0	4.7
일 본	2.2	10.0
미 국	2.5	11.1
영 국	2.8	8.6
프랑스	3.3	8.7
스웨덴	3.9	11.1
독 일	3.8	11.4

표 9-6 의료시설 및 치료율

구분		OECD 평균	한국	비고
병상 수		5.0	9.6	일본(13.4)에 이어 2위(인구 천 명당)
주요 의료기기	MRI	13.3대	21.3대	인구 백만 명당
	CT 스캐너	23.6대	35.9대	
주요 암 5년 상대생존율	자궁경부암	66.0%	76.8%	5년 상대생존율은 같은 연령대 일반인의 5년 생존율과 비교한 해당 암 환자의 5년 생존율임(암 상대생존율이 100%라면 해당 암이 없는 일반인의 생존율과 동일한 것을 의미)
	대장암	61.3%	72.8%	

〈표 9-5〉와 〈표 9-6〉을 살펴보면 우리나라 의료진의 수는 부족한 반면 의료시설과 치료율에 대한 의료서비스품질은 우수한 것으로 평가할 수 있다.

2) JCI인증 병원

국제의료기관평가위원회인증(JCI; Joint Commission International)은 전 세계를 대상으로 엄격한 국제 표준의료서비스 심사를 거친 의료기관에게 발급되는 인증을 말한다. 환자의 안전과 양질의 의료서비스 제공을 목적으로 하며, 환자가 병원에 들어서는 순간부터 퇴원까지 치료의 전 과정을 11개 분야 1,033개 항목에 걸쳐 세밀하게 평가한다. JCI인증은 국제표준 의료서비스 심사를 거쳐 이를 통과한 의료기관에게 발급하는 글로벌 인증제도이며, 3년마다 재인증 여부를 심사하고 있다. 우리나라는 2007년 세브란스병원이 최초로 JCI를 획득한 데 이어 현재 10여 곳에 이르는 것으로 나타나고 있다.

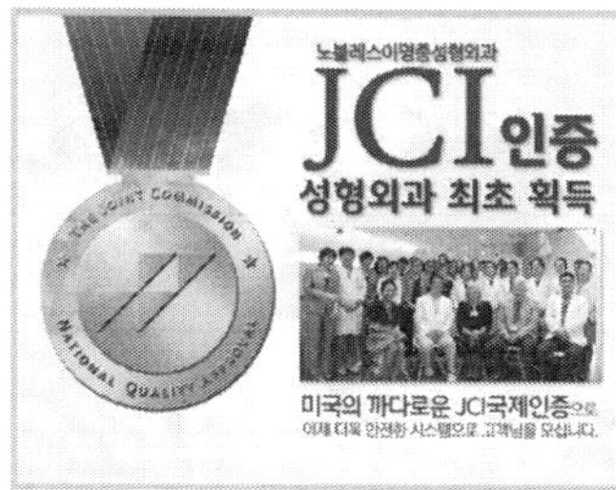

JCI의 목표는 ① 국제 평가기준을 기반으로 의료기관을 평가할 수 있는 객관적인 절차 제공, ② 인증과정을 통해 지속적으로 의료의 질 향상을 위해 노력, ③ 타당성, 신뢰성, 객관성이 보장될 수 있는 인증 프로그램을 제공하는 것이다. JCI인증 제도의 특징은 과학적인 평가기준에 의하여 인증제도 방식을 채택하고 있는데, 의료에 대한 유일한 국제평가기준이라고 할 수 있다. JCI인증은 글로벌 스탠다드(global standard) 수준의 병원임을 인정받는 것으로서 대외적으로 환자 만족도 증가 및 병원 선택 결정에 유리하고, 병원의 홍보효과 및 수익증대 등 다양한 효과를 얻을 수 있다.

3.5_ 양질의 의료서비스

마이어(Myers, 1969)는 양질의 의료 요소를 다음과 같이 네 가지로 설명했다.

1) 접근성

접근(용이)성이란 환자가 의료를 필요로 할 때 쉽게 접근하여 해당되는 의료를 이용할 수 있어야 함을 말한다. 질병의 적절한 치료는 물론 예방까지 포함한 포괄적인 의료서비스를 받을 수 있어야 한다.

2) 의료의 질

의료인의 전문적인 능력으로써 해당 의료에 대한 지식과 기술을 의미하며, 그에 대한 질적 적정성을 함유해야 한다.

3) 지속성

의학의 전문화와 세분화로 인하여 단편적인 진료가 되어서는 안 되고, 예방 및 치료는 물론 사회로의 복귀로 연결할 수 있어야 한다.

4) 효율성

불필요한 입원, 과잉진료 등을 제거함은 물론 조기진단과 치료를 강조하여 최소의 비용으로 최대의 효과를 누릴 수 있도록 한다.

4. 의료관광 관련 공공서비스

4.1_ 보건복지부 및 산하기관

1) 보건복지부

우리나라 보건과 복지를 담당하는 정부 부처로서 각종 정책과 부령을 제정하고, 의료기관 및 의료인의 관리는 물론 의료관광산업을 지원하고 있다. 산하 공공기관으로는 국민건강보험공단, 국민연금공단, 건강보험심사평가원, 한국보건산업진흥원, 한국노인인력개발원, 한국보건복지정보개발원, 한국보건복지인력개발원 등 18개를 두고 있다.

2) 한국보건산업진흥원

「한국보건산업진흥원법」은 제1조(목적)에서 "이 법은 한국보건산업진흥원을 설립하여 보건산업의 육성 · 발전과 보건 서비스 향상을 위한 지원사업을 전문적 · 체계적으로 수행함으로써 보건산업의 국제 경쟁력을 높이고 국민보건 향상에 이바지함을 목적으로 한다"고 규정하고 있다.

주요 사업　의료관광과 관련하여 한국보건산업진흥원은 보건복지부로부터 위탁받아 사업을 수행하는데 주요 업무는 다음과 같다.

- 외국인환자 유치 정보시스템 운영
- 외국인환자 유치사업 등록관리
- 의료관광객 조사 및 분석

- 의료관광 관련 통계자료 발간
- 국제의료 콘퍼런스 등 지원

외국인환자 조사근거 「의료 해외진출 및 외국인환자 유치 지원에 관한 법률」 제11조제1항은 "외국인환자 유치의료기관과 외국인환자 유치업자는 보건복지부령으로 정하는 바에 따라 매년 2월 말까지 전년도 사업실적을 시 · 도지사에게 보고하여야 한다."라고 되어 있다. 그리고 시 · 도지사는 제1항에 따라 보고받은 전년도 사업실적을 매년 3월 10일까지 보건복지부장관에게 통보해야 한다. 조사보고의 내용은 다음과 같다.

표 9-7 외국인환자 조사보고의 내용

구분	내용
의료기관	• 외국인환자의 국적, 성별 및 출생연도 • 외국인환자의 진료과목, 입원기간, 주상병명 및 외래 방문일수
외국인환자 유치업자	• 외국인환자의 국적, 성별 및 출생연도 • 외국인환자의 방문 의료기관, 진료과목, 입원기간 및 외래 방문일수 • 외국인환자의 입국일 및 출국일

외국인환자 조사목적 외국인환자 유치사업의 객관적 사업성과 및 시장추이를 분석하여 유치사업 전략 수립을 위한 정책 · 마케팅의 기초자료로 활용하고자 하는 것이 주목적이며, 구체적인 목표는 다음과 같다.

- 한국의료를 이용하는 외국인환자 규모 파악
- 외국인환자 주요 질환 및 이용 진료과 파악
- 주요 국적별 외국인환자의 한국의료 이용유형 파악

용어해설

외국인환자란?

- 국적이 대한민국이 아닌 자
- 의료사증(메디컬비자) 소지자(단, 외국인등록자와 건강보험가입자 제외)
- 「국민건강보험법」 제93조에 따른 가입자나 피부양자가 아닌 외국인
- 국내거소 신고 또는 외국인 등록을 하지 않은 외국인
- 주한 미군 및 그의 가족, 재외공관 및 국제기구 직원
- 외국국적동포(단, 국내거소 신고자 제외)

조사항목 조사항목의 구체적인 내용은 다음 표와 같다.

표 9-8 **외국인환자 조사항목**

구분	항목	내용
환자 기본정보	국적/출생연도/성별	• 여권/비자/기타 신분증 등의 확인을 통한 국적 • 출생연도(네 자리 수) • 성별(남/여)
환자 식별정보	환자등록번호	환자를 식별할 수 있는 고유번호(최대 13자리)
환자 유치경로	의료기관, 유치업자, 계약유형 등	(의료기관) 환자를 유치해 준 유치업자명 (유치업자) 환자에게 소개한 의료기관명
환자 진료정보	진료일자/진료과/주진단/주검진/청구진료비 등	• 진료과별 진료일자/입(퇴)원 일자별 진료 이력 • 진료일자별 주진단 및 주검진 내용 • 진료일자별 진료과 내에 청구된 총진료비 ※ 진료비 항목은 유치사업의 경제적 효과를 파악하기 위한 목적범위 내에서 조사함

4.2_ 문화체육관광부 및 산하기관

1) 문화체육관광부

문화체육관광부는 의료관광의 주 지원기관으로서 「관광진흥법 시행령」 제8조의3(외국인 의료관광 지원)에 의하여 다음과 같이 지원하고 있다.

- 문화체육관광부장관은 외국인 의료관광을 지원하기 위하여 외국인 의료관광 전문인력을 양성하는 전문교육기관 중에서 우수 전문교육기관이나 우수 교육과정을 선정하여 지원할 수 있다.
- 문화체육관광부장관은 외국인 의료관광 안내에 대한 편의를 제공하기 위하여 국내외에 외국인 의료관광 유치 안내센터를 설치 · 운영할 수 있다.
- 문화체육관광부장관은 의료관광의 활성화를 위하여 지방자치단체의 장이나 외국인 환자 유치 의료기관 또는 유치업자와 공동으로 해외마케팅사업을 추진할 수 있다.

2) 한국관광공사

한국관광공사(KTO; Korea Tourism Organization)는 의료관광의 활성화와 경쟁력 강화를 위한 국내 기반조성사업과 인지도 제고를 위한 다양한 해외홍보사업 및 지원을 하고 있는데, 구체적인 업무는 다음과 같다.

- 서울, 인천공항, 부산, 대구에 의료관광 홍보센터를 운영하며, 병원안내 및 비자발급 등의 정보 제공
- 「의료관광 상품공모전」을 개최하여 우수한 의료관광상품의 발굴과 지원
- 의료관광 추진기관 및 관심업체 등 업계를 위한 의료관광 컨설팅 운영
- 해외언론인 초청, 현지 여행사 및 관련업체 초청 등의 사업을 통한 해외홍보전개
- 여행박람회 및 건강관련 박람회 등에 참가하여 의료관광 목적지로서의 한국을 홍보
- 한국관광공사 31개 해외지사를 연계한 의료관광 현지 홍보마케팅 전개

Medical Tourism

Medical Tourism

제 10 장 의료관광객 행동

1. 의료관광객 행동의 개요
2. 의료관광객 행동의 영향 요인

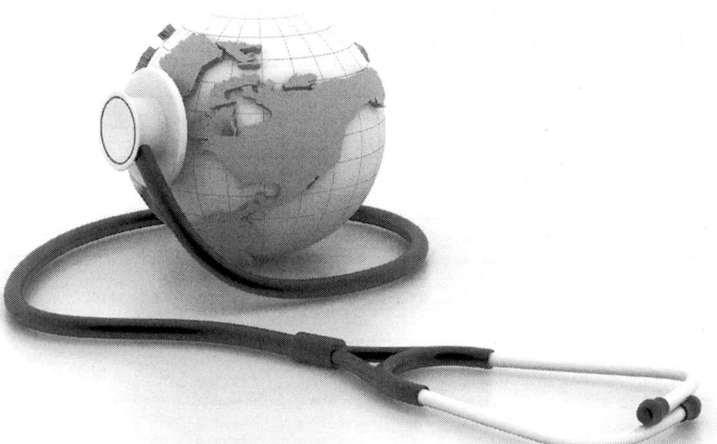

1. 의료관광객 행동의 개요

1.1_ 의료관광객 행동의 배경

심리학은 인간의 마음과 행동을 과학적인 방법으로 이해하고 설명하는 학문으로서 거의 모든 학문분야에서 기초가 되고 있다. 특히 1960년대에 등장한 인지심리학(Cognitive Psychology)은 지각, 이해, 기억, 사고, 학습, 추론, 문제해결 등 인간의 정보처리 관점에서 연구하는 학문으로 의학은 물론 사회학, 경제학, 경영학 등 많은 분야에 영향을 미쳤다. 이후 사회심리학(Social Psychology)은 인간이 다른 사람들과의 상호작용 상황, 즉 사회적 상황하에서 보이는 의사결정 및 행동을 연구하는 것으로서 이를 과학적으로 규명하는 것이 사회과학이며, 경영학 마케팅 분야의 소비자행동이 그것이다.

관광(경영)학 분야에서도 관광현상을 이해하고 설명하기 위해서는 심리학 차원에서의 접근이 중요한데, 의료관광객의 심리를 이해하는 것은 의료관광객 개인의 행동에 대한 이유나 구조를 밝히는 것이라고 할 수 있다. 결국 의료관광객의 심리에 영향을 주는 요인을 파악함으로써 의료관광객의 욕구를 충족시켜 줄 수 있는 의료관광사업이 가능하다는 점에서 이에 대한 연구는 의의가 있다고 할 수 있다.

따라서 의료관광객의 의사결정과정은 어떻게 이루어지며, 그 과정에서 개인의 심리 및 영향요인은 무엇이며, 의료관광 경험 후 평가는 어떻게 나타나는지에 대하여 고찰할 필요가 있다.

1.2_ 의료관광객 의사결정과정

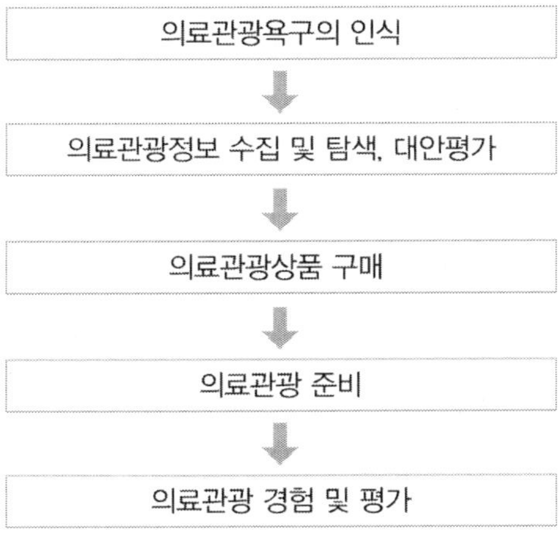
의료관광욕구의 인식
의료관광정보 수집 및 탐색, 대안평가
의료관광상품 구매
의료관광 준비
의료관광 경험 및 평가

【그림 10-1】 **의료관광상품 구매과정 5단계**

1) 의료관광욕구의 인식

의료관광욕구의 인식은 의료와 관광을 하고자 하는 욕구가 발생하여 그것을 충족하고자 하는 마음이 지각된 상태를 말한다. 따라서 의료관광객의 동기는 치료를 주목적으로 하고, 그 전후 시간을 통하여 관광활동을 하고자 하는 것으로, 의료와 관광사업자들에게 의료와 관광이 복합된 상품을 생산해야 한다는 동기를 주는 것이라고 할 수 있다.

2) 의료관광 정보수집 · 탐색 · 대안평가

의료관광객이 욕구를 인식하게 되면 의료관광상품을 구매하기 전에 정보를 수집하고, 어떤 상품이 좋은지 탐색하는 단계를 거치게 된다. 제품의 경우는 TV 등 매체광고를 통해서 소비자에게 충분히 정보가 전달되고, 슈퍼나 할인점 등의 유통기관을 통해서 소비자가 가깝게 접할 수 있으며, 구매 시에도 탐색의 시간이 짧은 편이다. 그러나 의료관광상품은 정보의 수집이 한정적이고, 의료관광상품의 복합성 때문에 탐색의 시간도 길어진다. 특히 의료관광객들이 목적지를 결정할 때 주된 고려사항은 ① 가격, ② 안전, ③ 여행거리, ④ 비자규정, ⑤ 현지 법률과 의료서비스의 수준 등이며, 정보의 수집과 탐색하는 과정에서 여러 가지 대안을 평가하기도 한다.

3) 의료관광상품 구매

정보수집 및 탐색, 대안평가가 끝나면 특정 의료관광상품에 대한 구매의사를 결정하게 되는데, 의료관광객은 자신의 기준에서 최적의 의료관광상품을 선택하고자 한다. 특히 의료관광상품의 구매의사 결정과정에는 의료관광객의 관여도가 영향을 미치는데, 관여도(involvement)란 어떤 상품에 대하여 관심을 갖는 정도나 중요하게 여기는 정도를 말한다. 즉 어떤 구매에 대한 관여도가 높아질수록 구매의사 결정과정이 길어지며, 관여도가 낮아질수록 구매의사 결정과정이 짧아진다. 의료관광상품 구매의사 결정의 유형은 다음 표와 같이 의료관광상품에 따라 일상적 의사결정, 제한적 의사결정, 포괄적 의사결정으로 나눌 수 있다.

표 10-1 **의료관광상품 구매의사결정의 유형**

구분	내용
일상적 의사결정 (routine decision)	의료관광객이 다른 대안에 대한 정보탐색이나 평가를 비교적 적은 시간과 노력을 들여서 의사결정하는 경우를 말한다. 일반적으로 짧은 기간에 건강검진 등 비교적 가벼운 치료를 하고 관광을 하고자 할 때의 유형이다.
제한적 의사결정 (limited decision)	의료관광객이 보통의 시간과 노력을 들여서 의사결정을 하는 경우를 말한다. 일반적으로 성형수술 등 중간 정도 난이도의 질병을 치료하고, 관광을 하고자 할 때의 유형이다.
포괄적 의사결정 (extensive decision)	의료관광객이 상당한 시간과 노력을 들여서 신중하게 의사결정을 하는 경우를 말한다. 예를 들어 암 등의 중병을 치료하고, 관광을 하고자 할 때의 유형이다.

4) 의료관광 준비

의료관광객의 의료관광상품 구매 후 방문하기까지는 일정기간이 필요한데, 이 기간의 의료관광객은 질병을 치료할 수 있고, 관광을 즐길 수 있다는 기대와 설렘으로 충만해 있다. 따라서 의료관광객 유치업자와 의료기관에서는 의료관광객의 기대와 설렘이 현지에서 무산되지 않도록 사전에 필요한 서류, 출입국 절차, 병원 및 관광 일정을 꼼꼼히 준비해 놓아야 할 것이다.

5) 의료관광 경험 및 평가

의료관광을 경험하고 돌아간 의료관광객은 주변사람들에게 경험담을 들려주고 추억을 회상하기도 한다. 이때 만족한 경험이었다면 재고객이 되거나 애호도를 보일 것이고, 반대로 불만족이었다면 유치업자 및 의료기관에 대하여 부정적인 구전을 전파할 것이다. 구매 후 만족과 불만족은 의료관광객이 느끼는 불일치 정도에 의하여 결정되는데, 여기서 불일치라 함은 떠나기 전의 의료관광상품에 대한 기대수준과 실제 경험을 통해 지각한 수준과의 차이를 말하며, 이러한 차이를 '구매 후 부조화'라고 한다. 일반적으로 구매 후 부조화가 발생하는 사유는 다음과 같다.

- 구매결정을 취소할 수 없을 때(반품할 수 없을 때)
- 선택한 상품이 갖지 못한 장점이 다른 상품에 있을 때
- 마음에 드는 대안들이 여러 개 있을 때
- 소비자 자신이 전적으로 자기의사에 따라 결정했을 때

특히 환자의 의료관광서비스 구매 후 단계에서 의료관광마케터는 ① 인지적 불일치를 감소시키고, ② 긍정적 구전을 촉진시켜야 하며, ③ 재구매를 유발할 수 있는 일련의 노력이 요구된다.

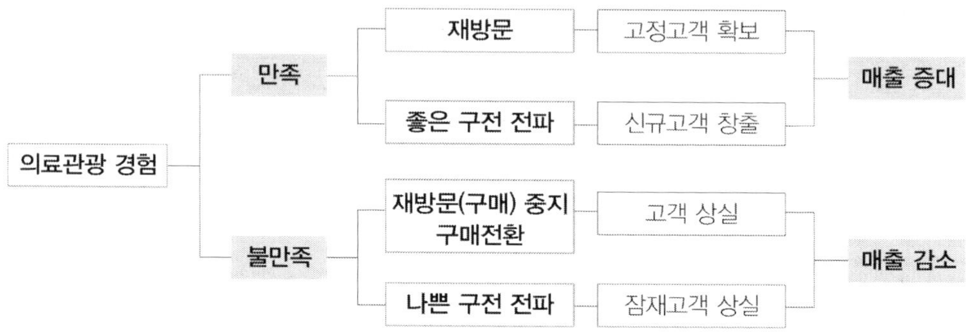

【그림 10-2】 의료관광 경험의 만족과 불만족의 결과

2. 의료관광객 행동의 영향요인

의료관광객의 행동은 개인적 요인과 사회문화적 요인에 의해 의사결정과정(정보처리과정)에 영향을 받게 되는데, 그림으로 설명하면 다음과 같다.

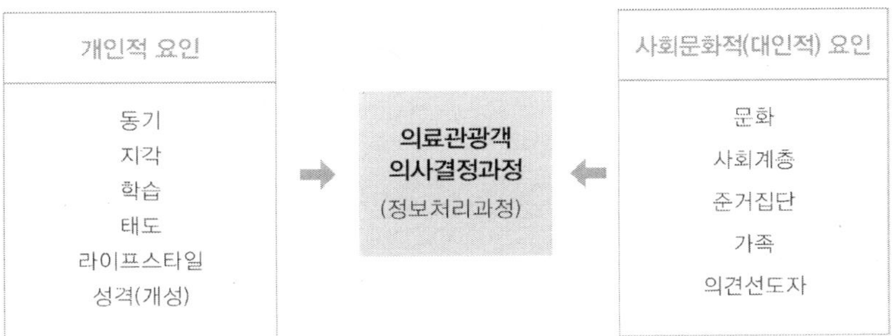
개인적 요인
동기
지각
학습
태도
라이프스타일
성격(개성)
의료관광객
의사결정과정
(정보처리과정)
사회문화적(대인적) 요인
문화
사회계층
준거집단
가족
의견선도자

【그림 10-3】 **의료관광객 행동의 영향요인**

2.1_ 개인적 요인

1) 동기

동기(motive)에 관한 대표적인 이론은 매슬로(Maslow)의 욕구 5단계설을 들 수 있다. 그는 인간의 욕구는 낮은 단계에서 높은 단계로 올라간다고 하면서 ① 생리적 욕구, ② 안전의 욕구, ③ 소속의 욕구(사회적 욕구), ④ 존경의 욕구, ⑤ 자아실현의 욕구 등 5단계로 나누고 욕구단계별로 추구하고자 하는 것이 다르다고 하였다.

의료관광의 동기도 각 욕구단계별로 다르게 나타나며, 그에 따른 관광여행의 형태도 다양하게 나타난다. 따라서 의료관광마케터는 표적고객이 어떠한 욕구단계에 있고, 의료관광의 동기가 무엇인지 파악하여 그에 맞는 의료관광상품을 제공할 수 있어야 한다.

표 10-2 욕구단계에 의한 의료관광 동기

욕구	동기	의료관광 목적	의료관광 유형
생리적 욕구	삶의 유지	경제적 사정으로 자국에서 진료를 받고 싶으나 자국에서는 해결이 안 되어 부득이 삶의 유지를 위해 의료관광을 하는 경우	진료의 목적이 강하고, 비용에 민감하여 저렴한 숙소 이용
안전욕구	삶의 안전	의료관광을 통해서 자신의 건강을 회복하여 안전적인 삶의 영위	진료의 목적이 강하고, 한정적인 관광활동
소속/사회적 욕구	삶의 공유	의료관광을 통해 자신의 건강은 물론 가족 및 사회적 구성으로서 삶을 공유	진료 이외 관광활동을 통해서 소속 및 사회적 욕구를 충족시키고자 함. 대부분 가족 또는 사회적 소속원과 동반하고 패키지의료관광 선호
존경의 욕구	삶의 성취	의료관광을 통해 자신의 성취감 확인 및 지위를 과시하여 타인으로부터 존경받고 싶어함	진료 이외 다양한 관광활동
자아실현의 욕구	삶의 가치	의료관광을 통해서 자기탐구 및 자기발견 등 삶의 가치추구	정기적인 건강검진 이외 휴양 등 장기간 관광활동 선호

한편, 분과 쿠르츠(Boone & Kurtz)는 이러한 욕구단계설은 사다리 모양으로 생각할 수 있어서 반드시 욕구가 상승하는 것만은 아니고, 경제적 상황 등 어떠한 요인으로 인하여 하위단계의 욕구로 내려올 수도 있다고 주장하였다.

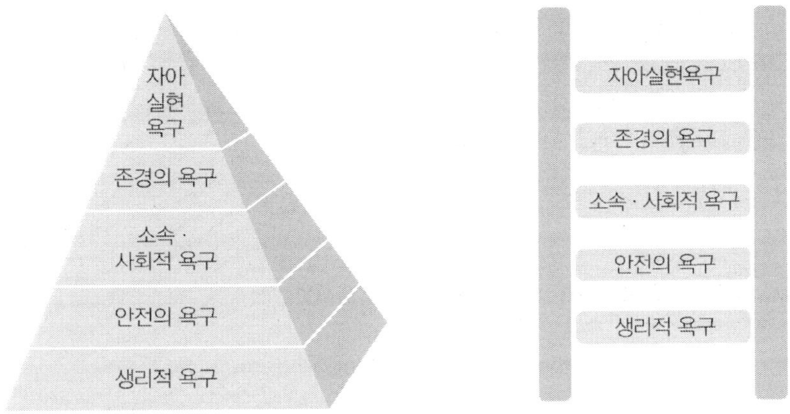

【그림 10-4】 **매슬로의 욕구 단계와 사다리**

출처: Boon, L. E., David I. Kurtz(2001), Contemporary Marketing, 10th ed., Fort Worth, Tex.: Harcourt College Publishers.

표 10-3 **주요 관광학자의 관광동기**

학자	동기	내용
매킨토시 (McIntosh)	신체적 동기	휴식, 스포츠 참가, 해변에서의 휴양, 보양, 기타 건강관련 동기
	문화적 동기	타국의 문화 즉 음악, 예술, 민속, 춤, 종교 등을 알려고 하는 동기
	대인적 · 사회적 동기	일상생활, 가족, 이웃 등으로부터 벗어나 새로운 사람과 만나고 새로운 우정을 만들고자 하는 동기
	지위 및 명예 동기	타인으로부터 존중과 인정을 받고 싶어 하는 동기
다나카 기이치 (田中喜一)	심정적 동기	사향심, 교우심, 신앙심
	신체적 동기	치료욕구, 보양욕구, 운동욕구
	정신적 동기	지식욕구, 견문욕구, 환락욕구
	경제적 동기	매물(賣物)목적, 상용목적

특히 관광동기는 관광행동을 일으키게 하는 중요한 관광심리요인으로서 관광객의 잠재욕구를 구체적인 관광행동으로 이어지게 한다.

2) 지각

지각(perception)은 인식이라고도 하며, 소비자가 자극물의 요소들을 조직화하고 전체적으로 의미를 부여하는 과정을 말한다. 예를 들어 의료관광에 대하여 설명을 듣거나 광고를 보고 그 의료관광상품의 특징을 나름대로 이해하는 것은 지각의 한 예이다. 그러나 동일 의료관광상품이라도 의료관광객에 따라 제각기 다르게 지각된다.

이와 같은 지각은 고객의 정보처리 과정에서 중요한 역할을 하는데, 정보처리는 정보자극 - 선택적 지각 - 지각의 조직화 - 지각적 해석 - 기억 등의 과정을 거치게 된다. 여기서 선택적 지각이란 외부 정보를 객관적으로 받아들이지 않고 자신의 기존 인지체계와 일치하거나 자신에게 유리한 것을 선택하여 지각하는 것을 말하고, 지각적 조직화는 정보처리 대상의 여러 요소들을 따로따로 지각하지 않고 통합하고자 하는 지각의 메커니즘을 말한다.

3) 학습

학습(learning)은 어떤 대상에 대한 소비자의 신념이나 태도가 처음으로 형성되거나 기존의 신념이나 태도가 변화되어 행동에 영향을 미치는 것을 말한다. 또한 학습은 본능적인 욕구가 아니라 타에 의해서 축적되는 것이며, 실제 경험으로부터 또는 새롭게 획득한 지식의 결과로 인하여 계속 발전하고 변화하는 것을 의미한다. 예를 들어 한 의료관광객이 A라는 국가에 대하여 부정적으로 학습되어 있다면 A라는 국가에 의료관광을 하고 싶은 마음은 없을 것이다. 반대로 긍정적으로 학습되어 있다면 그 국가에 의료관광을 가고 싶은 행동을 보일 것이다. 이러한 현상을 학습효과(studying effect)라고 한다.

4) 태도

태도(attitude)에 대한 정의 중에 가장 많이 인용되는 정의는 피시바인(Fishbein)의 정의인데, 그는 "어떤 대상에 대해 일관성 있게 호의적 또는 비호의적으로 반응하게 하는 학습된 선입관 · 선유경향(predisposition)"이라고 하였다. 이 정의에는 태도에 대한 4가지의 속성이 파악되어 있는데, 첫째, 태도는 선천적인 것이 아니라 학습된다는 것이다. 둘째, 태도는 비교적 오랜 기간 동안 지속된다는 것이다. 셋째, 태도는 행동하도록 동기를 제공한다는 것이다. 넷째, 태도는 좋고 나쁨을 평가하는 속성을 가지고 있다. 따라서 의료관광객이 어떤 태도를 갖고 있느냐에 따라 의료관광행동은 달라질 수 있다.

5) 라이프스타일

라이프스타일(life style)이란 세상을 살아가는 방식으로서 개인의 성격과도 관련이 있다. 즉 사람마다 가지고 있는 행위(activities), 관심(interest), 의견(opinion)은 서로 다르므로 소비행동도 달라진다. 따라서 의료관광객의 라이프스타일에 따라 선호하는 의료관광목적지가 다르고, 목적지에서의 관광의 형태도 다르게 나타난다.

6) 성격(개성)

성격(personality)이란 환경적 자극에 대해 비교적 일관성이 있고, 지속적인 반응을 가져오게 하는 개인의 심리적인 특성을 말한다. 플로그(Plog)는 관광객의 행동은 개인의 성격이나 성향에 따라서 달라진다고 하면서 성격이나 성향을 안전지향형(psychocentrics)과 모험지향형(allocentrics) 등 사이코그래픽(psychographic) 모델로 설명하고 있다.

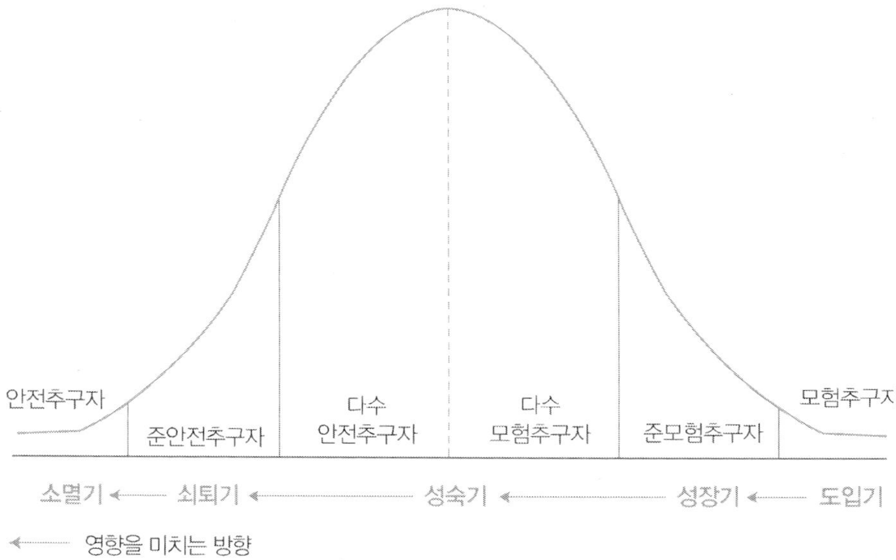

주: Plog(2004)의 사이코그래픽 형태에 의한 성격분류, 영향관계, 상품주기의 3가지 모델을 저자가 하나로 통합하였음.

【그림 10-5】 **사이코그래픽 모델**

이 모델을 의료관광객에게 적용해 보면 안전지향성(psycho-centrics) 의료관광객은 보수적이며, 사교성이 부족하고 비활동적이므로 잘 알려진 관광지를 선택하며 모험이 수반되지 않는 관광활동을 선호한다. 모험지향성(allo-centrics) 의료관광객은 진취적이며, 사교적이고 활동적이므로 미지의 세계와 모험을 좋아하고 자유로운 관광활동을 선호한다.

표 10-4 사이코그래픽 유형에 의한 의료관광 성향

	안전지향성(psycho-centrics)	모험지향성(allo-centrics)
관광형태	• 가족 또는 단체관광 • 패키지상품 • 평범한 관광행동 추구 • 관광가이드 동행 선호	• 개인 또는 동호인 관광 • 자유관광 추구 • 새로운 경험과 신기성 추구 • 관광가이드 동행 불필요
목적지	친근하고 비교적 가까운 거리의 목적지 선호(자국 내 관광일 경우 자동차로 이동 가능 지역)	잘 알려지지 않은 비교적 먼 거리의 목적지 선호
숙박	대규모 및 현대식 시설선호	소규모이고 전통적인 시설 선호
음식	자국 음식	현지 음식
쇼핑	대형쇼핑센터	재래시장 등
유흥	잘 알려진 유흥장소 선호	이국문화를 접할 수 있는 선술집 선호
관광정보	여행사, 지인 등을 통함. 소극적	인터넷, 서적 탐구 등을 통함. 적극적

2.2_ 사회문화적 요인

의료관광객의 행동은 개인적 요인 외에 사회문화적 요인(대인적 요인)에 의하여 영향을 받는데, 그 요인으로는 문화, 사회계층, 준거집단, 가족, 의견선도자 등이 있다.

1) 문화

문화(文化)의 본래 뜻은 사람을 교화시켜 풍속을 좋게 변화시킨다는 의미였는데, 19세기에 들어와서 문명의 지적인 면과 심미적인 측면을 상징하게 되었다. 문화의 정의는 워낙 다양한데, 일반적으로 "문화(culture)란 태도, 신념, 가치, 제도, 정치, 언어, 종교 등이 전체적으로 학습되고 전수되어 내려오는 생활방식"이라 정의되고 있다. 따라서 특정 국가나 지역은 전통적으로 고유한 문화를 가지고 있는데, 이러한 문화는 의료관광객의 행동에 영향을 미치는 것이다. 특히 같은 문화권 내에서도 세분화한 문화를 하위문화라고 한다.

하위문화(subculture)란 전체 한 문화 속에서도 세분화될 수 있는 공통적인 가치관을 지닌 집단을 말한다. 예를 들면 미국 문화의 경우 국적에 따라 멕시코 미국문화, 중국 미국문화, 이태리계 미국문화 등으로 구분하는 것을 말하며, 또한 종교의 측면에서 가톨릭, 기독교, 인종의 측면에서 흑인, 동양인 등의 하위문화가 존재한다. 이와 같이 하위문화는 인종, 종교, 언어, 지역, 사회계층 등의 요인에 기초하며, 하위문화별 의료관광행동의 특성이 다르다는 점에서 의료관광마케팅의 시장세분화 전략 시 유용한 수단이 된다.

의료관광차원에서 환자는 자신의 문화적 배경과 사회적 특성에 따라 행동한다. 따라서 이들의 문화적 습성을 미리 파악함으로써 의료인과 환자 간의 오해를 줄이고, 커뮤니케이션이 보다 원활할 수 있어야 한다. 외국인환자의 경우 국가별 · 종교별 문화의 차이가 존재하는 세계 주요국의 특징을 살펴보면 다음과 같다.

표 10-5 **국가별 환자문화의 특성**

국가	Eye contact	Touching	기타
미국	긍정적이며 신뢰감 형성에 도움이 된다.	치료적 목적으로 받아들인다.	침묵은 부정적인 의사표현이며 신뢰감 부족을 의미하기도 한다.
아랍 국가	여자 환자의 경우 남자의료진은 눈맞춤에 주의한다.	동성 간의 접촉은 불가하다.	의사결정은 주로 남성이 한다. 돼지고기를 먹지 않으며 아플 때는 찬 음료를 권하지 않는다.
아시아 국가	직접적인 눈맞춤이나 손으로 하는 동작은 피하는 것이 좋다.	친숙하지 않은 이성 간의 접촉을 꺼린다.	아내는 남편 또는 가족을 결정권자로 받아들인다. 연장자에게 존칭을 사용한다. 통증에 대해 표현하지 않는다.
일본			다른 나라에서 수술할 경우 수혈에 대한 두려움이 많다. 아내에 대한 남편의 결정권이 강하다.

국가	Eye contact	Touching	기타
몽골			수술하면 좋은 날과 안 좋은 날이 분명하므로, 안 좋은 날에 수술날짜를 정하지 않는다.
러시아	직접적인 눈맞춤이 가능하고 고개의 끄덕임은 동의를 의미한다.	긍정적으로 받아들인다.	얼음이 들어간 음료를 권하지 않는다.

출처: 서울대학교병원(2010), 서울대학교병원 외국인 응대 매뉴얼; 한국보건산업진흥원(2010), 외국인환자 케어매뉴얼에서 재인용.

표 10-6 종교별 문화의 특징

구분	불교	기독교	로마 가톨릭	힌두교	이슬람교	유대교
식이	육고기 금지	금연, 금주	허용	채식	금주, 돼지고기 금지	돼지고기 금지, 조개 금지
안락사	긍정적		부정	부정적	금지	금지
치료신념	영적 치료: 부정적	모든 치료: 허용	종교적 신념	영적 치료	영적 치료: 부정적	병원 치료
치료임상	제한 없음	제한 없음	임신 중절 제한	영적 치료	약용식물: 부분 이용	회복을 위한 기도
장기기증	긍정적	개인적 문제	긍정적	허용	허용	복잡, 다소 허용
부검	개인적인 문제	개인적인 문제	허용	허용	의료, 합법 목적만 허용	허용

출처: 서울대학교병원(2010), 서울대학교병원 외국인 응대 매뉴얼; 한국보건산업진흥원(2010), 외국인환자 케어매뉴얼에서 재인용.

사례

중국인환자 식단개발

제주한라병원 영양과는 중국인 식단전시회를 개최하고 시식회를 가졌다. 이번 전시회에는 현지인들을 대상으로 한 사전지식을 통해 그들의 입맛에 맞춰 레시피를 보완한 후 중국인들이 선호하는 삶은 땅콩, 녹차계란조림, 토마토감자탕 등 10여 가지 음식이 전시되었다. 환자식뿐만 아니라 중국의 음식문화 배경과 특징, 영양지침, 조리법 등을 소개한 후 참석자들이 직접 시식할 수 있도록 준비하였다. 이번 전시와 시식회는 중국인환자의 병원이용 증가와 중국인환자 유치 활성화에 발맞추어 외국인 입원환자의 식사 만족도 향상 및 외국인식이요법 처방활성화를 위해 마련했다. 특히 그 나라의 고유 식습관과 문화적 특징에 대한 세심한 이해와 존중을 통해 외국인환자들에게 만족스러운 식사서비스를 제공하기 위한 노력이 필요한 시점이어서 행사의미가 더욱 뜻깊었다는 평가다(제주한라병원 보도자료).

2) 사회계층

사회계층(social class)이란 사회 안에서 비슷한 가치 · 관심 · 행동양식들을 공유하고 있는 사람들로 구성된 집단을 말한다. 그 기준은 직업, 교육, 재산, 소득, 주거지역 등에 따라 나눌 수 있으며, 각 사회계층별 구성원들 사이에는 취향, 소비행동, 쇼핑성향, 여가활동 등에서 공통적인 경향을 보인다. 물론 의료관광행동에 있어서도 사회계층별로 공통적인 성향을 보이므로 사회계층이 갖는 특성을 분석함으로써 의료관광객의 행동을 더욱 깊이 이해할 수 있다. 사회계층의 특징은 다음과 같다.

- 사회계층은 지위를 나타내고 서열화되어 있다.
- 사회계층은 개인의 규범, 태도 및 행동의 준거체계의 기능을 한다.
- 사회계층은 많은 구성요소들로 형성되는 다차원적 성격을 지니고 있다. 즉 직업이나 소득 등과 동일한 개념도 아니며, 어떤 하나의 기준으로 결정될 수 없다.
- 사회계층은 계층 간의 사회적 교류를 제한하며, 행동에 대한 구속력을 가진다.
- 각 사회계층은 태도 · 활동 · 관심 · 행동양상 등에서 동질성을 가진다.

예를 들어 최상류층의 의료관광객은 그들의 지위에 맞는 최고급 의료기관 및 관광형태를 선호하는데, 본인이 최상류층이라면 이 범주를 벗어나기 힘들다는 것이다. 마치 최상류층은 고급 대형 승용차를 타고 다니는데, 본인이 최상류층이면서 중소형 승용차를 타고 다니면 최상류층으로 인정받지 못한다는 것과 같은 이치이다. 결국 사회계층이 의료관광행동에 영향을 미치는 것이다.

표 10-7 **사회계층의 분류**

유형	내용
2분류	• 블루칼라, 화이트칼라 • 하층, 상층
3분류	• 블루칼라, 그레이칼라, 화이트칼라 • 하층, 중층, 상층
6분류	하하층, 하상층, 중하층, 중상층, 상하층, 상상층
9분류	하하층, 하중층, 하상층, 중하층, 중중층, 중상층, 상하층, 상중층, 상상층

3) 준거집단

준거집단(reference group)이란 개인의 사고, 태도, 가치, 행동에 영향을 미치는 집단으로서 소비자의 행동에 ① 규범적, ② 정보적, ③ 가치형성 측면에서 영향을 미친다. 이러한 준거집단은 ① 1차 준거집단으로서 가족, 동료, ② 2차 준거집단으로서 친목단체, 종교단체, ③ 3차 준거집단으로서 연예인과 스포츠 스타 등으로 구분되며, 소비자 개인에게 각각 영향을 미친다.

1차 준거집단인 가족은 경제적인 측면과 감정적인 측면에서 영향을 줄 뿐만 아니라 가족 구성원의 라이프스타일을 결정짓는다는 점에서 소비자의 행동에 지대한 영향을 미친다고 할 수 있다. 1차 준거집단인 가족에 의하여 영향을 받았다 하더라도 2차 준거집단인 친목단체 등에 영향을 받을 수 있으며, 또한 3차 준거집단인 연예인 등과 같은 스타들에 의해서 영향을 받을 수도 있다. 예를 들어 의료관광객이 목적지로서 A라는 국가를 선택했는데, 자신이 좋아하는 B국가의 연예인 등 스타가 의료관광 목적지를 선전하는 바람에 B국가로 목적지를 바꾸었다면 3차 준거집단에 의하여 영향을 받았다고 할 수 있다.

표 10-8 준거집단 영향에 의한 의료관광서비스 구매의 결정(예)

의료관광 구매결정	준거집단의 영향
"나는 싱가포르로 의료관광을 가려고 하였으나 가족들의 만류로 비용이 다소 저렴한 태국으로 가게 되었다."	1차 준거집단의 영향 (가족)
"나는 가족의 의견에 따라 태국으로 의료관광을 가려고 하였으나 동창모임에서 대부분 싱가포르를 추천하여 다시 싱가포르로 코스를 바꾸었다."	2차 준거집단의 영향 (친목단체)
"나는 동창들의 권유에 의하여 싱가포르로 의료관광을 가려고 하였으나 최근 한류드라마의 스타의 영향으로 한국으로 바꾸게 되었다."	3차 준거집단의 영향 (스타)

4) 가족

가족의 생활주기는 경제적인 차원에서, 감정적인 차원에서 영향을 줄 뿐만 아니라 가족 구성원의 라이프스타일을 결정짓는다는 점에서 소비자의 행동에 지대한 영향을 미친다고 할 수 있다. 가족생활주기(FLC; Family Life Cycle)란 자식의 연령과 성장을 중심으로 단계별로 나누는 것으로 ① 미혼기, ② 신혼기, ③ 유아와 초중고생의 자녀를 가진 가정, ④ 대학생과 성인의 자녀를 둔 가정, ⑤ 자녀를 출가시키고 노부부만 남은 가정 등으로 구분할 수 있으며, 각 주기마다 소비자행동과 구매의사결정자가 달라진다.

표 10-9 가족생활주기별 관광행동

가족생활주기	관광행동
미혼기	가족의 동의하에 관광여행 가능
신혼기	둘만의 관광여행 가능
유아와 초중고생의 자녀를 가진 가정	• 자녀의 뒷바라지 때문에 관광여행 회피 • 자녀 동반 가족여행
대학생과 성인의 자녀를 둔 가정	부부와 자녀의 각각 여행
자녀를 출가시키고 노부부만 남은 가정	노부부만의 여행

5) 의견선도자

의견선도자(opinion leader)란 사회그룹을 이끌어 가는 리더로서 소속원을 대표하여 정보의 수집 및 의사결정을 주도하는 사람을 말하는데, '여론주도자'라고도 한다. 즉 의견선도자는 구전 커뮤니케이션을 통하여 자신의 의견을 동료 소비자들에게 전달하면서 소비자의 행동에 영향력을 행사하는 집단이나 소비자를 말한다. 이들은 생활양식의 향상에 도움이 되는 새로운 제품이나 아이디어에 대한 정보를 제공하기도 하고, 신제품의 채택과 관련하여 소비자들의 지각된 위험(perceived risk)을 감소시키는 역할도 한다.

따라서 의견선도자는 제품이나 서비스에 대하여 ① 정보제공자(informer), ② 설득자(persuader), ③ 확신자(confirmer)로서의 역할을 한다고 할 수 있다. 이와 같은 의견선도자는 모든 사회계층에 존재하는데, ① 제품에 대한 관심이나 지식이 많거나, ② 인구통계학적으로는 구매경험이 많은 여성(특히 가전제품), ③ 사교적이고 모험적인 성격을 가진 사람이라는 것이 특징이다.

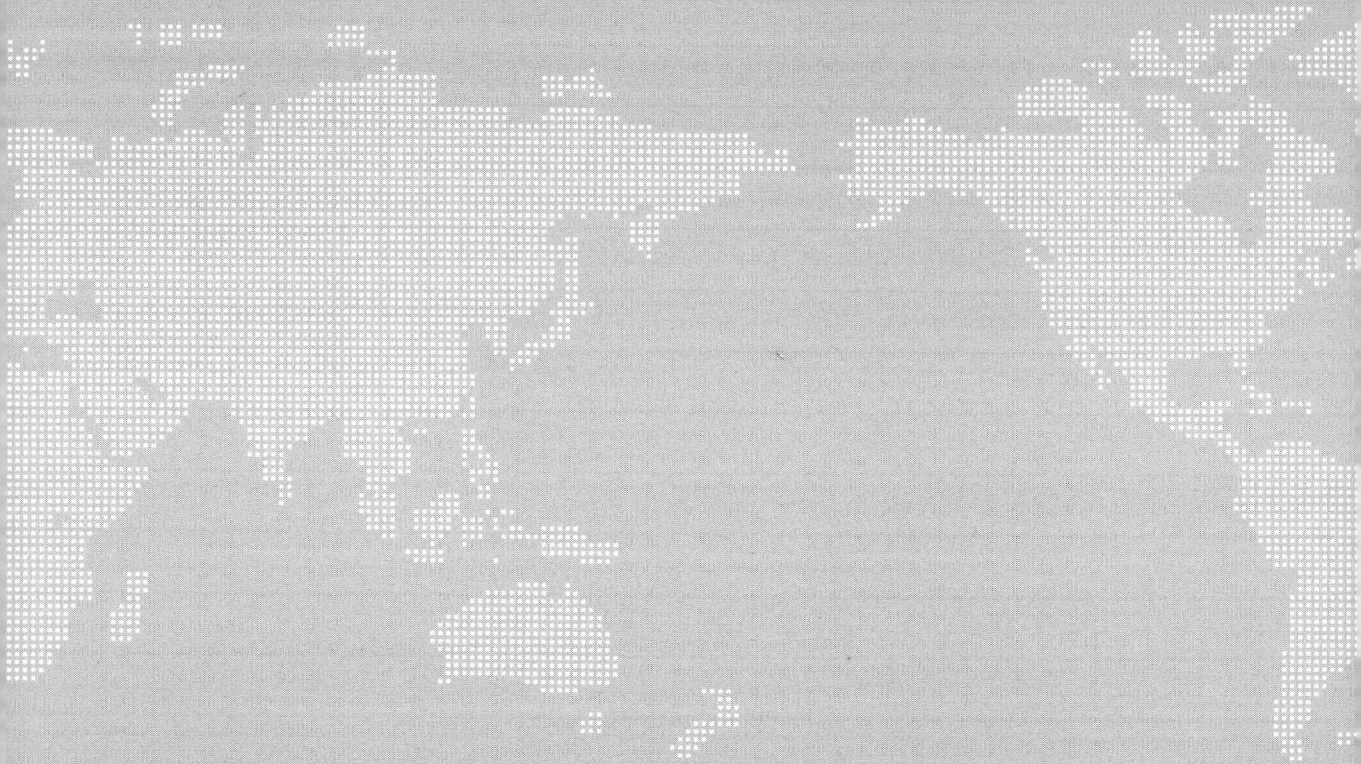

Medical Tourism

Medical Tourism

제 11 장

의료관광마케팅 1

1. 마케팅의 개념
2. 환경분석
3. 시장세분화
4. 표적시장
5. 포지셔닝

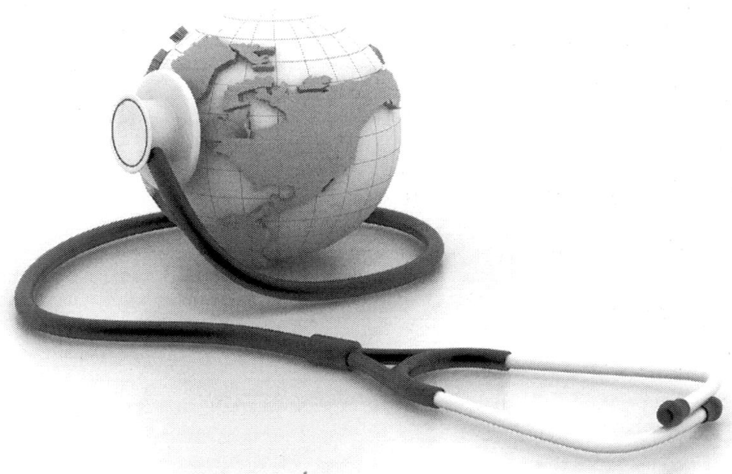

1. 마케팅의 개념

1.1_ 마케팅의 배경 및 정의

1) 마케팅 배경

기업의 이윤추구는 상품을 생산하고 판매함으로써 가능하다. 그중에서 판매활동을 하지 않고서는 기업의 목적을 달성할 수 없다. "판매 없는 사업은 없다(no sales, no business)"라는 표현은 판매의 중요성을 단적으로 말해주고 있다. 과거 자본주의 초기에 재화의 공급이 수요를 충족시키지 못하던 시절에는 기업의 판매활동은 그다지 중요시되지 않았다. 즉 이 시기에는 제품을 생산하면 모두 팔렸으므로 판매에 주력하기보다는 제품을 대량생산하는 문제가 경영의 주요 관심사였고, 대량생산을 하기 위해서 시설을 대형화하고, 생산라인을 자동화하였다. 그러나 대량생산은 결과적으로 과잉공급이 되어 결국 1929년 미국의 경제 대공황과 같은 상황을 초래하였다.

이후 기업은 잉여제품을 판매하기 위하여 시장을 개척하고 계획판매를 하지 않을 수 없게 되었으며, 모든 기업의 역량을 판매에 집중시켰다. 하지만 단순한 판매만으로는 기업의 목적을 달성할 수 없게 되었다. 그 이유는 대부분의 시장에서 경쟁자들이 생겨났고, 거의 모든 영역에서 공급과잉의 현상이 나타났기 때문이다.

특히 오늘날의 시장은 만들기만 하면 팔리던 공급자 중심이 아니라, 구매자의 선택에 따라 움직이는 소비자 중심의 시장으로 변하고 있다. 또한 소비자행동도 갈수록 다변화되고 있으며, 소비자의 의식 향상으로 인해 소비의 기준도 다양해지고, 엄격해지고 있다.

따라서 소비자들은 자신의 욕구를 더욱 잘 충족시켜 주고 이미지가 좋은 기업의 상품을 구입하게 되었고, 기업은 고객의 욕구에 맞추어 상품을 개발하고, 적절한 가격, 적절한 유통과정을 통하여 시장에 제공하지 않으면 안 되게 되었다. 또한 자사의 상품에 대한 정보제공을 위한 촉진활동뿐만 아니라 판매사후에도 관리가 필요하게 되었다.

마케팅(marketing)이란 문자 그대로 시장(market)을 만드는 것이다. 시장을 만든다는 것은 곧 자사의 상품을 누구에게 팔 것인지, 어디에서 얼마에 팔 것인지, 어떤 방법으로 더 잘 팔리게 할 것인지를 결정하는 것이다. 따라서 마케팅목적은 제품의 가치개념을 어떤 식으로 소비자에게 전달할 것인가를 명확히 제시하는 것이라고 할 수 있다. 즉 이 제품은 누가, 언제, 어디서, 어떻게 사용하도록 만들어졌고, 경쟁제품에 비해 어떤 장점이 있는지를 밝히고, 제품의 구매에서 얻을 수 있는 편익과 비용이 어떤 것인가를 소비자에게 전달하는 것이다.

2) 마케팅의 정의

1960년대 미국 마케팅학회(AMA; American Marketing Association)는 "생산자로부터 소비자 또는 사용자에게로의 재화나 서비스의 흐름이 원활히 이루어지도록 관리하는 기업활동의 수행"이라고 공식적인 정의를 채택하였다. 그러나 이 정의는 현대 마케팅의 정의로는 부족하다는 비판을 받게 되었는데, 그 이유는 마케팅의 주체에 있어서 영리를 추구하는 기업의 마케팅만을 대상으로 하였기 때문이다. 즉 비영리추구 기관이나 단체의 마케팅활동이 배제되어 있었기 때문이다. 이후 마케팅의 정의는 사회적 · 경제적 환경변화에 따라 또는 학자들의 견해에 따라 진전이 거듭되고 있다. 대표적인 마케팅 정의를 소개하면 다음과 같다.

- **미국 마케팅학회**(1985년)**의 정의** : "마케팅이란 개인이나 조직의 목표를 충족시키는 교환을 창출하기 위하여 아이디어, 재화 및 서비스의 개념화, 가격결정, 촉진 및 유통을 계획하고 실행하는 과정"이다.

- **코틀러**(Kotler)**의 정의** : "마케팅이란 제품이나 가치를 창조하거나 다른 사람과의 교

환과정을 통해서 소비자의 필요(needs)와 욕구(wants)를 충족시키는 인간활동"이다.

코틀러의 정의에서 필요(needs)는 인간이 본원적으로 가지고 있는 의 · 식 · 주, 안전, 소속감 등 기본적인 것들이 부족하여 그것을 갈망하는 것을 말하고, 욕구(wants)는 필요를 충족시킬 수 있는 어떤 구체적인 방법을 의미한다. 예를 들어 의료관광객이 질병을 치료하기 위해 병원을 찾는 것은 필요이고, 그 질병을 치료하기 위하여 구체적인 진료방법과 해당 의사를 찾는 것은 욕구라고 할 수 있다.

1.2_ 서비스마케팅의 배경 및 과정

1) 서비스마케팅의 배경

앞에서 언급된 마케팅 정의는 주로 제조업의 제품에 초점을 두고 있다. 의료관광의 조직은 무형의 서비스상품을 생산한다는 점에서 서비스마케팅 차원에서 접근할 필요가 있다. 서비스마케팅에 관한 관심은 서비스산업의 발전과 더불어 1970년대부터는 서비스의 특성을 파악하는 데 초점을 두면서 시작되었고, 1980년대부터는 제품과 서비스의 마케팅은 다르다는 것을 인지하기 시작하였으며, 미국 내 서비스산업의 엄청난 성장(아메리칸 익스프레스, 맥도날드, 월트 디즈니, 스타벅스 등)에 따라 미국을 중심으로 서비스마케팅에 대한 학문적 연구가 본격적으로 진행되었다.

따라서 서비스마케팅(service marketing)은 서비스의 경제화 즉 산업의 구조가 제조 중심에서 서비스로 이동하여 총생산, 고용, 소비지출 등의 지표에서 서비스산업이 제조산업을 추월하고, 학문적으로는 전통적인 마케팅 기법을 서비스에 적용하기에는 한계가 있다는 연구결과에 의하여 등장하게 되었다고 할 수 있다. 결국 서비스마케팅이 요구되는 것은 기본적으로 제품과 다른 속성으로 인하여 경영관리가 다르기 때문이다.

2) 서비스마케팅의 과정

마케팅 과정(marketing process)이란 탁월한 가치를 제공하여 신규고객을 창출하거나 고객만족 서비스를 제공하여 기존의 고객을 유지하기 위한 전략 및 전술적 경영활동을 의미한다. 전략적 마케팅을 STP(Segment, Target, Positioning)전략이라고 하는데, 즉 시장세분화(market segment)를 하고 표적시장(target market)을 설정한 다음 포지셔닝(positioning) 전략을 구사하는 것을 말한다. 전술적 마케팅이란 전략적 마케팅을 바탕으로 그에 따른 마케팅믹스(marketing mix)인 상품(product), 가격(price), 유통(place), 촉진(promotion)을 조합하는 것으로 이를 전통 또는 기본 마케팅믹스 '4P'라고 한다.

그런데 서비스마케팅에서는 기존의 마케팅믹스 4P(product, price, place, promotion) 외에 인적 요소인 종업원(people), 물리적 환경 및 증거(physical environment & evidence), 프로세스(process)의 3P를 추가하여 확장되는데, 이를 서비스마케팅믹스의 확장모형이라고 한다. 서비스마케팅 과정을 그림으로 나타내면 다음과 같다.

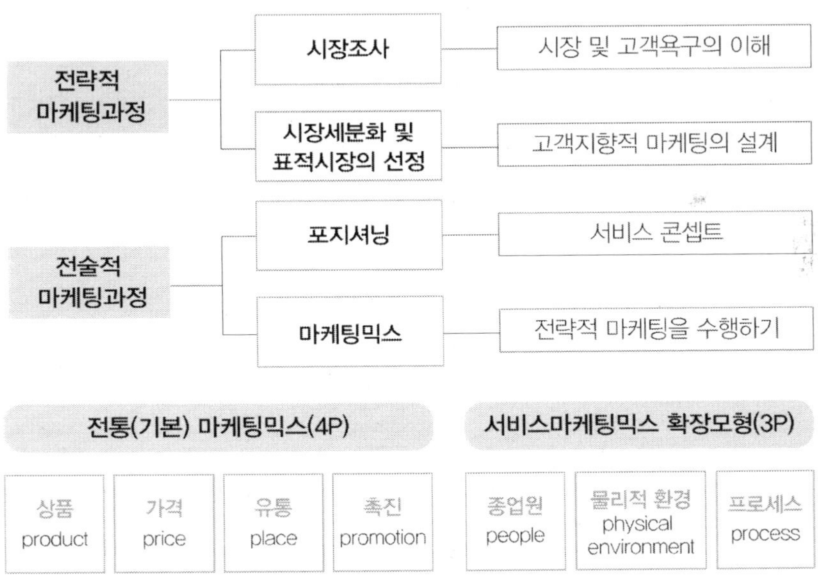
전략적 마케팅과정
시장조사
시장 및 고객욕구의 이해
시장세분화 및 표적시장의 선정
고객지향적 마케팅의 설계
전술적 마케팅과정
포지셔닝
서비스 콘셉트
마케팅믹스
전략적 마케팅을 수행하기
전통(기본) 마케팅믹스(4P)
서비스마케팅믹스 확장모형(3P)
상품 product
가격 price
유통 place
촉진 promotion
종업원 people
물리적 환경 physical environment
프로세스 process

【그림 11-1】 **서비스마케팅 과정의 모형**

결국 기존의 마케팅과 서비스마케팅의 차이점은 마케팅믹스(mix)에 있다. 즉 제품을 중심으로 하는 기존의 마케팅에서는 표적시장에 적합한 상품(product), 가격(price), 유통(place), 촉진(promotion) 등 4개의 전술을 잘 조합하면 되지만, 서비스마케팅에서는 이것만으로는 부족하므로 여기에 종업원(people), 물리적 환경 및 증거(physical environment & evidence), 프로세스(process) 등 3개의 전술적 조합이 추가되어야 한다는 것이다.

3) 확장된 3P의 의의

종업원(people) 서비스 제공에 참여하여 구매자의 지각에 영향을 미치는 모든 행위자를 말한다. 서비스에 있어서 종업원은 자체가 상품으로서 품질관리의 대상이며, 마케팅믹스의 한 부분이다. 특히 서비스업의 매출은 고객과 종업원의 접점에서 발생하며, 이 과정에서 종업원은 촉진(promotion)은 물론 마케터(marketer)로서의 역할까지 담당한다는 점에서 그 비중과 역할이 크다고 할 수 있다. 그래서 서비스마케팅에서는 종업원관리가 하나의 믹스로 추가되며, 종업원에게 동기부여와 교육훈련 실시, 권한위임 등 내부마케팅에 대한 관심과 노력이 요구되는 것이다. 의료관광산업에서 종업원이란 의료기관의 경우 의료인, 관광사업체의 경우 종사원이라고 할 수 있다.

물리적 환경 및 증거(physical environment & evidence) 물리적 환경과 증거는 건물, 인테리어, 가구, 비품, 인쇄물, 간판, 조명, 음악 등의 분위기를 말하며, 이러한 요소는 구매를 자극하여 매출증대에 유효하게 작용한다. 예를 들어 "저 레스토랑은 분위기가 좋아서 자주 이용한다"에서 분위기는 구매의 결정적 단서가 된다. 특히 안내표지, 각종 인쇄물, 명함 등의 오자 하나도 서비스수준을 가늠한다는 점에서 이에 대한 관리가 요구된다. 따라서 서비스는 제품처럼 구매 전에 비교 테스트를 할 수 없다는 점에서 물리적 환경과 증거는 서비스의 무형성을 유형화시켜 주고, 구매를 촉진시키는 역할을 한다.

프로세스(process) 서비스가 제공되는 실제적인 절차, 메커니즘 및 활동의 흐름 등을 말한다. 즉 서비스는 고객과의 첫 접점에서부터 마감될 때까지 전 과정이 시스템화되어 있다. 이러한 일련의 과정이 원활하지 못하면 고객불만족을 초래한다는 점에서 서비스마케팅에서는 원활한 서비스 흐름을 위한 프로세스의 관리 및 구축이 요구된다. 따라서 의료관광 프로세스는 의료관광 서비스가 전달되는 절차나 활동들의 흐름이라고 할 수 있다.

1.3_ 의료관광마케팅의 정의와 기능

1) 의료관광마케팅 정의

의료관광마케팅은 2000년대 중 · 후반 의료관광산업의 성장과 함께 세계 각국은 물론 자국 내의 의료서비스공급업자 간에 의료관광객을 서로 유치하고자 하는 경쟁과정에서 등장하게 되었다. 결국 의료관광기업들로 고객의 관점에서 조직을 경영하는 고객중심경영을 하지 않을 수 없게 되었고, 이를 실천하는 수단으로서 의료관광마케팅을 도입하게 된 것이다. 앞에서 언급한 마케팅 정의와 서비스마케팅의 개념을 고려하여 의료관광마케팅을 정의하면 다음과 같다.

> "의료관광조직이 수요자인 의료관광객의 욕구에 초점을 두고, 의료관광의 상품, 가격, 촉진, 유통은 물론 종업원, 물리적 환경 및 증거, 프로세스 등을 통제 및 관리하여 사업의 목적을 달성하고자 하는 행위"

특히 의료관광에 있어서 푸시 요인(push factor) 즉 자국 의료서비스의 비용이 높거나 대기시간이 길 때, 그리고 의료서비스 수준이 낮거나 서비스가 제한적일 때 타국으로 의료관광을 떠나게 되고, 반대로 의료진에 대한 친숙성이 높을수록 해외로 의료관광을 떠나기 어려운데 이를 유인 요인(pull factor)이라고 한다.

2) 의료관광마케팅 기능

앞의 의료관광마케팅의 정의를 바탕으로 의료관광마케팅의 기능을 살펴보면 다음과 같다.

- 소비자의 욕구나 시장상황 파악을 위한 정보수집활동
- 구입 가능성이 있는 것을 상품화하고 계획하는 것
- 광고매체 등을 사용하여 소비자에게 정보전달 및 판매촉진 활동

2. 환경분석

2.1_ 환경분석의 의의

마케팅에서 환경을 분석하는 목적은 시장에서 기회와 위협요소를 찾아내고 자사의 강 · 약점을 파악하여 마케팅의 전략적 과제를 밝혀내는 데 있다. 즉 외국인 유치 의료기관과 유치업자 등과 같은 의료관광업체는 의료시장 환경의 변화를 분석하여 시장기회를 포착해야 한다. 환자의 욕구가 변하고 다양화될수록 시장의 기회는 많아지지만 한편으로는 그 변화가 의료관광업체에게 위협으로 다가오기도 한다. 결국 의료관광업체는 기회든 위기든 의료시장의 환경을 분석하고 이를 자사의 약점과 강점에 결합해서 경쟁우위를 확보할 수 있어야 한다. 이와 같은 의료관광 환경은 내부와 외부 환경요인으로 나눌 수 있다.

내부환경분석은 미시적 환경분석으로서 자사의 경영자원(경영전략, 기업문화, 제품특성, 시장점유율, 인적 자원, 자금력)을 분석하는 것이고, 외부환경분석은 거시적 환경분석으로서 정치 · 기술 · 경제 · 사회문화적 환경 등을 분석하는 것이다.

2.2_ 미시적 환경분석

미시적 환경분석이란 내부환경분석으로서 기업 내부의 강점과 약점을 중심으로 우리 회사가 시장에서 차지하는 위치, 경쟁력, 시장점유율 그리고 조직과 구성원들의 역량수준 등을 분석하는 것이다. 즉 내부환경분석은 자사에서 통제가 가능한 경영자원에 대하여 분석하는 것으로서 외부분석을 아무리 정밀하게 했다고 해도 자사의 능력을 냉

정하게 파악하지 못하면 마케팅계획은 사상누각(沙上樓閣)이 될 수 있다. 내부환경분석의 구체적인 요소로는 기업문화, 시장점유율, 상품, 가격, 유통, 촉진전략과 인적 자원, 최고경영자의 리더십, 자금력 등을 들 수 있으며, 이러한 요소들이 추진하고자 하는 마케팅계획을 뒷받침할 수 있는지 점검되어야 한다. 이러한 분석은 앞에서 SWOT분석을 통해서 가능하다.

SWOT분석이란 자사 내부의 강점(strength)과 약점(weakness), 자사 외부의 기회(opportunity)와 위협(threat) 요인을 분석하여 적절한 마케팅전략을 수립하기 위한 것이다. 즉 강점은 경쟁업체와 비교하여 고객에게 부각시킬 수 있는 요소이고, 약점은 경쟁업체와 비교해 볼 때 취약한 요소이며, 기회는 자사의 사업에 유리하게 작용하는 외부환경을 말하고, 위협은 자사의 사업에 부정적으로 작용하는 외부환경을 말한다. SWOT분석의 기법은 매트릭스를 이용하여 강점요인과 약점요인, 기회요인과 위협요인을 한눈에 쉽게 알아볼 수 있도록 하는 것으로서, 결국 ① 강점은 극대화, ② 약점은 보완, ③ 기회는 활용, ④ 위협은 최소화하거나 극복하자는 것이다.

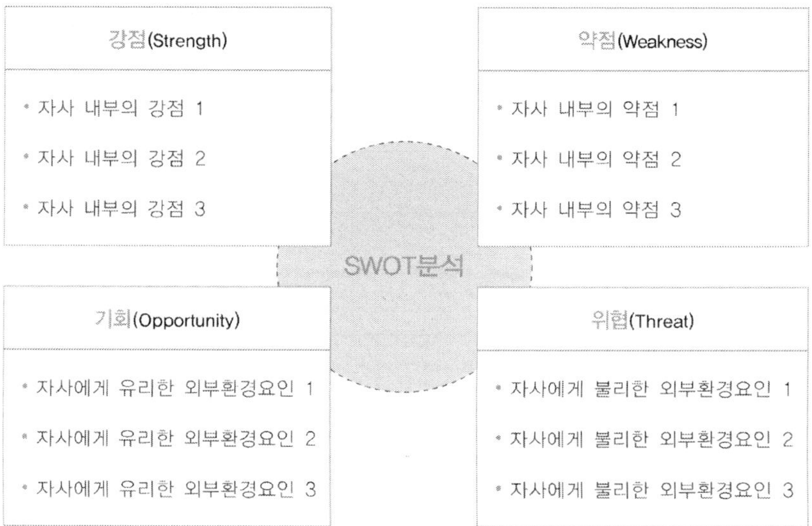
강점(Strength)
• 자사 내부의 강점 1
• 자사 내부의 강점 2
• 자사 내부의 강점 3
약점(Weakness)
• 자사 내부의 약점 1
• 자사 내부의 약점 2
• 자사 내부의 약점 3
SWOT분석
기회(Opportunity)
• 자사에게 유리한 외부환경요인 1
• 자사에게 유리한 외부환경요인 2
• 자사에게 유리한 외부환경요인 3
위협(Threat)
• 자사에게 불리한 외부환경요인 1
• 자사에게 불리한 외부환경요인 2
• 자사에게 불리한 외부환경요인 3

【그림 11-2】 SWOT분석 매트릭스

- SO 전략 : 자사의 강점과 기회요인을 충분히 살려 이를 공격적 마케팅으로 전개
- ST 전략 : 자사의 강점은 있지만 위협요인이 작용하므로 위협요인에 대한 장 · 단기 대책 및 다각화전략이 요망됨
- WO 전략 : 자사의 약점은 있지만 기회요인이 있으므로 기회를 살릴 수 있는 방향으로 자사의 약점을 보완하는 우회전략이 요구됨
- WT 전략 : 약점과 위협요인이 모두 상존하므로 방어적 전략 및 사업의 철수 또는 전면 개조가 요구됨

2.3_ 거시적 환경분석

거시적 환경분석이란 외부환경분석으로서 일명 'PEST분석'이라고 한다. 즉 자사의 사업과 관련하여 거시적 환경의 요인인 ① 정치적(politics), ② 경제적(economy), ③ 사회문화적(society-cultural), ④ 기술적(technology) 환경의 분석을 의미한다. 특히 의료관광산업은 거시적 환경요인에 의하여 상당한 영향을 받는데, 거시적 환경요인은 자사가 직접 통제할 수 있는 요인이 아니므로 적절히 활용하거나 극복하는 전략이 요구된다.

1) 정치적 환경

마케팅 의사결정은 정치적 환경의 변화에 의해 많은 영향을 받는다. 정치적 환경은 정부기관과 이익단체 등에서 생산하는 각종 정책 · 법률 · 규정 등으로서 특히 의료관광업의 정치적 환경은 다양하고 복합적으로 작용되고 있다. 정부기관과 이익단체 등이 만들어내는 각종 정책 · 법률 · 규정 등은 의료관광산업을 장려하기도, 규제하기도 한다. 따라서 의료관광마케터는 사업에 영향을 미치는 각종 정책 · 법률 · 규정의 변화와 추이를 분석하고 그에 따른 대안을 준비하는 노력이 요구된다.

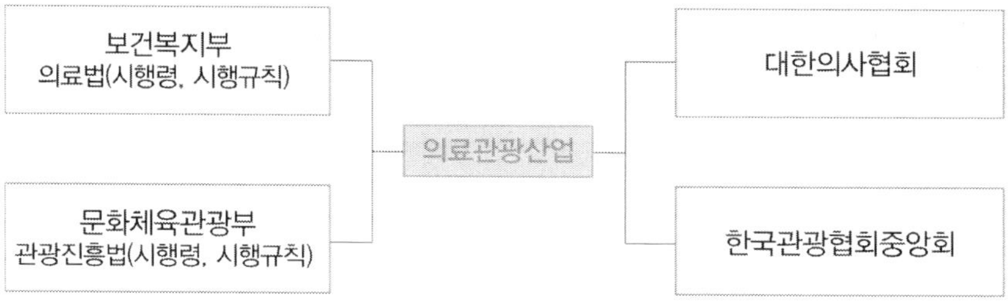

【그림 11-3】 **의료관광산업의 정치적 환경**

2) 경제적 환경

시장은 그것을 구성하는 기본단위인 소비자뿐만 아니라 이를 바탕으로 한 구매력을 필요로 하며, 구매력은 현재의 소득, 가격, 저축 등에 의해서 결정된다. 이와 같은 경제적 환경은 개인 소비자의 구매력과 지출패턴에 영향을 미치는데, 의료관광객 역시 자국의 경제는 물론 개인 가계소득 및 지출 등의 경제적 환경에 의하여 크게 영향을 받는다. 따라서 의료관광마케터는 세계 경제동향을 장단기로 조망하여 그에 따른 의료관광마케팅의 계획 및 조정 등이 요구된다.

3) 사회문화적 환경

사회문화적 변화의 추세는 많은 기업에게 기회와 위협을 제공한다. 사회문화적 조류는 사회구조 및 소비자의 라이프스타일 변화로 나타나며, 이러한 변화는 마케팅 전개의 과정에서 다양한 전략의 수정을 요구하게 된다. 따라서 의료관광업은 의료관광객 자국의 사회문화적 환경분석을 통하여 그들의 사회구조(인구구조의 변화 등) 및 라이프스타일을 파악하여 그에 맞는 마케팅을 전개할 수 있어야 한다. 사회구조와 라이프스타일은 고착되어 있는 것이 아니라 빠르게 변화한다는 점에서 의료관광마케팅 전략도 그에 따라 변화할 수 있어야 한다.

4) 기술적 환경

기술적 환경은 현재 인간의 생활에 가장 큰 영향력을 미치는 것 중 하나이다. 새로운 기술의 도입은 시장을 창조해 냄으로써 기업에게 새로운 수요를 창출해 주기 때문에 매우 중요하다. 특히 의료기술의 발달과 의료장비의 첨단화는 지속적으로 진행되고 있다는 점에서 의료관광마케터는 기술적 환경변화의 추세를 예측함으로써 이러한 변화를 위협이 아닌 기회로 활용할 수 있도록 해야 할 것이다. 특히 우리나라의 우수한 IT기술을 의료관광에 접목하여 경쟁국보다 경쟁우위를 갖추고 선도할 수 있는 의료관광마케팅이 요구된다고 할 수 있다.

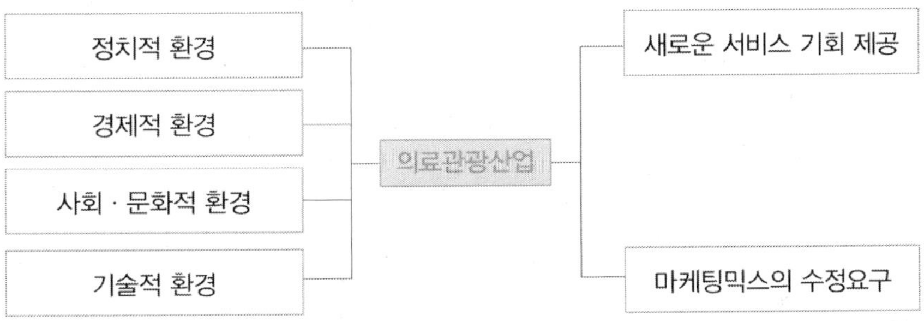
정치적 환경
경제적 환경
사회 · 문화적 환경
기술적 환경
의료관광산업
새로운 서비스 기회 제공
마케팅믹스의 수정요구

【그림 11-4】 **거시적 환경요인이 의료관광산업에 미치는 영향**

2.4_ 산업분석

1) 산업분석의 의의

산업분석(Industry Analysis)이란 한 산업과 관련된 제품시장에 관한 분석을 의미하는 것으로 주요 목적은 특정 산업에 대해 현재와 잠재적 진입자에게 그 산업의 매력도를 결정하게 하는 것과 특정 산업에서 성공할 수 있는 핵심요인이 무엇인가를 파악하려는 것이다. 결국 산업구조분석은 사업부수준의 전략과 기업수준의 전략을 수립하는 데 아주 중요한 역할을 한다고 할 수 있다.

2) 산업분석의 모델

산업분석에서 가장 대표적인 모델로는 마이클 포터(Michael E. Porter)의 '5-force model'을 들 수 있다. 즉 5가지 경쟁적인 세력은 ① 기존 기업 간 경쟁, ② 공급자의 교섭력(상품이나 서비스의 값을 올리거나 질을 낮춤으로써 교섭력을 행사), ③ 구매자의 교섭력(가격인하 요구, 고품질 또는 보다 나은 서비스 요구), ④ 신규 경쟁자의 위협, ⑤ 대체재의 위협 등으로서 이러한 요소에 의하여 산업의 수익률이 결정된다는 것이다. 특히 이러한 산업분석을 이용하면 전반적 산업의 경쟁강도 파악이 가능하며, 산업 내 어느 부분에서 경쟁이 일어나는지를 파악할 수 있다.

2.5_ 수요 예측

기업 활동의 장·단기 계획을 수립하기 위해서는 수요를 조사하고 분석하여 미래의 수요를 예측해야 한다. 이 과정에서 경기변동과 상품수명주기 등의 변수를 고려해야 한다. 수요 예측의 기법은 다음과 같다.

1) 정량적 분석

시계열분석 시간의 흐름에 따라 관찰된 자료로서 매출(판매량) 등 과거 일정기간 동안의 패턴과 추이를 분석해 미래 수요를 예측하는 기법을 말한다.

회귀분석 원인(독립)변수와 결과(종속)변수 사이의 상관관계를 도출하여 예측하는 분석으로서 예를 들면 원인변수를 광고횟수라고 하고, 결과변수를 매출이라고 하면 광고횟수와 매출 간의 상관관계를 파악할 수 있다.

2) 정성적 분석

델파이법　전문가 집단을 선정하여 의견을 수렴하는 방법

시장조사법(시장테스트)　설문지 및 인터뷰를 통해서 소비자의 의견을 수렴하고 수요를 예측하는 기법

포커스그룹 인터뷰(Focus Group Interview)　가상 구매자 5~10명 정도를 그룹으로 선정하여 사회자와 토론 형식으로 수요를 예측하는 기법

3. 시장세분화

3.1_ 시장세분화의 의의

시장세분화(market segmentation)란 유사한 필요, 욕구, 선호, 구매행동을 보이는 고객끼리 군집화하여 분류하는 과정으로서 전체 시장을 마케팅 목적에 적합하게끔 동질성을 갖는 하위집단으로 나누는 것이다. 이와 같은 각각의 하위집단을 세분시장이라고 한다. 결국 시장세분화는 기업이 경쟁상의 우위를 갖고 효율적으로 수요를 창출할 수 있는 세분시장 중에서 표적시장을 설정하여 효율성 있는 경영을 추구하고자 하는 전략을 말한다.

대량마케팅(mass marketing)은 전체시장을 세분화하지 않고 그 시장을 구성하는 소비자들이 '원하는 바'의 차이보다는 공통점만을 유일한 근거로 하여 하나의 마케팅믹스로 전체 소비자들에게 접근하는 방식이다. 이러한 대량마케팅은 생산부문에 있어서의 표준화 및 대량생산을 가능하게 하였을 뿐만 아니라 재고관리, 운송, 보관, 유통, 광고 등 관련 비용을 절감시킬 수 있었다. 그러나 소비자들의 욕구가 다양해짐에 따라 대량마케팅은 다양한 소비자의 욕구를 충족시켜 주지 못하게 되었으며, 소비자의 '원하는 바'를 더욱 정확히 충족시키려는 경쟁자의 도전을 받게 되었다. 따라서 전체 시장을 하나의 시장으로 간주하는 것이 아니라 고객의 욕구를 중심으로 세분화하여 자사의 표적시장을 대상으로 하는 효율적인 마케팅의 전개가 필요하게 되었다.

따라서 타깃 마케팅의 목적은 마케팅활동을 표적시장에 맞추어 전개함으로써 불필요한 시간과 비용을 막고, 표적시장에 핵심역량을 투입하여 경영의 효율화를 극대화하자는 것이며, 시장세분화의 목적은 마케팅 메시지에 동일하게 반응하는 동일한 세분시장을 구축하고자 하는 것이다.

3.2_ 시장세분화의 기준과 효과

1) 시장세분화의 기준

시장을 세분화하기 위해서는 ① 측정가능성, ② 경제성, ③ 접근성, ④ 이질성 등의 조건을 만족시켜야 하는데 구체적으로 살펴보면 다음과 같다.

측정가능성 세분화 근거에 따라 그 규모나 구매력 등의 크기를 측정할 수 있어야 한다. 즉 표적시장인 세분시장에 대한 규모나 구매력 등을 측정할 수 없으면 시장을 세분화할 수 없는 것이다.

경제성 각 세분시장은 별도의 마케팅 노력을 할 정도로 규모가 크고 수익성이 높아야 한다. 시장의 규모가 경제성을 보증하지 못한다면 세분시장으로서의 가치가 적은 것이다. 따라서 시장세분화는 목표로 하는 고객층은 충분한 매출액과 이익을 확보할 수 있는가? 선택된 고객계층의 크기는 사업을 할 만큼 큰 시장인가? 충분한 매출액과 이익을 확보할 수 있는 시장규모인가를 고려해야 한다.

접근성 접근성이란 ① 광고나 유통채널을 이용하여 세분시장에 접근할 수 있는지, ② 그 시장에서 마케팅활동을 할 수 있는지, ③ 각 고객계층의 욕구와 그들이 추구하는 가치를 충족시킬 수 있는지, ④ 경쟁사보다 더 우수하거나 부합되는 서비스를 정확하게 전달할 능력이 있는지 등을 말한다.

이질성 세분시장의 각 집단은 동질성을 확보해야 하지만, 다른 세분시장과는 이질성을 가져야 한다. 즉 세분시장에 속하는 소비자들의 반응과 행동은 유사하고, 다른 세분시장에 속하는 소비자들의 반응과 행동은 상이해야 한다. 결국 시장세분화에 있어서 이질성은 세분시장별로 상품 · 가격 등의 마케팅전략을 차별화하기 위한 것이다.

일관성 세분화된 시장은 일관성과 지속성이 보장되어야 한다.

2) 시장세분화의 효과

마케팅기회의 포착 시장을 하나로 본다면 다양한 소비층의 욕구를 수렴할 수 없다. 따라서 공통된 욕구를 가진 소비층별로 세분화하면 그에 맞는 마케팅기회를 쉽게 포착할 수 있다. 예를 들어 의료관광의 경우 시장세분화를 국가별로 하였다면 중국의 의료관광객은 한류에 관심이 많으므로 진료 전후로 한류와 연계된 의료관광상품은 시장세분화에 의한 마케팅기회의 포착이라고 할 수 있다.

마케팅비용의 효율적 사용 시장을 세분화하지 않으면 불필요한 고객에게도 마케팅비용이 투입되어 낭비의 문제가 발생한다. 한정된 마케팅 예산을 가진 기업으로서는 예산 사용의 최적화가 필요한데 시장세분화를 통해서 가능하며, 각 세분시장별로 마케팅비용을 유효적절하게 사용함으로써 실질구매력을 높일 수 있다. 즉 시장세분화를 통하여 각 집단에 영향을 주기 위해 독특한 촉진프로그램을 개발할 수 있고, 최적의 매체를 선정할 수 있으며, 최소의 촉진예산으로써 최대의 효과를 확보할 수 있는 것이다.

수요의 변화에 신속 대응 하나의 시장만 존재한다면 수요의 다양한 변화에 대응하기 어렵지만, 시장이 세분화되어 있으면 표적시장의 이동이 가능하고, 시장성이 없는 세분시장은 포기할 수 있는 등 수요의 변화에 신속하게 대응할 수 있다.

마케팅믹스의 효과적 조합 시장이 세분화되어 있다면 욕구가 서로 다른 세분시장별로 각각에 맞는 마케팅믹스 즉 상품, 가격, 유통, 촉진전략을 보다 효과적이고, 정밀하게 조합할 수 있다.

경쟁기업과 차별화 시장이 세분화되어 있다면 경쟁사와 비교하여 어떤 세분시장이 자사에게 유리하고 불리한지를 파악하여 그에 따른 차별화된 마케팅을 효과적으로 구사할 수 있다.

3.3_ 틈새시장

하나의 산업 내에서 다수의 기업이 같은 마케팅전략을 구사한다면 과도한 경쟁이 야기되어 수익성이 낮아지며, 소규모의 세분시장에는 기업들의 마케팅활동이 전혀 미치지 않게 된다. 이러한 현상을 '다수의 우(fallacy of majority)'라고 부르며, 이 소규모의 세분시장을 틈새시장(niche market)이라고 한다. 니치(niche)란 대중시장이 붕괴된 후의 세분화된 시장 및 소비상황을 설명하는 말로써 '빈틈' 또는 '틈새'로 해석되며, 본래의 의미는 '남이 아직 모르는 좋은 낚시터'라는 은유적인 뜻을 담고 있다.

1) 틈새마케팅(niche marketing)

소비자들의 기호와 개성에 따른 수요를 대규모 집단으로 파악하기보다는 시장을 더욱 세분화하여 특정한 성격을 가진 소규모의 소비자를 대상으로 판매목표를 설정하여 마케팅을 전개하는 것을 말한다. 마치 틈새를 비집고 들어가는 것과 같다는 뜻에서 붙여진 이름이며, 남이 아직 모르는 좋은 곳, 빈틈을 찾아 그곳을 공략하는 것이다. 따라서 틈새마케팅은 남이 하지 않는 혹은 남들과 다른 시스템과 아이템으로 차별화된 상품과 새로운 서비스를 제공하는 것을 의미한다.

2) 틈새시장의 공략전략

틈새시장의 성공은 기존의 평범한 시장을 이탈하는 것에서 시작되고, 새로운 시도와 사고발상의 전환이 이루어져야 가능하다. 틈새시장은 소규모의 시장에 대한 특화된 상품을 가지고 시장영역을 만드는 것으로 큰 시장에서 다수의 기업과 경쟁하는 것보다는 경쟁의 위협이 적고 수익성이 좋을 수도 있다. 예를 들어 의료관광객 유치업자가 대부분의 의료기관에서 잘 다루지 않는 특수 진료 및 치료법을 소유하고 있는 특정 의료기관과 협력하여 특화된 의료관광상품을 만들었다면 이는 틈새시장의 공략이라고 할 수 있다.

따라서 틈새시장(niche market)을 공략하려면 ① 큰 업체가 진출하지 않은 시장 찾아 그곳에 경영자원을 집중해야 하고, ② 틈새시장에 맞는 특화된 상품의 개발이 필요하며, ③ 시장의 규모가 크지 않기 때문에 전문성으로 승부해야 하고, ④ 나름대로의 브랜드 파워를 유지해야 한다.

3.4_ 의료관광 시장세분화의 기준

의료관광 시장세분화는 여러 시장세분화 기준 중에서 특히 지리적 특성과 인구통계적 특성의 변수로 나눌 수 있다.

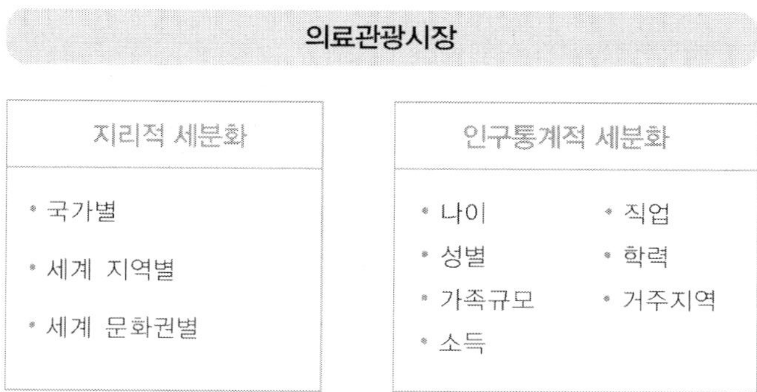

【그림 11-5】 **의료관광 시장세분화의 분류**

1) 지리적 세분화

의료관광의 지리적 세분화는 의료관광의 주체가 외국인이라는 점에서 유효하게 시장을 세분화할 수 있는 기준이라고 할 수 있다. 지리적 특성은 국가별, 동남아시아 · 중앙아시아 · 유럽 · 북중미 · 남미 · 아프리카 등과 같이 세계 지역별, 불교권 · 기독교권 · 이슬람권 등과 같이 세계 문화권별로 구분할 수 있다. 우리나라 의료관광시장의 경우 국가 및 세계 지역별로는 일본 · 중국 · 동남아국가 · 미국 · 러시아 · 중동국가 · 중앙아시아국가 · 몽골 등으로 시장을 세분화하여 각각의 세분시장이 갖고 있는 특성에 따라 의료관광마케팅을 차별화할 수 있다.

예를 들어 동남아국가를 대상으로 의료관광상품을 구성한다면 겨울철 눈과 연계하여 스키관광을 조합하는 것이 매력적일 것이다. 왜냐하면 동남아국가에는 눈이 오지 않는데 그들은 일생에 눈을 한번 맞아보는 것이 소원이며, 스키는 그들의 나라에서는 상상할 수 없는 체험이기 때문이다.

표 11-1 우리나라의 지리적 세분화에 의한 의료관광마케팅전략

시장세분화	표적대상	포지셔닝전략	관광상품(예)
일본	20~50대 여성	신명나는 한국	한류, 쇼핑, 먹거리, 미용관광상품 등
중국	젊은 부유층	한류의 꿈	한류, 쇼핑, 미용성형관광, 제주도관광상품 등
동남아	중상류층 및 가족단위	눈, 단풍 등 사계절을 통한 아시아의 다른 면	한류, 동계스포츠, 단풍관광상품 등
미주 및 유럽	동양문화 관심층	동양에서 가장 독특한 전통문화를 즐길 수 있는 나라	템플스테이 등 전통한국문화 체험관광상품

2) 인구통계적 세분화

인구통계적(demographic) 세분화란 인구통계적 특성 즉 나이, 성별, 가족규모, 소득, 직업, 학력, 거주지역 등 사회를 구성하는 사람들의 특성을 기준으로 시장을 세분화하는 것이다. 인구통계적 요인들은 소비자 집단을 구분하기 위한 가장 보편적인 기준이라고 할 수 있다. 그 이유는 ① 소비자의 욕구, 선호도, 사용빈도 등은 인구통계적 변수

들과 매우 밀접한 관계가 있고, ② 인구통계적 변수들은 측정하기가 쉽기 때문이다. 예를 들어 의료관광객의 인구통계적 변수 중에서 연령별 특성은 〈표 11-2〉와 같다.

표 11-2 의료관광객의 연령별 특성

구분	청년기	장년기	노년기
의료 부분	• 미용성형에 관심	• 건강관리에 관심 • 건강검진을 통한 사전 질병예방에 관심	• 노화방지에 관심 • 지속적인 건강관리에 관심 • 노인병에 관심
관광 부분	• 미지에의 동경 • 새로운 것에의 체험 욕구 • 신문화 및 유행에 관심 • 환락의 추구 • 자유관광 선호	• 쇼핑 • 스포츠 • 우인과의 친목 • 가족과의 화목 • 패키지관광 선호	• 보건 · 보양적 동기 • 자연관광 동기 • 전통문화와 관습 이해 • 예술 및 문화행사에 관심 • 휴양관광 선호

4. 표적시장

4.1_ 표적시장의 의의

1) 표적시장의 개념

시장세분화 과정에서 나타나는 주된 고객의 집단을 세분시장 또는 표적시장(target market)이라고 한다. 현대 소비자들의 욕구가 갈수록 다양해지므로 기업들은 전체 시장 속에서 세분화된 특정시장의 소비자 욕구에 대응하는 이른바 '표적마케팅' 전략을 펼치고 있다. 기업들은 전체 시장에서 포괄적으로 경쟁하는 것보다는 자신들이 가장 잘 서비스할 수 있는 고객집단을 찾아 집중하는 것이 효과적이라고 판단한다. 따라서 표적마케팅을 잘 구사하면 판매자에게는 시장동향을 정확하게 파악할 수 있는 기회의 장이 될 수 있고, 목표시장에 적합한 제품과 서비스를 구성함으로써 가격, 유통, 촉진 등의 단계에서 경쟁자보다 우월한 위치를 선점할 수 있게 된다.

이와 같이 표적시장을 설정하는 것은 마케팅 예산을 표적시장에 집중함으로써 예산의 최적화를 통한 소비자의 구매력을 높이기 위한 것이며, 표적시장이 선정되어야 그 표적시장에 맞는 포지셔닝 구축과 마케팅믹스를 효과적으로 조합할 수 있기 때문이다.

2) 표적시장 기준

표적시장이 효력을 발휘하기 위해서는 적정한 기준에 의하여 선정되어야 하는데, 그 내용은 다음과 같다.

첫째, 적정 이상의 매출규모가 예상되어야 한다. 즉 표적시장이 되려면 자사의 상품을 판매하여 수익을 창출할 수 있는 충분한 크기의 매출을 올릴 수 있는 시장성이 있어야 한다.

둘째, 경쟁적 지위를 확보해야 한다. 즉 동일한 세분시장 내에서 서비스를 제공하는 경쟁자들보다 경쟁적 지위를 확보해야 한다.

셋째, 경영자원의 여부를 파악해야 한다. 표적시장에 접근하기 위한 자사의 경영자원이 충분한지 검토해야 하는데, 경영자원이란 자사의 재무, 상품 생산능력, 판매 및 유통조직 등을 말한다.

넷째, 라이프 사이클(life cycle : 수명주기)을 고려해야 한다. 즉 상품의 라이프 사이클은 도입기 → 성장기 → 성숙기 → 쇠퇴기로 이어지는데 경쟁사의 상품이 이미 성숙기에서 쇠퇴기에 접어들었거나 대체될 가능성이 많은 상품을 가지고 표적시장을 설정해서는 안 된다. 따라서 시장의 매력도가 낮으면 세분시장으로서 목표시장이 될 수 없다.

다섯째, 진입장벽을 고려해야 한다. 아무리 매력적이고 자사의 강점을 가지고 있다 하여도 법적 · 제도적 진입장벽이 있는 시장을 표적으로 삼을 수는 없다. 예를 들어 「의료법」 등 관련법에서 금지하는 치료법 등을 의료관광상품으로 만들 수는 없는 것이다.

4.2_ 표적시장의 마케팅전략

표적시장의 마케팅전략은 하나 또는 몇 개의 세분시장을 선정한 후, 각 세분시장에게 가장 적합한 마케팅믹스를 제공하려는 것이다. 구체적인 전략으로는 ① 비차별화(비용우위) 전략, ② 차별화 전략, ③ 집중화 전략 등의 세 가지가 있는데, 관광기업은 그중 한 가지를 선택할 수 있다.

1) 비차별화(비용우위) 전략

비차별화(비용우위) 전략이란 소수 세분시장의 특성을 무시하고 해당 시장을 하나의 표적으로 보고 하나의 마케팅믹스를 전개하는 전략을 말한다. 즉 시장을 차별화하지 않고, 대량생산에 의한 대량판매를 통한 비용의 우위를 확보하여 수익을 창출하고자 하는 것이다. 비차별화 전략은 대량마케팅과 유사하나 대량마케팅은 시장의 특성에 따라 충분히 세분화할 수 있는 시장이 존재하는데도 불구하고 시장을 하나로 보는 것이고, 표적시장에 대한 비차별화 전략은 전체 시장의 규모가 비교적 작은 경우나 시장성이 없는 소수의 시장을 무시할 수 있을 때 공략할 수 있는 전략이다.

결국 비차별화 전략은 기업이 사업규모를 확대함에 따라 실현되는 ① 규모의 경제성, ② 경험곡선효과, ③ 생산프로세스의 혁신 등에 의해서 경쟁회사보다는 낮은 비용(원가)으로 그 지위를 확보하고자 하는 전략이라고 할 수 있다. 경험곡선효과(experience curve effect)란 생산과정에서 누적된 경험에 의하여 노동생산성이 높아지고, 규모의 경제를 추구할 수 있으며, 분업과 작업방법이 개선되고, 생산투자시설을 효율적으로 활용하는 등을 통하여 생산단위당 비용이 줄어드는 효과를 말한다.

비차별화(비용우위) 전략의 장단점 이 전략의 장점은 마케팅을 표준화 및 대량화함으로써 규모의 경제를 추구할 수 있지만, 단점으로는 다양한 고객의 욕구를 충족시켜주지 못하여 시장기회를 놓치는 경우가 발생할 수 있다는 것이다. 그리고 비용우위 전략은 규모의 경제, 경험효과에 근거하기 때문에 규모와 경험효과를 실현할 수 없는 의료관광사업에는 적용하기 곤란하다. 또한 이런 효과에 의한 비용감소가 항상 일어나는 것도 아니다. 한 사업에 대규모로 투자했다가 기술환경, 시장환경, 경쟁환경 등이 바뀌어 추구하고자 하는 '규모'가 오히려 무용지물이 되는 경우도 있기 때문이다.

비차별화(비용우위) 전략의 전술 비차별화 전략은 원가주도 또는 비용우위 전략으로서 그 핵심은 대량 서비스 프로세스를 구축하여 생산성을 높이고, 원가를 절감하여 공격적인 저가전략으로 박리다매를 취하는 것이다. 따라서 비차별화 전략이 성공을 거두기 위해서는 다음과 같은 전술이 요구된다.

- 표적고객을 저가격 구매층으로 한다.
- 고객서비스를 표준화한다.
- 서비스 프로세스에서 개인적 요소를 줄인다.

2) 차별화 전략

차별화 전략이란 고객이 중요시하는 요소를 경쟁사와 비교하여 의미있는 특징을 갖게 함으로써 경쟁사보다도 높은 부가가치를 제공하여 어떠한 프리미엄을 갖도록 하는 전략을 말한다. 차별화는 고객이 그 부가가치를 반드시 인정해야만 하는 것이며, 그 가격도 부가가치에 대해 고객이 기꺼이 지급하고자 하는 의사가 있어야 한다. 따라서 차별화 전략은 전체 시장을 세분화하여 각 세분시장을 독립된 표적시장으로 보고, 한 개 또는 두 개 이상의 세분시장을 표적시장으로 설정하여 마케팅믹스전략을 차별적으로 구사하는 것을 말한다.

차별화 전략의 장단점 이 전략의 장점은 소비자의 다양한 욕구를 충족시켜 줄 수 있다는 것이나 각 표적시장별 마케팅믹스를 달리하므로 비용이 많이 든다는 단점이 있다. 즉 두 개 이상의 세분시장이 있다면 그에 따라 상품도 각각 차별화되어 존재해야 하므로 생산비, 시설투자비, 관리비, 촉진비용 등이 많이 소요된다. 또한 차별화 전략은 장기적으로 진입장벽이 낮아져 경쟁업체의 유사상품이 많아지면 소비자가 아무 차별점도 인식하지 못하게 되는 경우도 발생한다.

차별화 전략의 전술 서비스기업에서의 차별화 수단으로는 ① 서비스 차별화, ② 가격차별화, ③ 유통차별화, ④ 촉진차별화 등을 들 수 있다. 첫째, 서비스 차별화는 물리적 서비스와 인적 서비스를 들 수 있는데, 물리적 서비스는 건물, 시설, 인테리어, 음식과 같은 일부 유형재 등으로서 관광서비스의 무형성을 유형화시켜 주는 수단이라고 할 수 있다. 대부분의 고객들이 고가를 지급하거나 고가를 지급할 의사가 있을 때는 이와 같은 물리적 서비스의 차별화를 기대한다. 인적 서비스 차별화 역시 고객이 고가를 지급할 때 기대되는 요소이다.

둘째, 가격차별화는 상품의 선호계층과 선호형태에 그 구성을 달리하여 가격을 차별화하는 것을 말하고, 셋째, 유통차별화는 유통경로의 단축 또는 편의성을 증대시켜 경쟁기업보다 우위를 가질 수 있는 전략을 말하며, 넷째, 촉진차별화는 광고와 판매촉진 등을 통하여 자사의 이미지와 판매전략을 차별화하는 것을 말한다.

3) 집중화 전략

집중화 전략이란 여러 세분시장 중에서 하나 또는 몇 개의 시장을 특화하여 여기에 모든 경영자원을 집중하는 전략을 말한다. 즉 큰 시장에서 낮은 점유율을 차지하기보다는 하나의 시장(경우에 따라서는 소수의 작은 세분시장)에서 높은 점유율을 차지하려는 전략이다. 예를 들어 여행사는 패키지상품, 단체관광 등 여러 가지 상품을 취급할 수 있으나 할인 항공권만 전문적으로 판매하여 성공을 거두는 경우도 있다. 집중화 전략은 표적의 범위를 작게 설정하고 경영자원을 집중시켜 특정 부문에 한정적인 경쟁우위를 만들어내는 것을 목적으로 한다. 즉 집중화 전략은 표적시장을 상대로 저비용 또는 차별화에 의한 경쟁우위성을 구축할 수 있다는 점에서 원가주도 전략 또는 차별화 전략의 응용전략이라고 할 수 있다. 그러나 집중화 전략은 집중에 따른 차별성을 부각하지 못하면 그 효과가 떨어지는 단점이 있다.

집중화 전략의 전술 성공적인 집중화 전략의 실천을 위해서는 다음과 같은 전술이 요구된다.

- 핵심서비스 위주로 시장을 세분화한다.
- 표적고객을 설정한다. 표적고객의 선택이 성공적인 집중화 전략을 달성하는 데 결정적인 역할을 한다.
- 서비스에 대한 기대감을 약간 낮게 설정한다.

5. 포지셔닝

5.1_ 포지셔닝의 개요

1) 포지셔닝의 의의

포지셔닝(positioning)이란 소비자의 마음(mind)속에 자사의 제품이 경쟁사와 차별화되어 경쟁적 위치(position)를 차지할 수 있도록 인지시키는 전략을 말한다. 즉 소비자들에게 가장 중요한 혜택을 강조하는 이미지를 그려주고, 타사(또는 상품)와 차별화된 커뮤니케이션을 전달하기 위한 정위화 전략이라고 할 수 있다. 소비자의 마음은 정보량을 흡수하고 처리하는 데 한계가 있기 때문에 단순한 광고활동만으로는 자사의 상품을 두드러지게 할 수 없다. 또한 인간의 마음은 선별적이며 종전의 경험과 양립하지 않는 정보는 여과시켜 버리려는 경향이 있다. 따라서 시장에서 유리한 위치를 얻기 위해서는 경쟁상품에 대항하여 자사 상품의 이미지를 확립할 수 있는 포지셔닝 전략이 필요한 것이다.

2) 포지셔닝의 진술

포지셔닝의 진술(statement)이란 업체 또는 상품의 속성 등을 주제로 하여 슬로건이나 카피라이터(copywriter) 등의 문구로서 구체화하는 것을 말한다. 예를 들어 포지셔닝 진술 중 상품의 속성을 부각시키기 위해서 '가장 강한', '가장 큰', '가장 작은', '가장 빠른' 등과 같은 문구를 사용하는데, 이는 잠재고객들이 다른 경쟁상품과 구별하는 데 유용한 판단의 근거가 되고, 그 상품을 오랫동안 기억하도록 만든다. 의료기관의 경우 병원이 특화되어 있는 진료를 명확히 해야 한다. 단순히 모든 전공과를 다 잘한다고 포지셔닝

하는 것은 설득력이 떨어지고, 고객의 신뢰도를 얻기도 힘들다. 예를 들어 '○○○ 치료 최고의 병원' 등을 들 수 있다. 따라서 자신의 병원이 경쟁력 있는 분야에 집중하여 포지셔닝을 해야 하는데, 경쟁우위를 갖기 위해서는 다른 경쟁기관보다 같은 상품 카테고리 내에서 더 잘해야 하고, 남들이 제공하지 못하는 차별화된 상품이 있어야 한다.

5.2_ 의료관광 포지셔닝

1) 의료관광 포지셔닝의 설계

의료관광공급업자의 포지셔닝이 효력을 발휘하기 위해 ① 목표설정, ② 차별화 요소 부각, ③ 디자인, ④ 커뮤니케이션 등의 단계를 통해서 진행하는데, 구체적인 내용은 다음 그림과 같다.

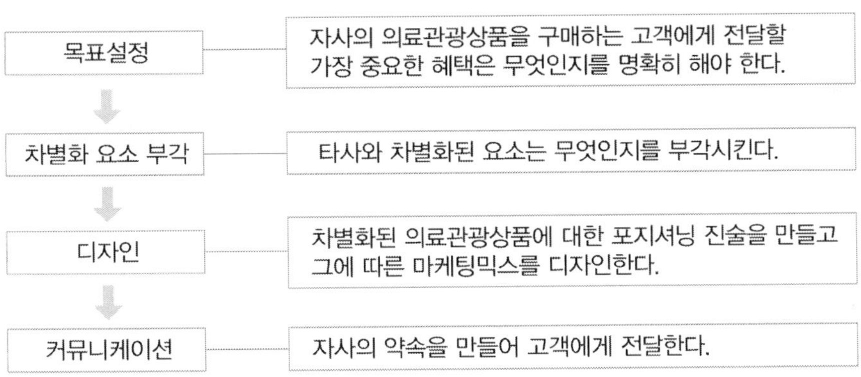

【그림 11-6】 의료관광 포지셔닝의 절차

2) 의료관광 포지셔닝 시 유의사항

의료관광 포지셔닝 시 유의사항으로는 첫째, 소극적인 포지셔닝 금지, 즉 판매하고자 하는 의료관광상품의 강력한 주요 혜택을 제시하지 않고 막연하거나 소극적인 포지셔닝을 해서는 안 된다. 예를 들어 의료기관의 경우 단순히 '우리 병원은 훌륭합니다'라는 슬로건을 내세운다면 막연하고 소극적이라고 할 수 있다.

둘째, 과장된 포지셔닝 금지. 실제 의료관광상품 내용과는 전혀 다른 포지셔닝으로 의료관광객을 현혹해서는 안 된다. 예를 들어 저렴한 패키지 의료관광상품을 강조하여 포지셔닝해서 의료관광객을 유치했는데 막상 그것은 미끼였고, 각종 옵션 등으로 추가 요금을 받는다면 의료관광객을 현혹한 것이라고 할 수 있다.

셋째, 혼란스러운 포지셔닝 금지. 즉 서로 모순되는 둘 이상의 혜택을 강조하는 포지셔닝을 해서는 안 된다. 예를 들어 '최고의 시설에서 최저의 요금' 등을 들 수 있다.

넷째, 정확한 커뮤니케이션 전달. 즉 의료관광공급자가 생각하는 포지셔닝이 의료관광객에게 정확히 전달되어야 한다. 의료관광공급자가 아무리 매력적인 포지셔닝을 하였더라도 의료관광객에게 정확하게 전달하는 커뮤니케이션 노력을 하지 않으면 아무 소용없는 일이다.

Medical Tourism

제 12 장

의료관광마케팅 2

1. 의료관광상품 관리
2. 의료관광가격 관리
3. 의료관광유통 관리
4. 의료관광 통합적 커뮤니케이션 관리
5. 전략적 제휴

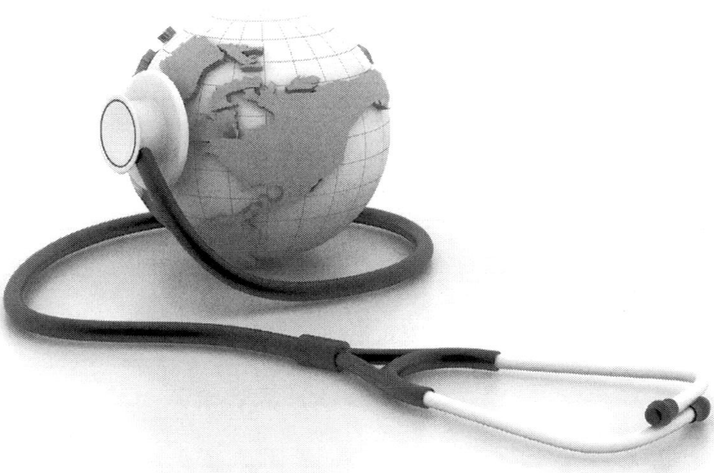

1. 의료관광상품 관리

1.1_ 의료관광상품의 개념

의료관광상품이란 의료와 관광을 융합한 상품으로서 의료관광객의 욕구나 요구사항을 충족시키기 위해 의료기관 및 관광사업체에서 생산하고 제공하는 일체의 유·무형적 재화와 서비스라고 정의할 수 있다. 여기서 유형적 재화란 형체가 있는 재화로서 의료부분의 의약품(한방 포함)과 관광부분에서 레스토랑의 음식 등을 들 수 있다. 무형적 서비스란 의료부분의 진료 및 요양서비스와 관광부분의 숙박·교통·관광 등과 관련된 서비스를 말한다.

표 12-1 유·무형 의료관광상품의 분류

구분	의료부분	관광부분
유형적 요소	의약품(한방 포함)	레스토랑의 음식
무형적 요소	진료 및 요양서비스	숙박·교통·관광 서비스

의료관광상품은 무형적이어서 소유할 수 있는 것이 아니라 경험의 가치와 편익을 구매하는 것이다. 따라서 의료관광상품은 의료관광객의 가치(value)를 충족시켜 줄 수 있는 것이어야 한다. 의료관광객이 지각하는 의료관광상품의 가치는 그들이 진료기간이나 관광일정 중 지각한 가격과 성과를 함께 고려함으로써 평가된다. 즉 의료관광객은 경비와 같은 금전적인 가격뿐만 아니라 의료관광을 하면서 소비하는 시간, 노력, 심리적 위험과 같은 비금전적인 가격까지 고려하여 의료관광상품의 가치를 지각하게 된다. 일반적으로 의료관광상품이 가치를 지니기 위해서는 ① 매력성이 뛰어나거나, ② 타 상

품과 차별성이 뛰어나거나, ③ 다른 곳에서는 경험할 수 없는 독특한 요소를 지녔거나, ④ 가격대비 품질이 만족할 때 가능하다.

특히 의료관광 서비스상품은 높은 부가가치 사업으로 인해 국내 및 국가 간의 경쟁이 치열하여 독점으로 운영할 수 없고, 고도의 기술과 인적 · 물적 자원이 집약된 것이 특징이라고 할 수 있다.

1.2_ 의료관광 신상품의 개발

1) 의료관광 신상품 개발의 목적

의료관광업체에서 신상품을 개발하는 목적은 ① 업의 지속적인 유지, ② 기존 상품의 대체, ③ 신규고객의 창조, ④ 기존고객의 유지, ⑤ 유휴자원의 활용, ⑥ 새로운 분야 또는 사업의 다각화를 통한 범위의 경제 추구, ⑦ 경쟁에 대처, ⑧ 업계에서 선도적 위치의 확보 등이라고 할 수 있다.

2) 의료관광 신상품의 기획

의료관광상품은 의료와 관광이라는 이질적인 요소가 결합된 조립상품으로 판매되는 특성을 가지고 있다는 점에서 사전 기획력이 요구된다. 고려해야 할 사항은 다음과 같은 물음에 명쾌히 정의할 수 있어야 한다.

- 고객은 누구인가?
- 의료관광조직에 이익을 가져다줄 만큼 수요가 충분한가?
- 의료관광조직의 전체적인 이미지와 사명에 적합한가?
- 의료와 관광분야의 인적 서비스 능력이 확보되어 있는가?
- 의료관광객의 욕구에 부합할 수 있는가?
- 적절한 시기에 생산과 판매가 가능한가?

3) 의료관광 신상품 개발전략

의료관광 신상품의 개발전략은 다음과 같이 크게 선제전략과 반응전략으로 나눌 수 있다.

선제전략(positive strategy) 경쟁업체보다 먼저 능동적으로 신의료관광상품을 출시하는 전략을 말한다. 이러한 선제전략은 의료관광업체가 ① 성장을 위하여 적극적인 경영을 추구하고자 할 때, ② 새로운 시장에 대한 진입기회를 포착하였을 때, ③ 매출이 높을 것으로 판단된 표적시장을 개척하였을 때, ④ 경쟁업체의 신의료관광상품개발에 대한 정보를 입수하였지만 자사가 경쟁우위에 있다고 판단될 때 유효한 전략이라고 할 수 있다.

반응전략(reactive strategy) 경쟁자나 시장환경변화에 따라 수동적으로 신상품을 출시하는 전략을 말한다. 이러한 반응전략은 ① 경쟁자가 신의료관광상품을 출시하였을 때 자사의 기존상품들을 보호하는 차원에서 같이 신상품으로 대응하고자 할 때, ② 경쟁사의 상품이나 서비스가 성공하거나 성공이 예상되어 빠르게 모방(me-too전략)하는 차원에서, ③ 고객의 요구에 기꺼이 응하고자 할 때 사용하면 유효한 전략이 될 수 있다.

4) 의료관광 신상품 개발과정

의료관광 신상품의 개발은 일정한 과정을 거치게 된다. 그 과정은 ① 신상품에 대한 전략적 분석 및 계획을 수립하고, ② 시장에서 신상품의 가능성에 대한 시장조사를 한 다음, ③ 신상품에 대한 아이디어를 수집·창출하고, ④ 상품콘셉트를 설정하며, ⑤ 사업성분석(예상매출액, 고정비 및 변동비의 추가, 투자규모, 수익성 등)을 통하여 타당성이 있다면, ⑥ 본격적으로 상업화하게 된다.

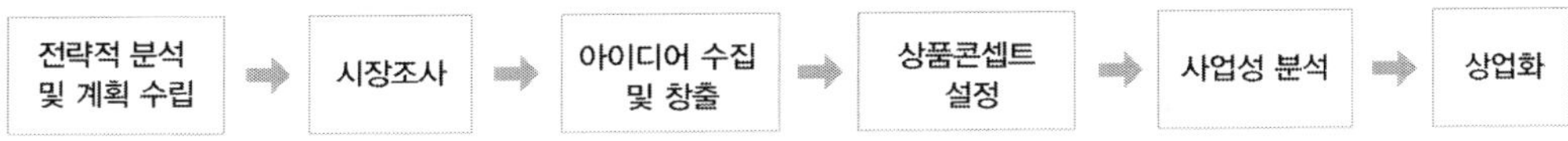
전략적 분석 및 계획 수립
시장조사
아이디어 수집 및 창출
상품콘셉트 설정
사업성 분석
상업화

【그림 12-1】 **의료관광 신상품 개발과정**

5) 의료관광 신상품 수요예측

의료관광 신상품에 대한 수요예측의 방법은 다양한데 이 중 주요 기법을 소개하면 다음과 같다.

구매의향조사 이 방법은 설문조사를 기본으로 한 정량적 수요예측을 말한다. 설문조사에서 의료관광 신상품의 개요를 설명하고, 그것에 대하여 구매의향을 갖고 있는지를 설문문항에 체크하도록 하여 구매의향을 가지고 있는 소비자 비율을 파악하는 방법이다. 설문조사가 완료되면 구매의향을 가진 소비자 비율에 모집단을 곱하여 전체 수요를 예측할 수 있다.

테스트 마케팅(test marketing) 신상품 등을 판매하고자 할 때 소비자의 선호도 등을 조사·분석하여 전체의 경향을 예측하는 것을 말한다. 의료관광 신상품의 경우 시장에서 조사할 내용은 다음과 같다.

- 상품의 혜택과 특성을 어떻게 받아들이는가?
- 가격은 적당한가?
- 유통경로는 문제가 없는가?
- 구매의향이 있는가?

델파이법(delphi method) 델파이 기법은 어떠한 문제에 관하여 전문가들의 견해를 유도하고 종합하여 집단적 판단으로 정리하는 일련의 절차라고 정의할 수 있다. 추정하려는 문제에 관한 정확한 정보가 없을 때 "두 사람의 의견이 한 사람의 의견보다 정확하다"는 계량적 객관의 원리와 "다수의 판단이 소수의 판단보다 정확하다"는 민주적 의사결정 원리에 논리적 근거를 두고 있다. 즉 전문가들의 의견수립, 중재, 타협 등 반복적인 피드백을 통하여 향후 수요를 전망해 볼 수 있는 기법이라고 할 수 있다.

인터뷰조사　인터뷰(interview)를 통해 수요자의 의향을 직접 확인하는 방법을 말한다. 설문조사와 다른 점은 사전에 선택항목이나 응답을 준비하지 않고, 직접 수요자와 면담하여 의향을 확인한다는 점이다. 이러한 인터뷰조사는 수요가 한정되어 있는 시장에 유효하다고 할 수 있다.

1.3_ 상품수명주기와 마케팅

1) 상품수명주기의 개념

상품수명주기(PLC; Product Life Cycle)란 어떤 상품의 판매량이 시간에 따라 단계별로 변하는 주기성을 갖는 것을 말한다. 즉 전형적인 신상품은 출시 후 시간의 경과에 따라 도입기－성장기－성숙기－쇠퇴기의 4단계를 거친다는 것이 상품수명주기 이론이다. 그러나 모든 상품이 반드시 일정한 수명주기를 거치는 것은 아니다. 상품이 출시되어 얼마 되지 않아 쇠퇴기를 거쳐 소멸하는 경우도 있고, 장기간 성장하거나 성숙기를 계속 지속하는 경우도 있으며, 쇠퇴기에 접어들었다가 리포지셔닝을 통하여 다시 성장하는 경우도 있다.

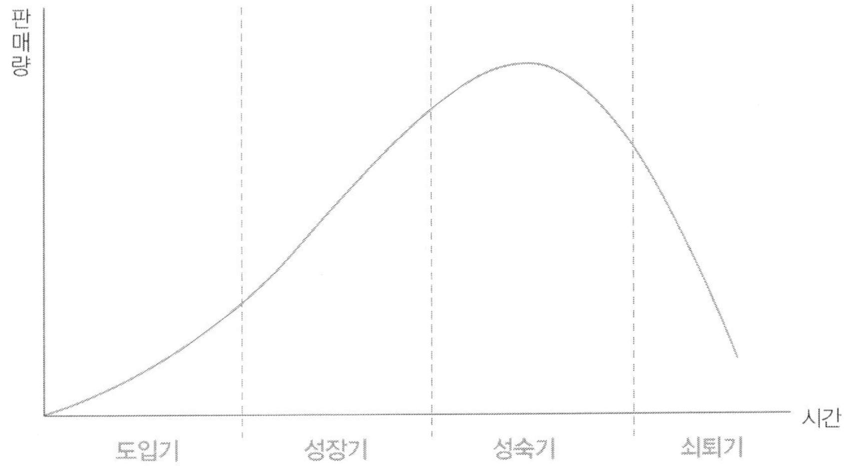

〔그림 12-2〕 **상품수명주기**

2) 도입기의 특징과 마케팅전략

도입기에는 시장의 규모가 작고 성장률도 낮기 때문에 매력도가 낮다. 도입단계에서는 그 상품이 존재한다는 것을 아는 사람은 극소수이고, 이들은 새로운 상품이 나오면 일단 경험해 보고 싶은 신상품 선각자로서 혁신자(innovator)라고 할 수 있으며, 신상품을 사용해 본 다음 주변 사람들이나 매체를 통하여 소개하기도 한다. 그래서 이들을 선각 수용자(early adopter)라고 부른다. 그 후 새로운 것에 민감한 소비자가 신상품을 구입하게 된다. 이와 같이 혁신자와 선각 수용자가 상품 구입하는 단계를 도입기라고 한다.

따라서 도입기의 특징은 시장 진입단계로서 마케팅비용은 많이 들지만, 수요가 적고 매출액은 낮아 이익은 발생하지 않거나 아주 낮은 편이다. 또한 새로운 상품에 대한 잠재구매자의 수가 아직 적고 경쟁기업이 없거나 극소수인 것이 특징이다. 즉 시장의 이탈 장벽이 낮기 때문에 독과점 기업이 발생할 소지가 크다. 도입기의 마케팅전략은 다음과 같다.

시장세분화의 필요성을 낮춘다 시장규모가 작고 소비자들의 필요나 욕구가 다양하지 못하기 때문에 시장세분화에 대한 필요성이 낮다.

고가와 저가전략의 선택이 요구된다 다수의 소비자가 고가를 지급할 의사가 있고, 잠재경쟁자의 진입이 당분간 없다고 판단되면 고가격에 의하여 단위당 높은 마진을 실현시킬 수 있다. 그러나 신속하게 시장에 침투할 목적이거나 잠재시장이 비교적 크고, 가격민감도가 높은 경우에는 저가격 전략이 요구된다.

인지도 향상을 위한 전략이 요구된다 도입기의 신상품일수록 소비자들은 그 상품에 대하여 잘 모르므로 교육과 브랜드 인지도 향상을 위한 촉진노력이 필요하다.

3) 성장기의 특징과 마케팅전략

성장기에는 시장이 급속도로 성장하기 때문에 매력도가 가장 높다고 할 수 있다. 이 시기의 소비자는 신상품이 좋아서 구매하기로 결정을 하였는데, 어떤 것을 구입할지 모르는 단계로서 이미 선각 수용자들이 구매한 것을 구경하기도 했고, 매체를 통해 읽거나 보기도 하여 괜찮다는 것을 숙지하고 있는 상태이다. 이와 같은 성장기에는 수요가 급속도로 커지고 매출도 급성장하여 이익이 점점 증가하는 단계이다. 성장기의 마케팅 전략은 다음과 같다.

시장점유율 확대 성장기에는 경쟁기업이 등장하게 되는데, 시장 자체가 성장하는 단계이므로 다 같이 성장을 누릴 수 있다는 점에서 더 많은 시장점유율 확대가 요구된다.

차별화 시도 경쟁에 대응하기 위해 마케팅믹스 요소들을 차별화하여 경쟁적 우위를 확보해야 한다.

상표선호도 향상 촉진　도입기에는 상표인지도 제고가 요구되지만, 성장기에는 상표선호도 향상으로의 전환이 필요하다. 예를 들어 대한항공이 독점이던 시절에는 대한항공 자체를 인지만 시켜주어도 고객들은 가격과 서비스에 관계없이 이용하였지만, 아시아나항공의 등장은 인지가 문제가 아니라 자사를 선택할 수 있도록 촉진전략 즉 상표선호도 전략으로 바뀌게 되었다.

4) 성숙기의 특징과 마케팅전략

성숙기에 성장률은 정체되지만 시장의 규모가 극대화되어 있기 때문에 매력도는 높다고 할 수 있으나, 경쟁구도가 심각하고 곧 쇠퇴기로 접어들 수 있다는 점에서 시장매력도에 대한 판단을 신중하게 할 필요성이 있다. 성숙기의 시장은 이미 몇 개의 기업에 의하여 적절히 분할되어 있고, 상품판매 총량이 최고점에 이르게 된다. 시장 전체가 성장하고 있을 때에는 시장점유율을 위해 경쟁하지 않아도 매출을 신장시킬 수 있지만, 일단 시장의 성장이 멈추면 경쟁이 격화되고 업계 전체의 이익이 감소하는 현상이 발생한다. 따라서 성숙기에는 시장의 경쟁강도를 높이고 수익을 극대화해야 하는데, 그 이유는 다음과 같은 상황요인 때문이다.

- 시장의 성장세가 둔화되기 때문
- 상품의 차별성이 적어지기 때문
- 유사규모의 경쟁자가 많아지기 때문

성숙기는 시장이 포화된 상태이므로 신규고객을 창출하는 것은 어려우므로 고객유지 전략으로 나가야 한다. 즉 한정된 시장을 놓고 경쟁사 간에 제로섬 게임을 해야 하는데, 경쟁자의 고객을 흡수할 수 없으면 자사의 고객을 경쟁사로 이탈하지 않도록 유지하는 노력이 필요한 것이다. 결국 한정된 시장을 놓고 경쟁에서 살아남아야 하므로 마케팅 지출을 줄여 가격을 낮추거나 상품을 차별화하여 최소한 시장점유율을 유지해야 한다. 따라서 경쟁상품 간에 차이가 없는 성숙기에서 경쟁우위를 확보하려면 차별화 우위 또는 비용우위 전략이 요구된다.

차별화 우위전략은 경쟁사와 차별화된 상품 및 서비스를 가격프리미엄을 받고 제공하는 것을 의미하고, 비용 우위전략은 기업 자체의 비용절감을 통하여 동일한 상품이나 서비스를 경쟁사보다 낮은 비용에 제공해서 기업의 수익률을 높이고자 하는 것이다.

5) 쇠퇴기의 특징과 마케팅전략

쇠퇴기에는 매력도가 매우 낮기 때문에 대부분의 경쟁자들이 시장을 포기하는 단계이다. 즉 쇠퇴기에는 판매량은 줄고 가격경쟁은 더욱 치열해지므로 매출은 저하되고 이윤도 발생하지 않는다. 따라서 더이상 마케팅비용의 지출은 무의미하므로 철수전략과 수확전략의 선택이 요구된다. 그러나 모든 상품이 쇠퇴기를 거쳐 곧바로 소멸되지는 않는다. 기존의 상품에 다른 기능을 첨가하거나 새로운 트렌드가 일어나서 다시 판매가 늘 수도 있다.

쇠퇴기 마케팅전략으로는 ① 가급적 시장에서 빠르게 철수(divest)하는 전략과, ② 마케팅비용을 줄여가면서 쉽게 판매될 수 있는 만큼은 거두어들이는 수확(harvest)전략의 선택이 요구된다. 그러나 쇠퇴기에 있더라도 마케팅비용을 투자하여 리포지셔닝을 하면 수명이 연장될 수도 있지만 그 가능은 낮은 편이다.

1.4_ 의료관광 패키지상품

1) 패키지상품의 개념

패키지상품이란 여러 보완관계에 있는 단위상품을 단일가격에 하나로 묶은 상품을 말한다. 소비자의 입장에서는 각 상품을 낱개로 구입하는 것보다 일괄(패키지) 구입하게 되면 상대적으로 가격이 저렴하고 구매과정이 간단하다. 여행사에서 판매하는 패키지상품의 경우 여행소재를 대량 구입하여 하나로 만든 기획상품을 말한다. 우리나라 「관광진흥법」은 제2조 3호에서 '기획여행'을 규정하고 있는데, "여행업을 경영하는 자가 국외여행을 하고자 하는 여행자를 위하여 여행의 목적지 · 일정, 여행자가 제공받을 운송 또는 숙박 등의 서비스 내용과 그 요금 등에 관한 사항을 미리 정하고 이에 참가하는 여행자를 모집하여 실시하는 여행을 말한다"고 정의하고 있다.

따라서 의료관광 패키지상품이란 "의료기관과 관광사업체가 제공하는 서비스를 하나로 묶어 단일가격으로 의료관광객을 모객하는 기획상품"이라고 할 수 있다. 이러한 의료관광 패키지상품을 판매하는 주체는 대부분 외국인환자 유치업자이지만, 지자체에서 자신의 지역에 경제활성화 측면에서 자체적으로 개발하기도 한다.

2) 패키지상품의 장단점

의료관광 패키지상품은 의료관광 공급자(의료기관, 관광사업체 등)와 의료관광객 양자에게 각각의 장단점이 있는데, 이를 정리하면 다음 표와 같다.

표 12-2 패키지상품의 장단점

	장 점	단 점
의료관광객	• 시간과 비용의 절감 • 원스톱쇼핑(one-stop shopping) 가능 • 안전한 여행 • 언어소통문제 해결 • 새로운 친구의 사귐 • 특별대우(예 : 공항이나 관광지에 입장 시 특별대우)	• 자유관광의 부족 • 본인의 의사와 관계없이 관광 일정이 짜임 • 무리한 쇼핑과 옵션의 부담 • 팁에 대한 부담
의료관광공급자 (의료기관, 관광사업체)	• 대량마케팅 가능 • 상품판매와 수배가 수월함 • 규모의 경제 추구 • 의료관광 공급자 간 판매 극대화	• 저가 및 저품질 의료관광상품의 남발 우려

사례

의료관광 패키지상품 - "힐링 코리아 강릉"

강원도 강릉시가 극동러시아를 대상으로 개발한 맞춤형 크루즈 의료관광 여행상품을 2013년 10월에 이어 2014년 2월부터 6월까지 총 10차로 제2회 "힐링 코리아 강릉"을 운영하였다. 강릉시는 지난해 극동러시아 대상 접근성이 용이한 동해항 크루즈를 이용하여 러시아 수요자 요구에 맞는 건강 · 휴양을 특화한 힐링 의료관광 패키지상품인 "힐링 코리아 강릉"을 개발하여 운영한 결과 현지 여행사들의 소식에 의하면 상품을 접한 의료관광객들이 상당히 만족스러워했다고 전했다.

"힐링 코리아 강릉"은 매주 목요일 동해항 국제여객터미널에 입항하여 일요일 출항하며, 강릉동인병원의 종합건강검진과 경포호 및 경포습지 투어, 경포해변의 리조트 숙박, 커피박물관 체험 등 강릉의 힐링 · 웰니스형 일정으로 상품을 구성하였다.

2. 의료관광가격 관리

2.1_ 의료관광가격의 의의

1) 가격의 개념

가격(price)이란 제품이나 서비스의 1단위를 구입할 때 그 대가로 치르는 화폐량 또는 소비자가 소유하거나 사용하게 된 제품이나 서비스가 제공하는 혜택과 교환하는 대가로 지급하는 가치라고 정의된다. 이와 같은 가격은 상품의 가치를 표시하고, 이익을 창출하는 직접적인 기능을 지니고 있으며, 종사원의 월급, 시설 재투자, 주주들에 대한 이익배당 등과 같은 일련의 기업활동은 가격을 통해서 실현이 가능하다. 마케팅믹스 차원에서 가격은 ① 기업의 수익을 창출하는 유일한 요소(다른 마케팅믹스요소는 모두 비용을 초래)이고, ② 이익의 원천으로서 총수익에 영향을 주며, ③ 목표이익 달성 및 판매량에 영향을 주는 요소라고 할 수 있다.

이상의 가격에 대한 정의를 고려해 볼 때 의료관광가격은 의료관광객이 의료관광공급자가 제공하는 서비스의 혜택을 경험하고 지급하는 가치라고 정의할 수 있다. 가격을 의료현장에서는 의료수가라고 하는데 의료수가란 건강보험공단과 환자가 의사나 약사 등의 의료 서비스 제공자에게 제공하는 돈을 의미한다.

2) 가격관리의 특징

마케팅믹스 중에서 가격은 다른 요소들보다 소비자의 반응을 신속히 이끌어내는 특징을 가지고 있다. 만약 가격을 내리면 즉각적으로 소비자는 싸다고 인지함에 따라 매출이 신속히 증대될 수도 있다. 일반적으로 광고량을 늘리는 것보다 가격을 낮추는 것이 신속하게 매출의 증가를 가져올 수 있다. 즉 광고에 대한 매출의 탄력성보다 가격에 대한 매출의 탄력성이 높은 것으로 나타난다. 또한 자사의 가격변화는 경쟁기업이 민감하게 반응하므로 가격관리는 마케터의 주요 관심사라고 할 수 있다.

2.2_ 의료관광가격의 결정방법

1) 수요와 공급에 의한 가격결정

의료관광객의 수요는 탄력적인 데 비하여 의료기관 및 호텔과 같은 공급은 비탄력적이다. 결국 공급은 일정하므로 수요의 증감에 의하여 가격이 결정되는 특징을 가지고 있다. 특히 의료기관은 비수기가 존재하지 않지만, 관광업체의 경우 성수기와 비수기에 따라 수요의 증감 폭이 크다. 즉 호텔의 객실과 항공사의 좌석은 공급이 일정한 반면에 수요는 성수기와 비수기, 주중과 주말 등의 요인에 따라 증감의 폭이 크므로 가격을 탄력적으로 운용할 수밖에 없다.

2) 준거가격에 의한 가격결정

준거가격(reference price)이란 의료관광객이 제시된 가격의 높고 낮음을 인식하는 데 기준이 되는 가격을 말한다. 이와 같은 준거가격은 관광객이 과거에 구매하였던 가격에 기초하여 형성되거나 어떠한 원칙과 정보에 따라 스스로 산정할 수도 있다. 예를 들어 한 의료관광객이 과거에 건강검진과 관광을 4박5일에 100만 원에 갔다 왔거나, 자신이 취득한 정보에 의하여 100만 원 정도로 알고 있다면 이번에도 그 가격으로 인식하게 되는데, 만약 100만 원보다 낮으면 싸게, 그보다 높으면 비싸게 인식하는 것이다. 따라서 의료관광마케터가 제시한 가격은 준거가격에 따라 의료관광객이 공정하게, 아니면 높거나 낮게 받아들인다는 점에서 전략적 결정이 요구된다.

3) 원가에 의한 가격결정

가장 일반적인 가격결정 방법으로서 생산 및 마케팅 비용 등을 포함한 총원가에 이윤을 붙이는 방법이다. 원가지향 가격결정은 일정한 이윤확보 측면에서 장점은 있으나, 시장점유율을 확보하고 수요변동과 경쟁상황을 대처하는 측면에서는 유연성이 문제가 된다.

4) 경쟁자 기준에 의한 가격결정

경쟁자 기준에 의한 가격결정이란 경쟁자보다 상대적으로 저가 또는 고가전략을 선택할 것인지, 아니면 대등한 가격전략을 선택할 것인지를 말한다.

상대적 저가전략 가격탄력성이 높고, 경쟁자의 수가 많을 때 요구되는 가격전략을 말한다.

상대적 고가전략 자사의 상품이 우수하거나 명성이 높고, 수요의 탄력성이 낮을 때 요구되는 가격전략을 말한다.

대등가격전략 시장에서 가격이 차지하는 비중이 줄고, 수요가 비탄력적일 때 요구되는 가격전략을 말한다.

5) 가치기반 의료수가 결정

가치기반이란 가치를 추구하고 그에 이윤이 수반되는 구조를 말한다. 따라서 가치기반 의료수가는 의료기관의 의료원가보다는 의료소비자의 가치 지각에 중점을 두고 그에 따른 이윤이 수반되도록 가격이 결정되는 것을 말한다. 결국 가치기반 의료수가는 마케팅 프로그램이 개발되기 전에 환자의 의료상품에 대한 가치 지각에 영향을 줄 수 있는 다른 마케팅믹스요소와 함께 고려해서 결정해야 한다.

2.3_ 의료관광 가격전략의 유형

1) 저가전략

시장침투가격이라고 할 수 있는 저가전략은 ① 서비스품질 수준을 경쟁사와 동등하게 하거나 그 이상으로 높이면서 가격을 더 저렴하게 하고자 할 때, ② 원가절감을 통하여 가격을 낮추고 핵심서비스에 치중하고자 할 때 가능하다.

특히 시장침투가격은 낮은 가격과 수요가 많이 발생하는 상품에 유리하며, 대량생산에 의한 원가절감이 가능한 상품에 유효하고, 규모의 경제가 클 때, 시장점유율을 빨리 확보하고자 할 때 적합한 전략이라고 할 수 있다.

2) 고가전략

고가전략은 ① 고객이 고가를 지급할 만큼의 서비스상품이 차별화되어 있어야 하고, ② 서비스품질 수준과 보장성을 높여줄 때 가능하다. 특히 도입기에 고가전략을 사용하고, 시간의 흐름에 따라 점차 가격을 낮추는 전략을 '스키밍(skimming)' 가격전략이라고 한다.

스키밍 가격전략은 시장이 가격에 민감하지 않을 때 유효한 전략이며, 경쟁사가 모방하기 어려울 정도로 해당 제품의 기술력이나 차별성이 뛰어날 경우 즉 제품의 혁신이 클 때, 제품의 확산속도가 느릴 때, 수요의 가격탄력성이 높을 때 그리고 브랜드 충성도가 있을 때 적합하다. 예를 들어 새로운 모델의 휴대폰을 출고할 때 처음에는 높은 가격을 책정하다가 점차적으로 가격을 인하하는 가격정책을 들 수 있다.

3) 패키지가격 전략

패키지(package)란 여러 단위 요소들을 하나로 묶은 것을 말한다. 패키지가격은 고객으로 하여금 하나하나의 품목을 개별로 구입하는 것보다 일괄 구매하도록 하여 가격을 싸게 구성함으로써 고객들의 구매를 유도하는 전략이라고 할 수 있다. 예를 들어 의료관광상품은 의료기관은 물론 관광사업체에 있어서도 이동을 위한 교통수단, 숙박 및 식음료 시설, 관광 및 레저시설 등으로 다양하게 구성되어 있는데, 이를 패키지화할 때 가격경쟁력이 있다고 할 수 있다. 패키지가격을 설정할 때는 ① 원가를 구성하는 요소를 추출하고, ② 그에 대한 총액을 산출하며, ③ 단위당 원가를 산출한 다음, ④ 마진을 부가하는 방법으로 진행된다.

4) 심리지향적 가격전략

의료관광객은 가격에 대한 심리적인 부담을 가지고 있다. 비록 미미한 가격 차이이지만 의료관광객이 심리적으로 싸게 느껴지도록 가격을 설정하는 것이 심리지향적인 가격전략이다. 예를 들어 4박5일 의료관광상품 요금을 1,000,000원으로 하는 것보다 990,000원으로 설정하면 비록 10,000원 차이이지만 고객의 심리적인 가격은 그보다 훨씬 더 싸게 느껴진다. 이러한 마케팅을 '99마케팅'이라고 한다.

3. 의료관광유통 관리

3.1_ 의료관광유통의 개요

유통이란 제품이나 서비스가 생산자로부터 소비자 쪽으로 이전되는 현상, 또는 이전시키기 위한 활동이라고 정의된다. "세계 최고의 제품도 소비자들에게 발견되지 못하면 좋은 실적을 올릴 수 없다"는 말이 있다. 즉 공급자는 제품이나 서비스를 소비자에게 전달하기 위해서 유통채널이 필요한 것이다. 이와 같이 유통은 판매자의 상품을 효율적으로 시장에 전달하고, 또한 시장에서 얻은 정보를 수집하여 판매자에게 전달시켜주는 역할을 하는 것이다. 따라서 유통은 고객의 최종 구매반응과 밀접하게 연관되어 있으므로 기업은 표적시장의 소비자에게 적절한 시간에 적절한 장소에 제품을 공급해서 고객이 제품을 구매하는 데 장애를 느끼지 않도록 하고 있다.

일반 제품의 경우 '제조업자→도매상→소매상→소비자'의 유통과정을 거치지만, 의료관광상품은 이러한 유통채널이 없어 진열판매를 할 수 없다는 데 어려운 점이 있다. 의료관광상품의 유통은 의료관광서비스 수요자인 환자와 의료관광서비스 공급자인 의료기관 및 관광사업체 사이에 외국인환자 유치업자와 같은 에이전시가 역할을 담당하고 있다. 결국 외국인환자 유치업자가 일종의 여행사와 같은 알선업체이며, 여행사(일반여행업)도 외국인환자 유치업자로 등록할 수 있게 되어 있다.

3.2_ 의료관광상품의 유통경로

1) 직 · 간접적인 유통경로

직접유통 의료관광상품의 직접유통은 의료관광객과 의료기관 및 관광사업체 간에 직거래가 이루어지는 것을 말한다. 이러한 직거래는 의료관광객이 현지 의료기관 및 관광사업체(숙박업체 등)에 대한 경험과 정보가 풍부해야 하고, 지리에도 밝아야 한다는 전제가 요구된다. 이들은 대부분 인터넷 홈페이지를 통해서 예약을 하며 주로 재방문 의료관광객들이라고 할 수 있다.

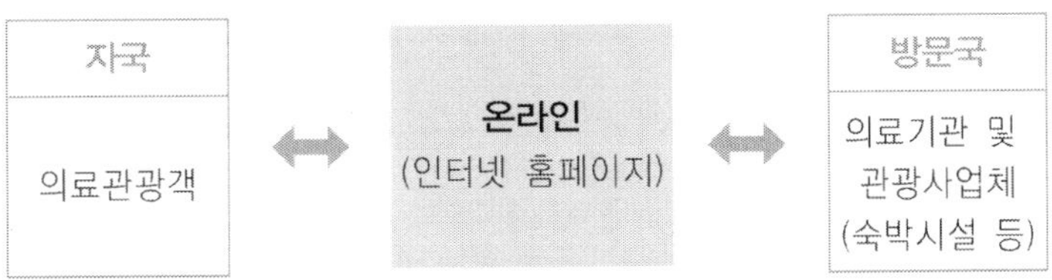

【그림 12-3】 의료관광상품의 직접유통

표 12-3 의료관광상품 직접유통의 장단점

구분	의료관광객 측면	의료관광서비스 공급자 측면
장점	• 구매절차 단순 • 예약확인 및 변경, 수시 연락이 용이 • 쇼핑, 팁 강요 등 부당한 압력 배제 • 현지에서 자유여행 가능	• 업무처리 신속 • 예약확인 및 수시 연락이 용이 • 수수료에 대한 부담이 없음
단점	• 가이드가 없으므로 불안 • 리스크 발생 시 본인이 해결 • 비자 및 각종 서류 본인이 준비 • 방문국에서 이동에 따른 교통비 상승	• 의료서비스 통역 문제 • 의료서비스를 위한 준비서류 직접 핸들링

간접유통　의료관광상품의 간접유통은 의료관광객과 의료기관 및 관광사업체 사이에 에이전시를 통하여 거래가 이루어지는 것을 말한다. 이 경우 방문국 에이전시가 의료기관 및 관광사업체(숙박시설 등)와 협력을 맺은 다음 의료관광상품을 만들어 의료관광객 자국의 에이전시에 전달하고 그것을 자국 에이전시가 그들 국가의 의료관광객에게 판매하는 형태를 취하고 있다. 일반적으로 에이전시가 의료기관으로부터 받는 수수료는 10~20% 정도인데, 이러한 규정은 에이전시와 의료기관 간에 협약서나 계약서를 통하여 확정할 수 있다. 대부분의 의료관광객은 이러한 간접유통과정을 통하여 의료관광상품을 구매하게 되는데, 그림으로 설명하면 다음과 같다.

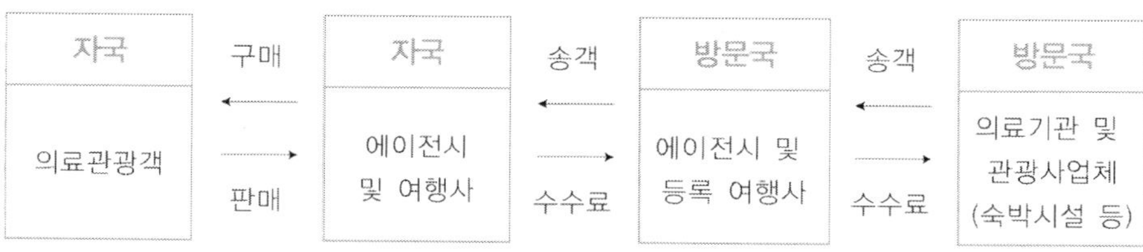

【그림 12-4】 **의료관광상품의 간접유통**

표 12-4　**의료관광상품 간접유통의 장단점**

구분	의료관광객 측면	의료관광서비스 공급자 측면
장점	• 원스톱(one-stop) 구매 • 가이드를 통한 안전한 의료관광 가능 • 방문국에서 통역지원 • 리스크 발생 시 대행가능	• 의료서비스 통역문제 해결 • 에이전시가 의료서비스를 위한 준비서류 대행
단점	• 불필요한 의료관광 일정 • 의료기관 및 관광사업체(숙박시설 등) 선택의 한계	• 수수료 지급

2) 판매방식에 의한 유통경로

전속적 유통 배타적 유통이라고도 하며, 각 판매지역별로 하나 혹은 극소수의 중간상에게 자사제품의 유통에 대한 독점권을 부여하는 것을 말한다. 주로 고가의 상품을 전문적으로 판매하는 유통업체가 해당된다고 할 수 있다. 예를 들어 의료관광상품을 특정 국가의 VIP만을 대상으로 판매하고자 한다면 이러한 유통경로가 유효하다고 할 수 있다.

집약적 유통 집중적 또는 개방적 유통이라고도 하며, 가능한 많은 소매상들로 하여금 자사제품을 취급하도록 함으로써 대량판매를 위한 유통경로 전략이라고 할 수 있다. 의료관광 패키지상품의 경우 이러한 전략이 유효하다고 할 수 있다.

선택적 유통 집약적 유통과 전속적 유통의 중간에 해당되는 전략으로, 판매지역별로 자사제품을 취급하고자 하는 중간상들 중에서 자격을 갖춘 하나 이상의 소소한 중간상들에게 판매를 허용하는 전략이다. 이러한 전략은 소비자들이 구매 전에 상표 대안들을 파악하고 이들을 비교 · 평가하는 특성을 가진 선매품에 적절하다. 예를 들어 여러 의료관광상품을 한곳에서 판매함으로써 의료관광객이 비교 · 선택할 수 있게 하는 유통전략이라고 할 수 있다.

3) 프랜차이즈 유통경로

프랜차이즈 유통의 개념 프랜차이즈(franchise)란 서비스를 공급하는 본사(franchisor)와 가맹점(franchisee) 간에 계약을 맺어 본사는 상표사용권 등 경영 노하우를 제공하는 등 본사가 특정한 서비스를 판매할 수 있는 권한을 부여하고, 가맹점은 그에 따른 수수료를 지급하는 형태를 말한다. 이와 같은 프랜차이즈는 계약관계에 의해 독립적인 운영주체가 되는 투자가들을 유인함으로써 자사의 서비스를 지역적으로 확산시키는 유통전략이라고 할 수 있다. 프랜차이즈 유통경로의 핵심은 다수에 의한 규모의 경제추구, 표준화된 서비스와 운영방식 등을 통하여 고객들에게 어느 매장에서나 동일한 서비스와 요금을 제공하고자 하는 것이다.

관광상품의 유통과정 우리나라 해외관광상품의 경우 소매여행사는 도매여행사 및 종합패키지여행사(예 하나투어, 모두투어 등)와 프랜차이즈 협약을 맺어 그들의 상품을 전적으로 판매해 주고 수수료를 받는 형식을 취한다. 즉 소매여행사는 종합패키지여행사의 대리점 역할을 하는 것인데, 소매여행사는 경영상의 독립을 유지하면서 종합패키지 여행사의 간판을 달고 영업하되, 종합패키지여행사는 패키지상품을 전국적으로 광고하여 소매여행사로 하여금 자사의 상품을 판매하도록 하고 있다. 이와 같은 유통구조는 소매여행사가 자체 패키지상품 개발 및 광고능력에 한계가 있다는 점, 종합패키지여행사는 규모의 경제를 통하여 항공사 등 관광공급자들로부터 비교적 저렴한 가격 또는 안정적으로 좌석을 공급받을 수 있다는 점, 대규모 자본에 의한 광고의 능력이 있다는 점에서 서로의 이해관계가 맞아떨어지고 있다.

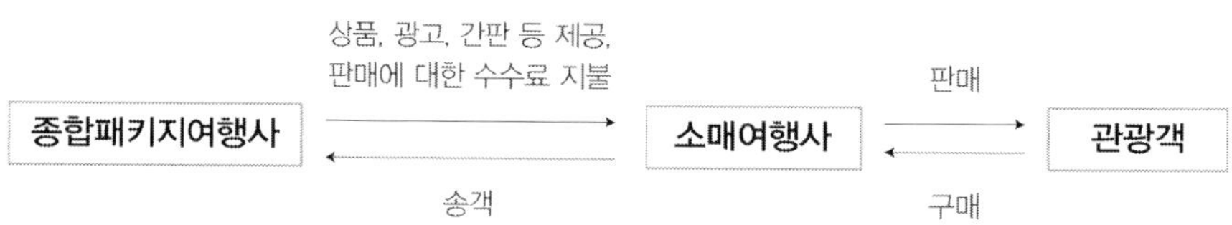

【그림 12-5】 **프랜차이즈에 의한 관광상품 유통**

의료관광상품의 유통 의료관광상품의 경우 외국인환자의 자국 내 도매 에이전시 또는 여행사가 의료관광목적지의 의료기관 및 관광사업체와 협의하여 상품을 만들어 자국 내 소매 에이전시 또는 여행사에게 이러한 프랜차이즈를 통하여 유통시킬 수 있다. 프랜차이즈를 통한 의료관광상품의 유통은 건강진단 등 대부분 표준화된 의료 및 관광서비스에 해당되고, 외국인환자 개인의 치료목적 등은 옵션으로 처리할 수밖에 없는 특징이 있다.

프랜차이즈 유통의 장단점 프랜차이즈 시스템의 경우 본사 입장에서는 ① 판매망 확대에 따른 수입의 극대화, ② 유통점포의 일관성 유지관리, ③ 지역시장에 대한 지식습득 등의 장점이 있는 반면에 단점은 거의 없다. 가맹점의 경우 장단점이 뚜렷하게 존재하는데, 구체적인 내용은 다음 표와 같다.

표 12-5 가맹점 입장에서의 프랜차이즈 시스템의 장단점

장 점	단 점
• 사업 진출의 용이 및 위험의 최소화 • 인지도 높은 브랜드의 사용으로 초기에 신뢰성 확보 • 판매의 단순성 • 공동광고 효과 • 대량구매에 의한 원가절감 • 금융권으로부터 자금조달 용이	• 과다한 로열티 지급 • 동일 지역 내 가맹점 남발 등 시장의 포화와 잠식가능성 • 지역특성을 고려한 독자상품 개발 및 판매의 제한 • 본사로부터 지나친 통제 및 갈등 • 계약 종료 후 이미지 저하

의원가 서로 다른 전문 과목 의사들이 동일 건물에 모여 각 의료기관을 운영하는 형태로 각각의 의료기관들은 독립성을 유지하는데 의료 서비스 이용자의 입장에서는 종합병원과 같은 느낌을 가질 수 있다.

4. 의료관광 통합적 커뮤니케이션 관리

4.1_ 통합적 커뮤니케이션 의의

1) 통합적 커뮤니케이션의 개념

마케팅믹스 4P의 촉진(promotion)은 정보전달을 목적으로 하는 커뮤니케이션(communication) 활동을 말한다. 즉 고객에게 정보를 제공하고, 호의적인 태도를 갖도록 하며, 궁극적으로는 소비자행동에 영향을 주어 구매를 유도하는 데 목적이 있다. 커뮤니케이션의 구체적인 수단으로는 ① TV, 라디오, 신문, 잡지 등의 미디어광고, ② 직접우편(direct mail) 광고, POP(Point Of Purchase)광고, 옥외광고 등의 비미디어광고, ③ 텔레마케팅(telemarketing), ④ 판매촉진, ⑤ 인적판매, ⑥ 홍보 등이 있다. 이러한 수단을 통합적으로 관리한다는 의미에서 최근에는 '촉진(promotion)'이라는 용어보다 '통합적 커뮤니케이션(IMC; Integrated Marketing Communication)'이라는 용어를 사용하고 있다.

통합적 커뮤니케이션이란 종전의 촉진믹스 요인인 광고, 홍보, 판매촉진 등을 개별적으로 보았던 것을 관련된 마케팅믹스 요인까지 확대해 전체적으로 보려는 방법일 뿐만 아니라, 소비자의 정보처리 시각으로 보고자 하는 수단을 말한다. 즉 종래의 광고가 일차적 커뮤니케이션 효과로 만족하였다면, 통합적 커뮤니케이션은 매출효과나 시장점유율 신장효과 등을 구체적으로 성취하려는 데 초점을 맞추고, 그 수단으로서 마케팅믹스 및 촉진 커뮤니케이션 수단을 배합하려는 접근방법이라고 할 수 있다.

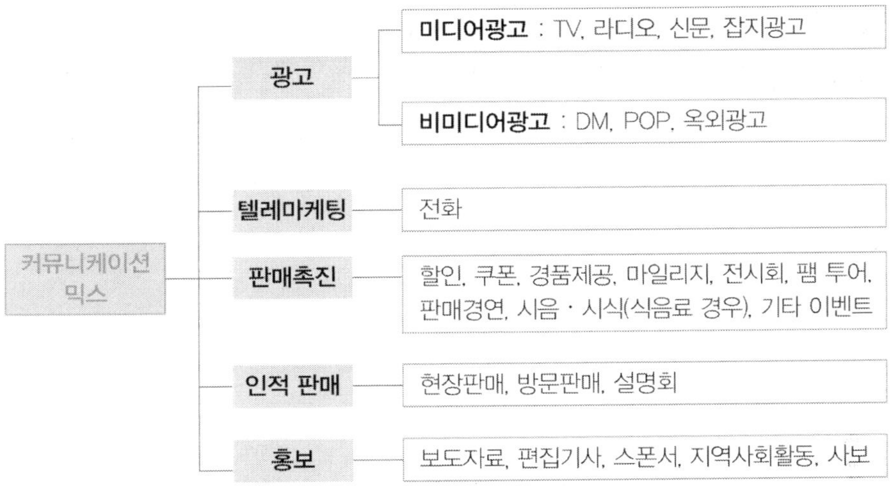
미디어광고 : TV, 라디오, 신문, 잡지광고
광고
비미디어광고 : DM, POP, 옥외광고
텔레마케팅
전화
커뮤니케이션 믹스
판매촉진
할인, 쿠폰, 경품제공, 마일리지, 전시회, 팸 투어, 판매경연, 시음 · 시식(식음료 경우), 기타 이벤트
인적 판매
현장판매, 방문판매, 설명회
홍보
보도자료, 편집기사, 스폰서, 지역사회활동, 사보

【그림 12-6】 **커뮤니케이션 믹스의 분류**

2) 의료관광 커뮤니케이션의 목표

앞서 의료관광객 행동에서 살펴보았듯이 의료관광상품의 구매과정은 의료관광욕구의 인식-의료관광정보의 수집 및 탐색-의료관광상품 구매-의료관광 준비-의료관광 경험(소비) 후 평가의 5단계로 되어 있다. 따라서 현재의 의료관광객이 어떤 구매과정 단계에 있느냐에 따라 다음 그림([그림 12-7])과 같이 커뮤니케이션의 목표와 수단을 달리 적용할 필요가 있다.

구매과정	커뮤니케이션 목표	커뮤니케이션 수단
의료관광욕구의 인식	인지도 향상	TV 등 매체 광고
의료관광정보의 수집 및 탐색	정보 제공	신문, 인쇄물
의료관광상품 구매	설득 및 구매의욕 고취	POP광고, 판매촉진, 인적 판매
의료관광 준비	선택에 대한 확신	텔레마케팅
의료관광 경험(소비) 후 평가	재구매에 대한 리마인드 주입	DM, 텔레마케팅

【그림 12-7】 **의료관광상품 구매과정에 따른 커뮤니케이션**

4.2_ 광고

1) 광고의 개념

광고(advertising)란 광고주가 자사의 상품을 판매촉진하기 위하여 유료로 TV, 라디오, 신문, 잡지 등의 미디어(media)를 통하여 널리 알리는 커뮤니케이션의 수단을 말한다. 미디어를 통하지 않는 광고로는 DM, POP, 옥외광고 등이 있다. 이와 같은 광고는 인지도가 낮은 시장을 대상으로 인지도 향상을 촉진하는 효과를 얻고자 하는 데 적합한 커뮤니케이션 믹스라고 할 수 있다. 이와 같은 광고는 5W의 원칙 즉 ① who(광고주), ② what(상품내용), ③ whom(대상), ④ which media(매체), ⑤ what effect(광고 성과)를 충족시킬 수 있어야 하며, 그 목적은 자사의 상품을 인지시키는 것으로서 대량마케팅 차원에서 유효한 수단이 된다.

2) 광고의 체계

광고의 판매자는 방송사이고, 광고의 구매자는 광고주이다. 이 둘 사이에 대리인이 있는데 방송사의 대리인은 한국방송광고공사이고, 광고주의 대리인은 광고대행사이다.

3) 광고의 기능과 원칙

광고의 기능은 ① 소비자에게 상품에 대한 정보제공은 물론 학습 또는 교육의 역할을 하고, ② 상품의 가치증대 및 호감도를 창조하며, ③ 소비자에게 구매유인을 하여 판매에 대한 자극을 하고, ④ 소비자가 광고의 상품을 유통업체에서 찾을 경우 유통경로의 확보 등을 할 수 있다.

광고가 성공적으로 수행되기 위해서는 이른바 AIDA원칙이 요구된다. AIDA원칙이란 ① 주의(attention)를 끌어 관심을 사로잡아야 하고, ② 흥미(interest)를 유발시킬 수 있어야 하며, ③ 구매하고 싶은 욕구(desire)를 자아내게 하여, ④ 실제 구매행동(action)으로 유도할 수 있어야 한다.

4) 광고계획 및 매체 결정

광고는 사전계획에 의하여 매체 결정 시 체계적으로 진행되어야 하는데 그 단계는 다음과 같다.

- 광고의 목적(정보제공 목적, 설득 목적, 리마인드 목적)을 설정한다.
- 사내 자체 제작 또는 광고대행사를 이용할 것인지를 결정한다.
- 잠정적 광고예산 및 비용을 고려한다.
- 제휴업체(의료기관, 관광사업체)와의 공동광고를 고려한다.
- 광고메시지 전략을 결정한다.
- 광고미디어(TV, 라디오, 신문, 잡지 등)를 선택한다.
- 광고 타이밍을 결정한다.
- 광고를 사전 테스트한다.

- 최종 광고계획과 예산을 확정한다.
- 광고의 성공여부를 측정하고 평가한다.
- 표적시장의 매체습관을 고려한다.

표 12-6 미디어의 장단점

미디어	장점	단점
TV	• 대량의 시청자 확보 • 시각, 청각을 통한 흥미유발 및 주목	• 비용과다 • 광고시간(15초, 30초, 60초) 및 설명의 한계
라디오	• 지역, 인구분포, 라이프스타일에 따른 세분화 가능 • 적은 비용 • 운전 중에도 접근 가능	• 청각에만 의존 • 시청자의 한계
신문	• 지역에 따른 세분화 가능 • 잡지에 비해 독자가 많음 • 광고제작에서 게재까지 시간단축 • 자세한 설명 가능	• 매체가치가 하루 만에 사라짐 • 인구통계적 세분화의 한계
잡지	• 라이프스타일에 따른 세분화 가능 • 매체가치가 장시간 유지 • 자세한 설명 가능	• 광고제작에서 게재까지 장시간 소요 • 신문에 비해 독자가 적음

5) 비미디어 광고

DM(Direct Mail)광고 우편에 의해서 직접 예상고객에게 송달되는 광고이다. 직접 광고(direct advertising)의 일종으로 우편광고, 우송광고, 통신광고라는 말로도 쓰인다. DM광고의 장점은 ① 표적시장을 선택하여 대상을 정확하게 통제함, ② 시장환경과 고객의 욕구에 적합한 커뮤니케이션 가능, ③ 다양한 형태 가능, ④ 소기업도 광고가 가능한 저비용, ⑤ 시간에 구애받지 않는 점 등이다. 단점으로는 ① 너무 많은 DM홍보물은 쓰레기 취급 또는 고객으로 하여금 귀찮게 만들어 역효과를 불러올 수 있고, ② e-mail의 경우 스팸 메일로 처리할 수 있다는 점 등이다.

POP 광고(Point Of Purchase) 소비자가 상품을 구입하는 구매시점에서의 광고, 즉 매장이나 가두매점 등에서 광고물을 설치하여 직접적인 광고 효과를 얻게 하는 구매시점 광고를 말한다. 매장의 옥외에 각종 간판 설치, 점내에 디스플레이를 통해 벌이는 광고 활동 등이 모두 POP광고에 해당된다. POP광고의 장점은 ① 소비자에게 충동구매 유도, ② 원하는 장소에 다양한 색상과 형태로 자유롭게 배치, ③ 상품가격 경쟁력을 부각시켜 구매결정을 자극, ④ 상품에 주목시킴 · 흥미유발 등이다.

옥외광고 주요 교통지역 빌딩 옥상의 광고탑을 비롯하여 고속도로 주변 입간판, 지하철 · 터미널 · 역 구내의 입간판, 지하철 · 버스 · 택시 내부의 부착물 등을 말한다. 옥외광고의 장점은 ① 지역에 따른 세분화 가능, ② 소비자의 의지와 관계없이 반복전달 가능, ③ 매체광고와 비교하여 상대적으로 비용이 저렴하다. 단점으로는 ① 라이프스타일에 따른 세분화가 어렵고, ② 단기간 내에 내용 변경이 어려우며, ③ 주위가 산만하여 주의도가 떨어지고, ④ 메시지 분량에 한계가 있다.

6) 광고 메시지

광고에서 전달하고자 하는 주요 주제와 매력, 혹은 혜택을 메시지로 전달해야 하는데, 이를 카피라이트(copyright)라고 한다. 카피라이트란 메시지를 언어적으로 표현한 것으로 다음과 같은 체크리스트에 의해 만들어져야 한다.

- 광고의 표적시장은 누구인가?
- 핵심 혜택은 무엇인가?
- 경쟁사와 차별화할 수 있는가?
- 어떻게 인식되기를 원하는가?
- 어조(tone)를 어떻게 가져갈 것인가?
- 마케팅믹스(상품, 가격, 유통, 촉진)와 조화를 이루는가?

표 12-7 의료관광 광고 메시지의 유형

구분	내용	사례
정보제공형	객관적인 사실만을 전달하는 메시지	패키지 의료관광상품
의견제시형	자사의 상품을 구매해야 하는 이유를 전달하는 메시지	의료관광객의 증언광고
상표인지형	상품의 내용에 대한 정보보다 상표명을 강조하는 메시지. 이런 경우 대부분 기업명은 드러내지 않는다.	의료기관이나 관광사업체의 업체명 강조
감성형	광고를 보거나 듣는 소비자가 긍정적인 호감을 갖도록 하는 메시지	나눔의료 등 사회지향적 이념을 강조한 의료기관 광고
모방유도형	유명인 또는 대중적인 인물을 모델로 하여 그와 같은 층의 소비자에게 구매행동을 일으키게 하는 메시지	한류스타 모델을 통한 의료관광상품 광고

7) 의료광고의 금지와 심의

의료광고 금지 의료기관의 경우 의료에 대한 특수성으로 인하여 의료광고를 금지하고 있는데, 「의료법」 제56조(의료광고의 금지 등)에서는 다음과 같이 규정하고 있다.

① 의료기관 개설자, 의료기관의 장 또는 의료인(이하 "의료인등"이라 한다)이 아닌 자는 의료에 관한 광고(의료인등이 신문 · 잡지 · 음성 · 음향 · 영상 · 인터넷 · 인쇄물 · 간판, 그 밖의 방법에 의하여 의료행위, 의료기관 및 의료인등에 대한 정보를 소비자에게 나타내거나 알리는 행위를 말한다. 이하 "의료광고"라 한다)를 하지 못한다.

② 의료인등은 다음 각 호의 어느 하나에 해당하는 의료광고를 하지 못한다.

- 평가를 받지 아니한 신의료기술에 관한 광고
- 환자에 관한 치료경험담 등 소비자로 하여금 치료 효과를 오인하게 할 우려가 있는 내용의 광고
- 거짓된 내용을 표시하는 광고

- 다른 의료인등의 기능 또는 진료 방법과 비교하는 내용의 광고
- 다른 의료인등을 비방하는 내용의 광고
- 수술 장면 등 직접적인 시술행위를 노출하는 내용의 광고
- 의료인의 기능, 진료 방법과 관련하여 심각한 부작용 등 중요한 정보를 누락하는 광고
- 객관적인 사실을 과장하는 내용의 광고
- 법적 근거가 없는 자격이나 명칭을 표방하는 내용의 광고
- 신문, 방송, 잡지 등을 이용하여 기사(記事) 또는 전문가의 의견 형태로 표현되는 광고
- 「의료법」 제57조(광고의 심의)에 따른 심의를 받지 아니하거나 심의받은 내용과 다른 내용의 광고
- 외국인환자를 유치하기 위한 국내광고
- 소비자를 속이거나 소비자로 하여금 잘못 알게 할 우려가 있는 방법으로 제45조에 따른 비급여 진료비용을 할인하거나 면제하는 내용의 광고
- 각종 상장 · 감사장 등을 이용하는 광고 또는 인증 · 보증 · 추천을 받았다는 내용을 사용하거나 이와 유사한 내용을 표현하는 광고
- 그 밖에 의료광고의 방법 또는 내용이 국민의 보건과 건전한 의료경쟁의 질서를 해치거나 소비자에게 피해를 줄 우려가 있는 것으로서 대통령령으로 정하는 내용의 광고

의료광고 심의 「의료법」 제57조(광고의 심의)의 심의 규정 내용은 다음과 같다.

- 「신문 등의 진흥에 관한 법률」 제2조에 따른 신문 · 인터넷신문 또는 「잡지 등 정기간행물의 진흥에 관한 법률」 제2조에 따른 정기간행물
- 「옥외광고물 등의 관리와 옥외광고산업 진흥에 관한 법률」 제2조 제1호에 따른 옥외광고물 중 현수막(懸垂幕), 벽보, 전단(傳單) 및 교통시설 · 교통수단에 표시되는 것
- 전광판

- 대통령령으로 정하는 인터넷 매체

4.3_ 판매촉진

1) 판매촉진의 개념

판매촉진(sales promotion)이란 광고, 홍보, 인적판매 등을 제외한 고객의 구매나 유통업자의 효율성을 자극하는 마케팅활동으로서 단기간에 상품을 인지시키거나 판매의 달성을 목적으로 실시되는 촉진활동을 말한다. 판매촉진의 목적은 인센티브를 통하여 유통업자, 판매원에게 동기를 부여하거나 고객에게는 직접적으로 구매를 유인하는 것이라고 할 수 있다. 결국 판매촉진은 자사의 상품을 인지시키고 구매를 유인하는 수단으로서 광고와 인적판매의 중간적인 성격을 가지고 있다.

판매촉진의 기능은 ① 다른 마케팅 수단의 보완책, ② 경쟁 브랜드의 공격에 즉각적으로 대응할 수 있는 효과적인 방법, ③ 소비자의 제품 구매시기를 앞당겨 제품에 투입된 자원인 현금의 순환 속도를 빠르게 하는 등의 기능을 가지고 있다.

2) 의료관광의 판매촉진

구체적인 판매촉진의 수단으로는 할인, 쿠폰, 경품제공, 마일리지, 전시회, 팸투어(Fam. Tour), 판매경연, 시음 · 시식(식음료 경우) 등의 이벤트를 들 수 있다.

특히 상용고객 프로그램(frequency program)은 현재의 고객을 대상으로 고객의 충성도에 대해 보상함으로써 반복구매 행동을 구축하고자 하는 판매촉진방법이라고 할 수 있다.

용어 해설

팸투어(Fam. Tour : Familiarization Tour)

시찰초대여행으로서 의료관광상품을 직접 판매하는 의료관광객 자국의 거래선(에이선시) 직원을 초청하여 자사의 의료관광상품을 설명하고 접대하여 친밀감을 느끼게 만드는 일종의 상품설명회 및 접대성의 여행을 말한다. 비용은 대부분 초청자의 부담으로서 무료이지만 저렴하게 실비만 받는 경우도 있다. 이러한 팸투어 참가자는 자국으로 돌아가 의료관광상품을 자신있게 판매할 수 있는 동기부여가 되는 것이다.

4.4_ 인적판매

1) 인적판매의 개념

인적판매(personal selling)란 판매원이 직접 고객과 대면하여 자사의 제품이나 서비스를 구입하도록 권유하는 커뮤니케이션 활동을 말한다. 인적판매는 프로모션 활동 중에서 광고, 판매촉진, 홍보와는 달리 자사의 상품에 대하여 소비자에게 직접 찾아가 설명하고 듣는 쌍방향의 커뮤니케이션이 가능한 수단으로서 예상고객을 설득하고 계약(판매) 체결을 목적으로 한다. 인적판매는 광고, 판매촉진, 홍보의 대안으로 사용해서는 안 되고 서로 조화를 이루어야 한다. 즉 광고, 판매촉진, 홍보와 같은 프로모션 활동 없이 인적판매를 한다면 시간과 비용이 많이 소요될 뿐만 아니라 신뢰도를 얻기 힘들다. 그러나 광고, 판매촉진, 홍보와 같은 프로모션 실시 후 인적판매를 한다면 판매에 훨씬 효과적이다.

이와 같은 인적판매는 판매원이 고객의 필요, 표정, 반응에 맞추어 즉석에서 커뮤니케이션을 달리하여 융통성을 발휘할 수 있는 가장 효과적인 커뮤니케이션 방법으로 인식되고 있으나, 단지 판매원 유지의 비용이 소요되고, 촉진의 속도가 느리다는 단점이 있다. 인적판매의 장점요인은 다음과 같다.

- 고객과 쌍방향 커뮤니케이션이 가능하다.
- 고객의 요구에 즉각적으로 대처할 수 있다.
- 고객의 선택을 실시간으로 유도할 수 있다.
- 고객이 될 만한 사람에게 초점을 맞출 수 있다.
- 고객에게 많은 정보를 줄 수 있고, 상세히 설명할 수 있다.
- 고객의 구매를 즉각 유도할 수 있다.
- 고객이 동시에 구매할 가능성이 높은 상품들을 찾아내어 함께 판매할 수 있다. 이를 교차판매(cross selling)라고 한다.

2) 인적판매의 4요소

성공적인 인적판매를 위해서는 다음과 같은 4요소(4P's)에 의해 수행되어야 한다.

- 목적(purpose) : 방문목적이 뚜렷해야 한다.
- 계획(planning) : 모든 방문은 계획에 의해 진행되어야 한다.
- 설명(presenting) : 상품 설명에 대한 스킬(skill)을 가지고 있어야 한다.
- 설득(persuading) : 잘 설득하여 자사의 고객으로 유도해야 한다.

3) 인적판매의 단계

인적판매는 크게 준비단계-설득단계-관리단계로 나눌 수 있다. 따라서 고객화를 위해서는 최소한 3번의 인적 방문이 요구되는 것이다.

준비단계 각종 자료를 통하여 잠재고객을 탐색하고, 정보를 입수하고 정리하여 효과적인 커뮤니케이션 방안을 모색하는 단계를 말한다.

설득단계 선별된 가망고객을 대상으로 자사의 상품을 소개하기 위하여 고객을 직접 접촉하는 단계로서 이 단계에서는 상품소개 및 의견조정을 거쳐 실제 자사의 상품을 선택할 수 있도록 권유하고 설득하는 단계를 말한다.

고객관리단계 자사의 상품을 구매한 고객에게 관리차원에서 방문하는 단계로서 이 단계에서는 고객의 만족여부를 체크하고, 고객을 유지하기 위한 후속관리 및 조치 등을 하는 단계를 말한다.

4.5_ 텔레마케팅

1) 텔레마케팅의 개념

텔레마케팅(telemarketing)이란 계획된 전화통화를 이용하여 예상되는 표적고객으로부터 의무감을 유발하여 이익을 얻고자 하는 커뮤니케이션 활동이라고 할 수 있다. 휴대폰의 문자메시지 전송도 목소리가 아니라 문자라는 차이 외에는 텔레마케팅의 범주에 속한다고 할 수 있다. 텔레마케팅의 범위는 ① 상품정보 전달, ② 판매 및 주문접수, ③ 시장조사, ④ 고객관계 유지를 위한 것 등이다.

2) 텔레마케팅의 특징

텔레마케팅은 전화를 통하여 실시간(real time)으로 당사자와 직접 대화할 수 있는 쌍방향의 미디어로서 다음과 같은 특징을 가지고 있다.

- 일반적으로 고객의 데이터베이스를 기반으로 진행된다.
- 광고, 인적판매 등의 촉진수단보다 비용이 적게 드는 편이다.
- 표적시장을 대상으로 정보수집 및 마케팅을 전개할 수 있다.
- 쌍방향 커뮤니케이션이 가능하다.
- 시간적 · 공간적 장벽을 제거할 수 있다.

4.6_ 홍보

1) 홍보의 개념

영어로 PR(public relations)이라고 하며, 퍼블리시티(publicity)라고도 한다. PR은 공중관계로서 여기서 공중(public)이란 자사와 직·간접적으로 관련되어 있는 이해관계자를 말한다. 구체적으로는 정부, 언론, 지역사회, 고객, 공급업자, 투자자, 금융기관 등을 의미한다. 따라서 홍보(public relations)는 기업이 직·간접적으로 관련이 있는 여러 공중들과 좋은 관계를 구축하고 유지함으로써 기업 이미지를 높이고 궁극적으로 자사의 상품판매를 촉진하는 것이라고 정의할 수 있다.

특히 홍보는 직접적인 광고비의 지출 없이 매체를 이용하여 대중에게 메시지를 전달할 수 있는 수단으로서 기업이나 상품에 대한 대중의 견해를 분석하고, 그 견해에 좋은 영향을 미치려고 하는 경영활동이라고 할 수 있다. 결국 홍보도 광고처럼 인지도가 낮은 시장을 대상으로 인지도를 향상시키고자 하는 커뮤니케이션 수단이라고 할 수 있다.

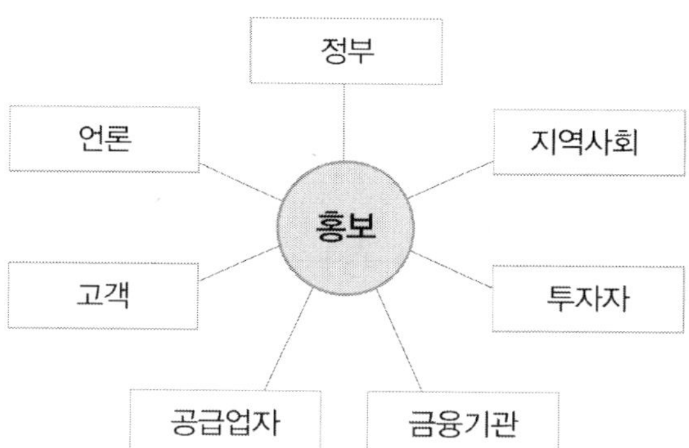

【그림 12-8】 **홍보와 이해관계에 있는 공중(public)**

2) 홍보와 광고의 차이

일반적으로 광고와 홍보를 혼동하는 경우가 많은데, 광고란 광고주가 자사의 상품을 판매촉진하기 위하여 TV, 라디오, 신문, 잡지 등의 미디어수단을 유료로써 이용하는 것이고, 홍보는 기업 및 상품에 관한 뉴스소재 및 기삿거리를 언론사에 제공하여 미디어를 무료로 활용한다는 점에서 차이가 있다. 따라서 광고는 광고주가 광고의 내용을 주관하지만, 홍보의 메시지는 편집권이 매체에 있는 것이다.

3) 홍보의 수단

홍보의 수단으로는 ① 퍼블리시티, ② 기자회견, ③ 인터뷰, ④ 포럼 및 세미나, ⑤ 이벤트, ⑥ 스폰서십, ⑦ PPL 등이 있는데, 그중에서 주요 수단을 소개하면 다음과 같다.

퍼블리시티(publicity) 뉴스가치가 있는 사항을 무료 형식으로 TV나 신문 등의 매체에 소개하면서 자연스럽게 기업이미지나 상품을 알리는 효과를 얻게 하는 방법을 말한다. PR과 퍼블리시티(publicity)는 유사하지만 PR은 여러 이해집단과 관계를 구축·유지하는 것이고, 퍼블리시티는 기업의 보도자료(news release)를 매체에 전달하여 무료로 그 내용을 신도록 하는 것이다. 퍼블리시티 소재의 예를 들면 유명인사의 방문, 신제품개발, 새로운 서비스개발, 사회복지 및 봉사활동, 할인, 전시회, 사내 캠페인, 로고 및 심벌의 소개, 기업문화, 노사관계, 각종 수상 등을 들 수 있다. 따라서 PR은 Publicity보다 넓은 개념이며, Publicity는 PR의 수단으로서 뉴스성과 광고성을 동시에 갖고 있어 소비자로부터 객관성과 공신력을 인정받을 수 있는 것이다.

스폰서십(sponsorship) 기업이 촉진전략에 의하여 반대급부를 획득하고자 개인이나 기관에게 직접적으로 자원(돈, 사람, 장비 등)을 제공하는 것을 말한다. 즉 기업은 스폰서십을 통하여 자사의 브랜드와 이미지를 상승시켜 매출을 증대시키고자 하는 것이다. 특히 스폰서십은 유명 스포츠 스타와 팀에서 쉽게 찾을 수 있다.

PPL(product placement) 특정한 영화나 TV드라마 또는 프로그램에 자사의 장소나 상품 등을 제공하여 대중에게 노출시키는 목적으로 하는 대가성의 전달메시지를 말한다. 이와 같은 PPL은 시청자들의 무의식 속에 자사의 상품을 소개하기 때문에 간접광고라고도 할 수 있으며, 영화나 TV프로그램 제작자 측면에서는 장소나 물품을 무상으로 협찬받는다는 점, 협찬기업의 측면에서는 무료로 간접광고를 할 수 있다는 점에서 서로의 이해관계가 맞아떨어지고 있다.

표 12-8 커뮤니케이션 믹스의 특징

구분	특징	기능	목적	방법
미디어 광고	광고주가 비용을 부담하여 미디어를 통해 전달되는 일방적인 커뮤니케이션이며, 매스마켓에 효과적	• 정보제공 • 상품에 대한 호감도 창조 • 판매에 대한 자극	• 인지도 제고 • 정보제공	TV, 라디오, 신문, 잡지
DM 광고	표적시장을 선택하여 광고가 가능하고, 시간에 구애받지 않으며, 저비용이고, 주목률이 높음	• 정보제공 • 상품에 대한 호감도 창조 • 판매에 대한 자극	• 인지도 제고 • 정보제공	인쇄물 등
POP 광고	구매시점에서 소비자에게 전달하는 마지막 광고로서 소비자를 최종적으로 유인	구매시점에서 광고	구매유도	포스터, 선전물
옥외 광고	소비자의 의지와는 관계없이 반복 전달이 가능	• 정보제공 • 상품에 대한 호감도 창조	• 인지도 제고 • 정보제공	교통요지 건물옥상, 역, 터미널, 공항, 교통수단
텔레 마케팅	예상되는 표적고객으로부터 의무감을 유발하여 이익을 얻고자 하는 커뮤니케이션. 시간과 공간의 제약이 없음	• 정보 전달 • 판매 및 주문접수 • 시장조사 • 고객관계 유지	• 정보제공 • 설득 • 구매유도	전화
판매 촉진	특정 관심사에 관한 일방적인 커뮤니케이션으로서 단기적인 인센티브를 주기 위해 실시함	광고와 인적판매의 중간적인 특징을 가짐	• 정보제공 • 구매유도	할인, 쿠폰, 마일리지, 경품, 관광전, 팸투어

구분	특징	기능	목적	방법
인적 판매	소비자에게 직접 찾아가 직접 설명하고 듣는 쌍방향의 커뮤니케이션 가능	예상고객과 계약(판매)을 위한 커뮤니케이션	◦ 설득 ◦ 계약(판매) 체결	프레젠테이션 판매모임
홍보	자사의 홍보대상을 공공매체 등의 제3자가 소개하지만 비용이 들지 않음	◦ 뉴스거리 ◦ 여행기 ◦ PPL	◦ 인지도 제고 ◦ 정보제공	퍼블리시티, 기자회견, 인터뷰, 포럼 및 세미나, 이벤트, 스폰서십 PPL

5. 전략적 제휴

전략적 제휴(strategic alliance)란 상호협력을 바탕으로 기술 · 생산 · 판매 · 자본 등 기업 기능의 모든 부분에 걸쳐 2개 또는 다수의 기업이 제휴하는 것으로 공동 투자, 공동 개발, 공동 마케팅, 공동 유통, 공동 서비스, 장기조달계약 등의 방법으로 구체화된다. 이를 파트너십(partnership), 네트워크(network), 얼라이언스(alliance) 마케팅이라고 한다. 결국 전략적 제휴는 기업 간 각자 독립성을 유지하면서 제휴를 통하여 상호 비용을 절감하고 이익을 추구하고자 하는 상생(win-win) 전략으로서 상호 간에 ① 자원과 비용의 공유, ② 기술의 공유, ③ 규모의 경제 추구, ④ 위험분산, ⑤ 생산성 향상, ⑥ 공동마케팅 등을 추구할 수 있는 경영혁신의 방법이라고 할 수 있다.

용어해설

의료분야 전략적 제휴

엘앤케이바이오는 프랑스 의료기기회사 임플라넷(Implanet SA)과 전략적 업무제휴를 맺었다. 임플라넷의 주요 제품인 재즈밴드(Jazz Band)는 골다공증이 심한 노령 환자나 척추변형 고정술(Deformity) 환자 중 비정상적인 척추로 인한 임플란트의 적용이 불가능한 환자에게 사용되는 제품으로, 해당 분야에서 독보적 제품으로 평가받고 있다.

엘앤케이바이오는 기존 척추 임플란트 라인업과 임플라넷의 재즈밴드 등 주요 제품들과 전략적 업무협약을 통해 제품 라인업 확대 및 시장 점유율 확대에 박차를 가할 방침이다. 엘앤케이바이오 관계자는 "임플라넷 재즈밴드는 일본과 중국의 척추전문의로부터 호평을 받고 있으며 향후 엘앤케이바이오 제품이 중국, 일본으로 진출할 때 시장확보에 유리할 것으로 기대하고 있다"며 "척추 임플란트 제품을 기반으로 라인업 확대를 통해 임플란트 시술이 불가능한 환자에게도 시술이 가능해짐은 물론 전략적 매출 성장이 기대된다"고 말했다(medical observer).

Medical Tourism

제 13 장

고객만족관리와 마케팅 조사

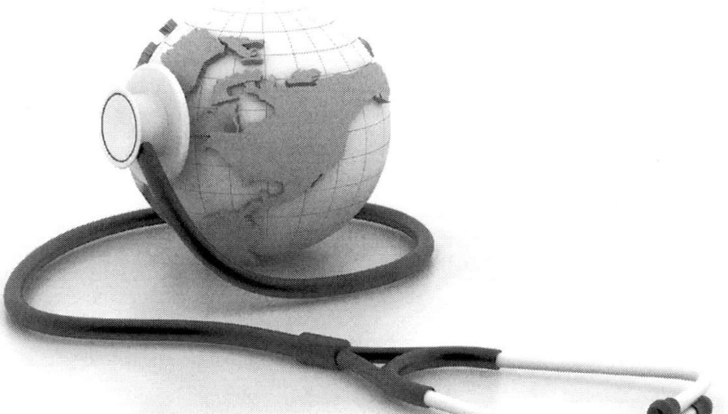

1. 고객만족관리

1.1_ 고객만족의 개념

고객만족은 마케팅사고의 중심적 개념으로서 1970년대 이후 끊임없이 학계와 기업체로부터 주목받아 왔으며, 오늘날 세계의 우량기업들은 생존경쟁에서 살아남기 위하여 고객만족경영에 관심을 가지게 되었다. 고객만족(CS; Customer Satisfaction)이란 고객의 필요와 기대에 부응하여 그 결과로서 제품이나 서비스의 재구입이 이루어지고 아울러 고객의 신뢰감이 연속되는 상태를 말한다.

서비스기업의 경영에 있어서도 가장 중요한 과제는 고객만족이다. 고객만족 여하에 따라 서비스기업의 생존이 달려 있으며, 고객만족 추구는 서비스기업의 전사적 지향점이라고 할 수 있다. 서비스기업에서 고객만족을 특별히 강조하는 것은 서비스가 종업원과 고객의 접촉에서 창출되기 때문이다. 따라서 고객만족서비스란 고객의 필요(needs)와 욕구(wants) 충족에 초점을 두고, 기대에 부응하는 서비스를 제공하여 그 결과로 서비스의 재구매가 이루어지고, 이것이 반복하여 고객 애호도(customer loyalty)가 계속 유지되는 상태라고 정의할 수 있다.

1.2_ 고객만족 서비스의 시스템

고객만족 서비스를 실천하기 위해서는 [그림 13-1]과 같이 단계별로 시스템을 구축하여 체계적으로 전개할 필요가 있다.

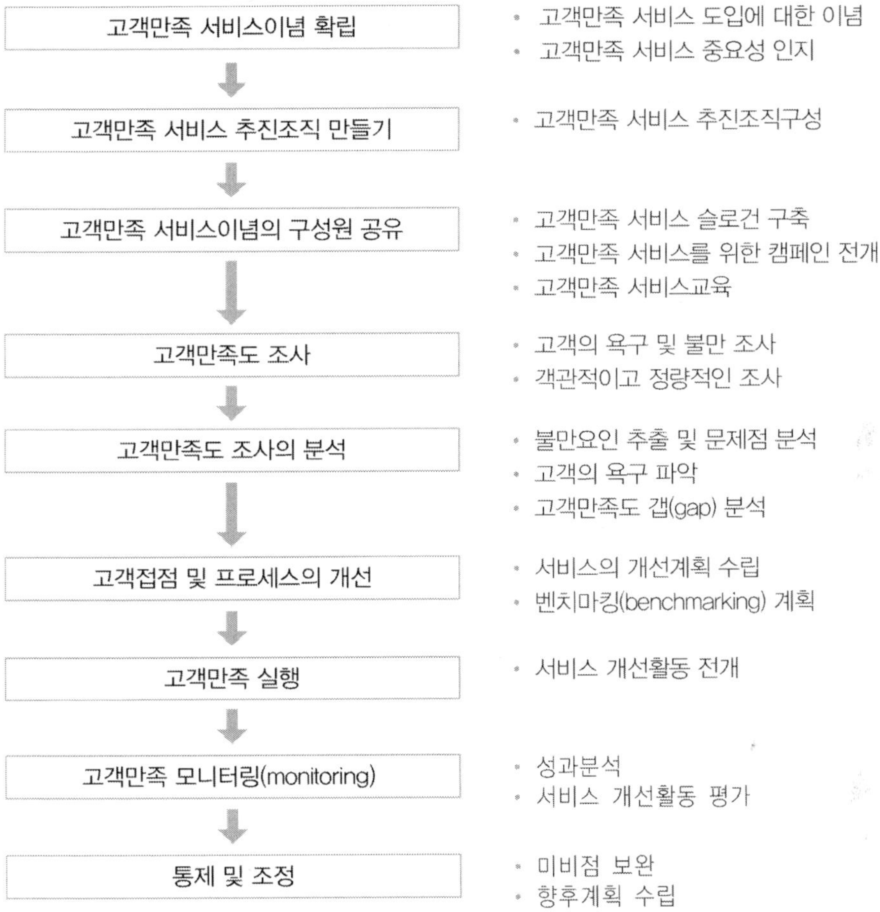

【그림 13-1】 **고객만족 서비스시스템**

2. 고객관계 구축

2.1_ 고객관계관리의 개념

고객관계관리(CRM; Customer Relationship Management)란 선별된 고객 즉 우수고객으로부터 지속적인 수익창출을 유도하고 장기적으로 고객관계를 가능하도록 관리하는 것인데, 결국 고객과 관련된 기업의 내 · 외부 자료를 분석하고 통합하여 각 고객 특성에 기초한 마케팅활동을 계획하고 지원하는 과정을 말한다. 이른바 고객에게 맞춤식 서비스를 제공하고자 하는 것이다. 고객관계관리(CRM)의 도입배경은 ① 시장에서 기업보다는 소비자의 힘이 강하고, ② 기업 간의 경쟁이 심화되고 다양한 틈새시장의 등장, ③ 가격경쟁이 치열해짐에 따라 고객충성도가 낮아지고 있기 때문이다. 의료관광에서는 고객관계관리를 'PRM(Patient Relationship Management)'이라고도 한다.

1) CRM 구축방법

RFM분석 CRM 구축은 선별된 우수고객을 중심으로 ① 고객의 기호와 개인욕구를 정확히 파악하고, ② 이를 데이터베이스화해야 하며, ③ 관계 유지에 주력하는 전략을 마련하는 것이다. 이러한 고객관계 구축을 통하여 관리하기 위해서는 먼저 RFM의 분석이 요구된다. 서비스 RFM분석이란 ① 고객이 언제 서비스를 구입했는가(Recency : 구매시점), ② 얼마나 자주 서비스를 구입하는가(Frequency : 구매빈도), ③ 서비스구입에 얼마나 사용했는가(Monetary : 구매금액) 등의 3가지 요소에 기초하여 고객의 가치를 분석하는 것을 말한다. 즉 각 요소별로 점수를 매기고 이를 토대로 고객의 가치를 평가하는 것이다.

이렇게 평가된 고객들 중에서 가치가 높게 평가된 우량고객에게는 관계마케팅의 차원에서 VIP 대우, 경품, 보너스, 부가서비스 등을 제공하여 반복구매를 촉진시킬 수 있는 전략을, 그렇지 않은 중간 정도의 가치를 지닌 고객에게는 정기적인 DM을 발송하거나 할인 행사 등을 안내하여 구매를 촉진시키는 전략을 수립하는 것이다.

구매연관성 분석 구매연관성이란 두 품목 이상의 제품이 상호관련성이 있어 구매가 연관되는 성질을 말한다. 예를 들어 셔츠와 넥타이는 상호관련성이 있는 것으로 구매가 연관될 확률이 높은 것이다. 이러한 구매연관성은 고객들의 과거 구매이력을 분석한 결과라고 할 수 있다. 이와 같이 고객의 구매패턴을 분석하면 일정한 구매의 연관성을 발견할 수 있는데, 이러한 정보는 고객관계 구축에 따른 데이터를 분석함으로써 가능하다. 따라서 구매연관성 분석이란 제품 간에 의미 있는 상관관계를 규명함으로써 그에 따라 매출을 극대화하기 위한 전략이라고 할 수 있다.

2) CRM의 특징 및 기대효과

CRM은 가격경쟁에서 벗어나 수익의 원천이 고객에게 있다는 기조하에 고객과의 우호적인 관계를 구축함으로써 시장점유율보다 고객점유율을 중시하는 특징을 가지고 있으며, ① 장기적인 관점에서의 수익 향상, ② 고객확보 및 유지비용 감소, ③ 고객 생애가치(LTV; Life Time Value) 증대 등의 효과를 가져다준다. 고객 생애가치란 고객 한 사람이 평생 자사의 상품만을 구매했을 때 자사에게 기여한 이익을 의미한다.

3) 의료관광객 고객관계관리

의료관광객의 정보는 의료기관의 경우 진료의 기록, 관광사업체의 경우 예약리스트 등을 통하여 획득할 수 있는데, 이러한 정보는 고객관계관리를 위하여 유용하게 사용할 수 있다. 예를 들어 건강검진을 받은 의료관광객의 경우 주기적으로 건강검진을 받을 가능성이 많다. 이를 외국인환자 유치업자나 의료기관이 고객관계관리 차원에서 해당 주기에 권유하는 안내문을 발송할 수 있는데, 의료관광객의 입장에서는 자신의 건강을 체크해 주고 있다는 호감을 갖게 된다. 이러한 과정을 고객관계관리라고 할 수 있다.

결국 의료기관의 입장에서는 재방문을 유도할 수 있고 고객을 유지할 수 있는 것이다. 단, 이러한 재방문은 고객만족이라는 경험이 전제되어야 한다.

2.2_ 관계마케팅

1) 관계마케팅의 개념

관계마케팅(relationship marketing)이란 기존고객의 유지와 향상에 초점을 두고 유대관계를 강화함으로써 고객과의 거래나 교환이 장기적으로 지속되어 기업과 고객 모두의 이익을 보호하자는 개념이다. 전통적인 마케팅 연구는 유형의 소비재 제품을 대상으로 고객의 창출에 관한 문제를 규명하는 데 초점을 두었으나, 시장이 성숙기에 접어들고 기업 간에 시장점유율 확보를 위한 경쟁이 치열함에 따라 1990년대 이후부터 고객의 창출보다 고객을 유지하기 위한 노력을 전개하지 않으면 안 되게 되었다.

즉 기업들은 충성도 높은 단골 고객 확보가 중요하다는 것을 인식하게 되었다. 따라서 기업은 한정된 시장에서 점유율을 유지하고 높이기 위하여 고객과의 관계를 중요시하게 되었고, 다수에 대한 무차별적 마케팅에서 개별 고객에 대한 맞춤 마케팅으로의 패러다임 변화에 의하여 관계마케팅을 도입하게 되었다. 이와 같은 관계마케팅을 데이터베이스 마케팅(database marketing), 일대일 마케팅(one-to-one marketing)이라고도 한다. 데이터베이스 마케팅은 고객유지를 위한 마케팅 방법으로서 고객의 특성, 과거구매실적, 구매패턴 등 고객의 성향을 분석하여 유용한 정보를 활용한 마케팅을 말한다.

2) 관계마케팅의 전략

관계마케팅의 전략으로는 기존 고객과의 유지를 위한 보상 프로그램 마련 외에 전통마케팅과 비교하여 다음과 같은 전략이 요구된다.

전통마케팅		관계마케팅 전략
Win-Lose 관계	➡	Win-Win 관계
시장점유율	➡	고객점유율
규모의 경제	➡	범위의 경제
상표애호도	➡	고객애호도

[그림 13-2] **관계마케팅의 전략**

- 규모의 경제(Economies of scale) : 투입규모가 커질수록 장기평균비용이 줄어드는 현상을 말하며 생산량을 증가시킴에 따라 평균비용이 감소하는 현상을 의미
- 범위의 경제(Economies of scope) : 하나의 기업이 2가지 이상의 제품을 함께 생산할 경우, 2가지를 각각 따로 생산하는 경우보다 생산비용이 적게 드는 현상

3) 관계마케팅의 효과

구매의 증가 및 시장점유율 유지 특정 의료관광업체의 단골고객은 관광서비스품질에 불만족하지 않는 한 지속적으로 거래하기를 원하기 때문에 관계마케팅은 결국 구매를 증가시킬 뿐만 아니라 고정고객을 확보함으로써 최소한의 시장점유율을 유지시켜 준다.

마케팅비용의 절감 신규고객을 유치하기 위해서는 초기 마케팅비용이 많이 들지만, 기존고객과의 지속적인 관계를 유지하는 비용은 시간이 지남에 따라 점점 낮아지는 경향이 있다. 따라서 관계마케팅은 장기적으로 마케팅비용을 최소화하므로 경쟁력을 높일 수 있는 수단이라고 할 수 있다.

구전을 통한 무료광고 효과 제품에 비하여 의료관광서비스 상품은 주변 사람의 구전(WOM; Word Of Mouth)에 의하여 의사결정하는 경우가 많다. 고객들은 사전에 인

지된 서비스의 위험(risk)과 불확실성을 줄여주는 수단으로 구전에 의지하는 경향이 매우 높다.

특히 의료관광상품의 경우 무형의 가치재로서 구매 이전에는 품질을 평가할 수 없어 의료관광객의 입장에서는 사전에 심리적 리스크가 큰데, 구전과 같은 정보는 이러한 리스크를 강력하게 축소시키는 역할을 한다.

고객만족 서비스가능 관계마케팅은 현존 고객의 구매패턴과 전반적인 관계의 파악이 용이하고, 고객의 구체적인 욕구에 대응하기가 수월해질 뿐만 아니라 쌍방향 의사소통이 가능하여 고객만족 서비스를 가능하게 한다.

조직구성원의 유지 고객이 의료관광 서비스품질에 만족하고 지속적으로 거래한다는 것은 만족시켜 주는 의료관광업체 조직의 구성원이 있기 때문이다. 역으로 설명하면 의료관광서비스의 품질은 좋은 구성원이 있기에 고객이 만족하고 지속적으로 거래를 한다는 것이다. 이와 같이 관계마케팅은 조직의 구성원을 지속적으로 유지시켜 준다고 할 수 있다.

3. 고객만족 마케팅 조사

3.1_ 마케팅 조사의 의의와 절차

1) 마케팅 조사의 의의

기업 간 경쟁이 심화되고 환경이 급변함에 따라 의사결정의 중요성이 높아지고 있다. 내부구성원의 의견과 경험만을 바탕으로 하는 판단(judgement)에는 한계가 있음을 깨달음에 따라, 기업은 실패 없이 지속적으로 생존하고 발전하기 위해서는 올바른 의사결정이 필요하고, 이를 위해서는 보다 객관적이며 정확한 정보를 필요로 하게 되었다. 즉 경쟁이 심하지 않던 과거에는 조직이나 집단 내의 의견수렴만으로 판단해도 큰 무리가 없었으나, 경쟁이 심화될수록 의사결정 자체가 중요해지고 올바른 의사결정을 내리기 위하여 더 많은 객관적이고 정확한 정보가 필요하게 되었다. 객관적인 정보를 추가적으로 획득하기 위해 기업은 많은 조사를 필요로 하며, 이러한 조사 중에서 가장 대표적인 조사가 바로 마케팅 조사이다(이훈영, 2010).

2) 마케팅 조사의 절차

고객만족도 조사 등 마케팅 조사의 첫 단계는 왜 조사를 해야 하는지에 대한 정의와 목적을 결정해야 한다. 이에 따라 조사계획 수립 및 설계, 자료의 수집, 자료의 분석 및 결과 해석, 조사결과의 보고 등의 절차를 거치게 된다. 마케팅 조사의 범위는 너무 넓으면 긴 조사기간, 적시성 부족, 비용과 인력의 낭비를 초래하며, 너무 좁으면 관련성이 높은 분야를 제외하게 되어 잘못된 의사결정을 할 가능성이 많다는 점에 유의할 필요가 있다.

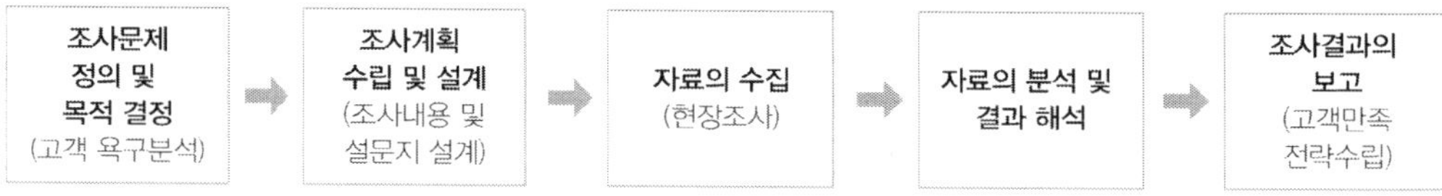

【그림 13-3】 마케팅 조사(고객만족도 조사)의 절차

3.2_ 고객만족도 조사의 필요성

의료관광에 있어서 고객만족은 의료기관이나 관광사업체를 이용한 외국인환자의 만족을 말하며, 고객만족도 조사는 이들 기관에서 실시하는 것을 말한다. 또한 외국인환자 유치업자가 의료관광객이 이용했던 의료기관이나 관광사업체를 대상으로 실시하거나 의료관광 전반에 대하여 만족도를 조사할 수도 있다.

고객만족도를 조사하는 목적은 고객의 만족도를 개관적으로 측정하고 평가하여 그것을 토대로 개선방안을 모색하고, 경영활동에 적절히 반영함으로써 의료관광업체의 이미지 개선 및 신뢰성 확보는 물론 궁극적으로는 고객의 지속인 유지와 함께 매출의 증가를 도모하는 것이다. 고객만족도 조사를 통하여 구체적으로 파악할 수 있는 내용은 다음과 같다.

- 현재의 서비스에 대한 만족과 불만족 요인을 파악할 수 있다.
- 불만족한 고객들의 특성을 파악하여 차기 고객만족전략 수립에 활용할 수 있다.
- 정기적인 조사를 통하여 고객요구 변화 및 환경변화를 사전에 감지하여 대응안을 마련할 수 있다.
- 경쟁사와 비교분석하여 서비스의 경쟁우위를 파악할 수 있다.

3.3_ 고객만족도 조사의 원칙

고객만족도 조사는 계속성, 정량성, 정확성 등의 3원칙에 의해 진행해야 한다.

1) 계속성의 원칙

고객만족도는 정기적으로 계속해서 실시되어야 한다. 특히 일정한 시기에 일정한 방법으로 조사함으로써 시계열적인 비교가 가능하도록 한다. 조사의 횟수는 일반적으로 연간 1회 정도 실시하되, 자사 경영환경의 변화에 따라 6개월 또는 분기마다 실시할 수도 있다. 의료관광객 만족도 조사의 경우 대부분 퇴원 무렵에 환자별로 수시로 받는 특징이 있다. 이를 1년 단위로 모아 매년 지속적으로 분석할 필요성이 있다.

2) 정량성의 원칙

정량성의 원칙이란 만족도 조사결과를 통계적 분석에 의하여 객관적인 숫자로 표현하는 것을 말한다. 이와 같은 정량적 조사는 현재의 고객만족도를 파악할 수 있을 뿐만 아니라 과년도와 비교할 수 있어 서비스개선의 계획에 중요한 자료가 된다. 고객만족도를 측정하는 방법은 설문에 의하여 5점 또는 7점 척도를 사용하고, 설문의 문항은 타당성과 신뢰성을 확보해야 한다. 그리고 인구통계적(성별, 나이, 소득, 직업, 학력 등) 설문항목은 작성에 부담이 없도록 마지막에 배치하는 것이 좋다. 의료기관의 외국인환자 고객만족도 조사 설문지는 환자의 국적별 언어로 각각 준비해야 할 것이다.

3) 정확성의 원칙

고객만족도 조사는 시간과 비용을 들여서 하는 것인데, 조사가 정확하지 않다면 낭비만 초래할 뿐만 아니라 개선계획을 수립할 수가 없다. 따라서 다음과 같은 사항에 유의할 필요가 있다.

- 조사대상자의 표본은 적절한가?

- 조사항목이 만족도를 충분히 조사할 수 있는 내용인가?
- 조사방법이 적절한가?
- 조사담당자가 적절한가?

3.4_ 고객만족도 표본조사방법

일반적으로 고객만족도를 조사하기 위해서는 기술적 조사방법이 사용되는데, 즉 의사 결정에 영향을 미치는 변수들의 상호관계를 파악하고 상황 변화에 따라 응답자의 반응이 어떻게 달라지는지 예측하는 데 사용되는 조사라고 할 수 있다. 이를 통해 고객만족도는 물론 선호도, 구매동기 등의 다양한 의도를 파악할 수 있는 것이다.

고객만족도 조사의 방법은 전 고객을 대상으로 전수조사를 할 수 없으므로 표본조사를 하게 된다. 물론 의료기관에서 외국인 입원환자의 경우 퇴원할 때 미리 설문조사를 한다면 전수조사를 할 수도 있다. 표본을 추출하는 방법은 크게 확률표본추출과 비확률표본추출로 구분할 수 있다.

1) 확률표본추출

조사대상이 표본으로 추출될 확률이 알려져 있는 상태에서 무작위적인 방법으로 표본을 추출하는 방식을 말한다.

단순무작위(임의)표본추출(simple random sampling) 모집단에서 단순무작위로 표본 추출하는 방식을 말한다. 예를 들어 병원에서 만족도 설문조사를 할 때 내원객 중에서 무작위로 표본을 추출하여 설문조사하는 경우를 말한다.

층화표본추출(stratified sampling) 모집단을 성별, 연령별, 학력별 등 특정기준에 의해 몇 개의 그룹으로 나누고 모집단의 비율에 따라 각 그룹 내에서 무작위(조사하는 과정에서 조사자의 주관을 배제)로 표본을 추출하는 방식을 말한다. 예를 들어 병원에서

만족도 설문조사를 할 때 내원객 중에서 남자의 비율이 40%, 여자의 비율이 60%라면, 전체 표본의 수에서 남자 그룹에서는 40%, 여자 그룹에서는 60%의 비율로 표본을 추출하여 설문조사하는 경우를 말한다.

계통표본추출(systematic sampling) 모집단에 일련의 번호 즉 관찰값을 임의로 부여한 뒤 추출간격을 두고 표본을 추출하는 방식을 말한다. 예를 들어 병원에서 만족도 설문조사를 할 때 입장하는 내원객 순서를 다섯 번째마다 또는 열 번째마다 등 이에 해당하는 자를 표본으로 추출하여 설문조사하는 경우를 말한다.

군집(집락)표본추출(cluster sampling) 모집단을 상호 배타적인 소집단으로 분류한 다음 분류된 소집단에서 무작위로 표본을 추출하는 방식을 말한다. 층화표본추출방식과 유사하나 층화표본추출방식에서는 소집단을 모두 이용하여 표본을 선정하는 데 비하여, 군집표본추출법은 여러 개의 소집단 중에서 어느 한 소집단을 선택한 후 그 소집단 전체를 모두 표본으로 하거나 그중 일부만 표본으로 추출하는 방식을 말한다. 예를 들어 병원에서 만족도 설문조사를 할 때 남자와 여자를 구분하여 남자에게만 표본을 추출하여 설문조사하는 경우를 말한다.

2) 비확률표본추출

모집단 내의 각 구성요소가 선택될 확률을 알 수 없으며, 조사자가 작위 즉 주관적으로 표본을 선정하는 방식으로서 표본추출 비용과 시간을 단축시키는 장점이 있어 널리 사용되고 있으나, 그 결과를 모집단 전체로 일반화할 때는 주의가 요구된다.

편의(임의)표본추출(convenience or accidental sampling) 임의로 선정한 지역과 시간대에 조사자가 원하는 사람들로 표본을 선택하는 방식을 말한다. 표본선정의 편리성에 기준을 두고 조사자가 임의대로 표본을 선정하기 때문에 시간과 비용이 절약될 수 있지만, 조사자가 접근하기 쉬운 대상자만을 표본으로 선정할 수 있다는 단점이 있다. 예를 들어 우리나라 병원의 만족도에 대하여 설문조사를 할 때 지역의 안배 없이 편의(임의)적으로 표본을 추출하는 경우를 말한다.

판단표본추출(judgment or purposive sampling) 표본선정의 편리성에 기준을 두고 조사자가 임의대로 표본을 선정하되, 모집단에 대한 정보와 지식이 많을 때 유용하게 쓰이는 방식을 말한다. 예를 들어 우리나라 병원의 만족도에 대하여 설문조사를 할 때 병원을 이용하였던 고객을 대상으로 표본을 추출하는 경우를 말한다.

할당표본추출(quota sampling) 비확률표본추출방법 중에서 가장 정교한 기법으로 모집단을 소집단으로 분류하여 구성비의 비율대로 표본의 수를 할당하여 표본을 추출하는 방식을 말한다. 확률표본추출방법의 층화표본추출과 유사하지만, 층화표본추출은 무작위이지만, 할당표본추출은 작위(편의 · 임의)적이다. 예를 들어 우리나라 병원의 만족도에 대하여 설문조사를 할 때 각 지역별로 인구비율만큼 작위적으로 표본을 추출하는 경우를 말한다.

3.5_ 고객만족 모니터링

고객만족도 조사가 정기적으로 일정시점에서 표본을 통해 설문조사하는 것이라면 고객만족 모니터링은 상시적으로 고객의 정보를 수집하여 분석하고 그것을 경영전략에 반영하는 것을 말한다. 대표적인 고객만족 모니터링의 기법으로는 고객의 소리 카드, 전화인터뷰, 미스터리 쇼퍼의 활용 등이 있다.

1) 고객의 소리 카드

고객의 소리(VOC; Voice Of Customer) 청취란 고객의 소리에 귀를 기울여 그들의 욕구를 파악하고 이를 수용하여 경영활동을 함으로써 고객만족을 추구하고자 하는 것을 말한다. 병원의 경우 고객의 소리는 고객의견카드(코멘트 카드) 등을 병원 내부에 비치하여 환자가 무기명으로 자유롭게 의견을 개진하여 자료를 얻는 것인데, 극단적인 불만이나 만족을 반영할 수 있고, 최소한의 비용으로 자료를 수집할 수 있는 반면에 적극적 의사표시자만 의견을 제시한다는 점에서 표본이 통계적으로 유의미하지는 않다. 이와 같은 고객의 소리는 고객만족의 여부와 의료서비스품질을 측정하는 도구로 활용할 수 있다.

2) 전화인터뷰

퇴원한 환자를 대상으로 전화로 고객만족을 모니터링하는 것을 말한다. 환자와 일대일로 인터뷰함으로써 정확한 정보를 수집할 수 있지만, 전화통화 시간의 한정성으로 인하여 다양한 의견을 수집하는 데 한계가 있으며, 퇴원 환자가 적극적으로 전화 인터뷰에 응하지 않을 수 있는 단점이 있다.

3) 미스터리 쇼퍼

소비자의 암행어사라고 불리는 미스터리 쇼퍼(mystery shopper)란 자사의 직원 또는 고객만족도 조사 대행사 직원이 고객으로 위장하여 전화 또는 서비스 현장에 직접 방문하여 서비스접점을 모니터링하는 것을 말한다. 고객을 직접 모니터링하는 것이 아니라 서비스 직원을 대상으로 하여 서비스품질을 측정하는 것으로서 간접적으로 고객만족을 조사하는 것이라고 할 수 있다.

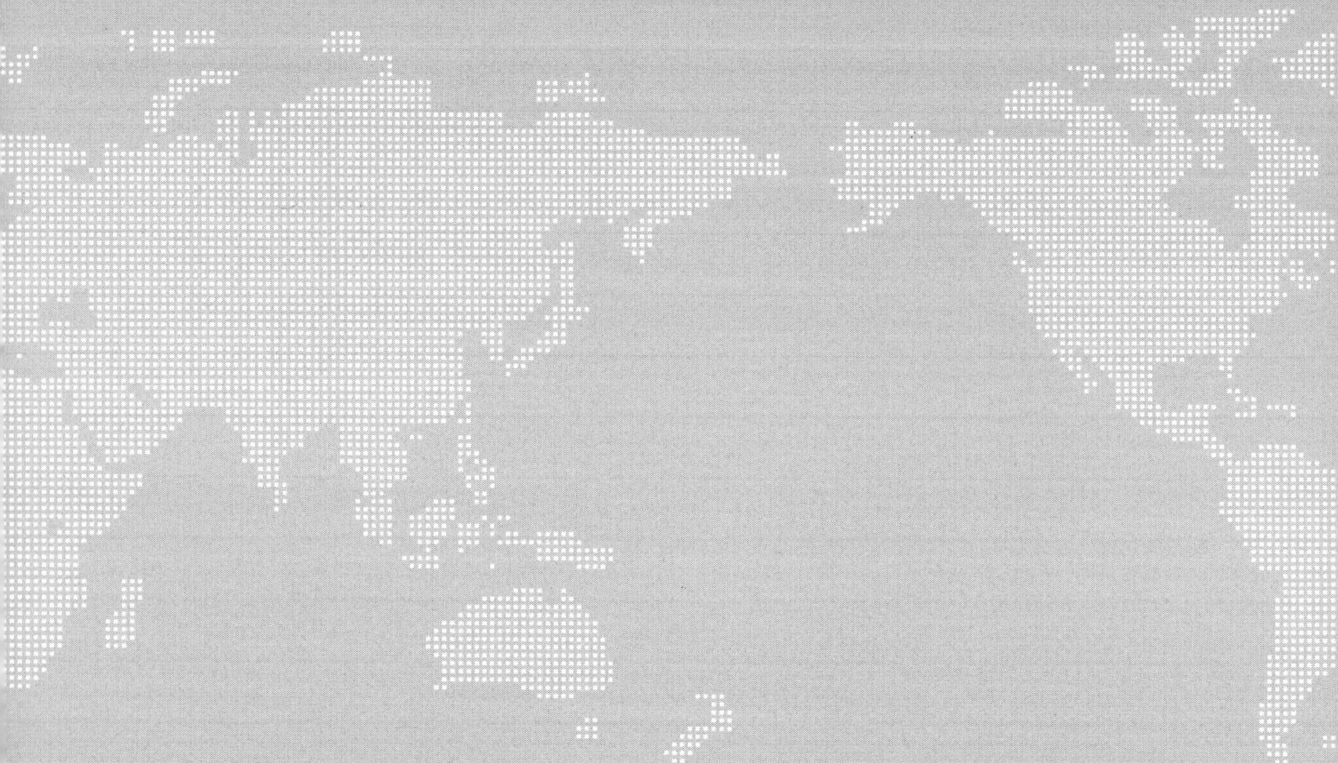

Medical Tourism

Medical Tourism

부록

1. 국제의료관광 코디네이터 국가자격 시험
2. 최근 기출문제(3회분)

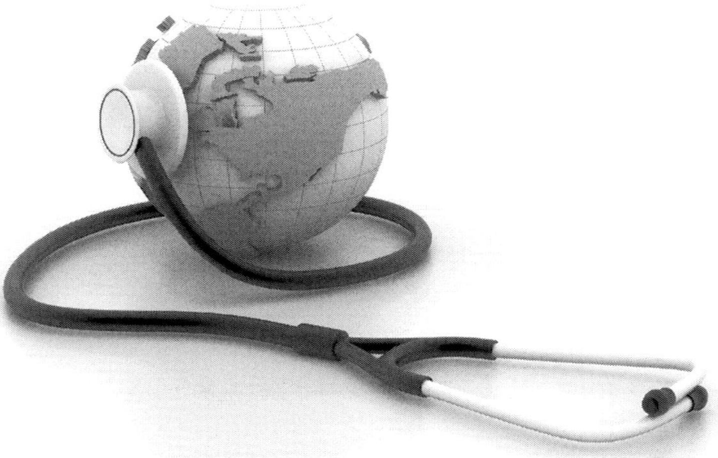

1. 국제의료관광 코디네이터 국가자격 시험

✓ 필기시험 안내

구분	내용	
시험과목	1. 보건의료관광행정 (20문항)	1. 의료관광의 이해 2. 원무관리 3. 리스크 관리 4. 의료관광법규
	2. 보건의료서비스지원관리 (20문항)	1. 의료의 이해 2. 병원서비스관리 3. 의료서비스의 이해 4. 의료커뮤니케이션
	3. 보건의료관광마케팅 (20문항)	1. 마케팅의 이해 2. 상품개발하기(의료, 관광) 3. 가격 및 유통관리 4. 통합적 커뮤니케이션 5. 고객만족도 관리
	4. 관광서비스지원관리 (20문항)	1. 관광과 산업의 이해 2. 항공서비스의 이해 3. 지상업무 수배 서비스의 이해 4. 관광자원 및 이벤트의 이해
	5. 의학용어 및 질환의 이해 (20문항)	1. 기본 구조 및 신체구조 2. 심혈관 및 조혈계통 3. 호흡계통 4. 소화계통 5. 비뇨계통 6. 여성생식계통 7. 남성생식계통 8. 신경계통 9. 근골격계통 10. 외피계통 11. 감각계통 12. 내분비계통 13. 면역계통 14. 정신의학 15. 방사선학 16. 종양학 17. 약리학
시험방법	객관식 4지택일, 100문제	
합격결정기준	1. 과목당 100점 2. 매 과목 40점 이상, 전과목 평균 60점 이상	

✓ 실기시험 안내

구분	내용	
시험과목	1. 의료관광기획	1. 의료관광 마케팅 기획하기 2. 의료관광 상담하기 3. 의료관광 사전관리하기
	2. 의료관광실행	1. 진료서비스 관리하기 2. 리스크 관리하기 3. 관광 관리하기 4. 상담 관리하기
	3. 고객만족 서비스	1. 고객만족도 관리하기 2. 리스크 사후관리하기 3. 네트워크 구축하기
시험방법	작업형 또는 필답형(주관식)	
합격결정기준	60점 이상	

✓ 공인어학성적 기준

영어	시험명	TOEIC	TEPS	TOEFL CBT	TOEFL IBT	G-TELP (Level 2)	FLEX	PELT (main)	IELTS
	기준점수	700점 이상	625점 이상	197점 이상	71점 이상	65점 이상	625점 이상	345점 이상	7.0점 이상

일본어	시험명	JPT	일컴(NIKKEN)	FLEX	JLPT
	기준점수	650점 이상	700점 이상	720점 이상	2급 이상

중국어	시험명	HSK	FLEX	BCT	CPT	TOP
	시험명	5급 이상과 회화 중급 이상 모두 합격	700점 이상	듣기/읽기유형과 말하기/쓰기유형 모두 5급 이상	700점 이상	고급 6급 이상

기타 외국어	시험명	러시아어	태국어, 베트남어, 말레이·인도네시아어, 아랍어	
		FLEX	TORFL	FLEX
	기준점수	700점 이상	2단계 이상	600점 이상

※비고: 취득한 성적의 유효기간 내에 응시자격기준일(필기시험일)이 포함되어 있어야 함.

2. 최근 기출문제(3회분)

✓ 국제의료관광 코디네이터 기출문제(2021년 제2회)

[제1과목] 보건의료관광행정

01. 다음 중 의료리스크 측정 척도에 속하지 않는 것은?

① 과정비용(PC)　② 제한시간(LT)
③ 표준부합성(CTS)　④ 목적적합성(FFP)

02. 의료 해외진출 및 외국인환자 유치 지원에 관한 법령상 지정 유치기관 표시에 관한 설명으로 옳지 않은 것은?

① 보건복지부장관이 외국인환자 유치의료기관 및 외국인환자 유치업자를 평가하여 일정수준을 충족한 유치기관으로 지정하였음을 나타내는 표시이다.
② 지정표시는 이미지의 변질이나 왜곡이 없도록 정확하게 재생하여 사용하여야 한다.
③ 지정표시를 재생할 때에는 원칙적으로 사진제판 방식, 투사복제 방식 또는 컴퓨터를 이용한 원고 출력방식에 따라야 하며, 특별히 크게 확대하여 사용하는 경우에는 그리드 스케일 비례규정에 맞게 재생하여야 한다.
④ 지정표시의 색상은 적용매체와 상관없이 동일한 전용색상을 표현해야 한다.

03. 원무관리의 필요성에 대한 설명으로 거리가 먼 것은?

① 의원의 증가　② 의료수요의 증가
③ 의료조직의 복잡화　④ 의료보장제도의 확대

정답 01. ② 02. ④ 03. ①

04. Carroll이 제시안 의료기관에서 발생할 수 있는 리스크의 유형 중 임상적 리스크에 해당하는 것은?

① 의료진가 병원 간 소송
② 환자의 임상정보 비밀 누출
③ 자연재해로 인한 병원 자산 손실
④ 치료비 미수

05. 의료관광 코디네이터 자질 중에서 언어에 관한 능력에 해당하지 않는 것은?

① 외국어 교육(Teaching) 능력
② 외국어 구사(Speaking) 능력
③ 외국어 작문(Writing) 능력
④ 외국어 읽기(Reading) 능력

06. 다음 중 수급권자에 대한 진료, 조제 또는 투약을 담당하는 의료급여기관을 모두 고른 것은?

ㄱ. 「지역보건법」에 따라 설치된 보건소
ㄴ. 「농어촌 등 보건의료를 위한 특별조치법」에 따라 설치된 보건진료소
ㄷ. 「약사법」에 따라 설립된 한국희귀・필수의약품센터

① ㄱ, ㄴ
② ㄱ, ㄷ
③ ㄴ, ㄷ
④ ㄱ, ㄴ, ㄷ

07. 인구가 초고령화되면서 자연스럽게 건강에 대한 관심이 증가하게 된다. 이러한 결과로 나타나는 현상으로 가장 적합한 것은?

① 의료비 증가에 대한 고민 증대
② 글로벌 의료 거버넌스의 보편화
③ 민간의료 활성화에 대한 강한 욕구 발생
④ 보건의료서비스의 강한 글로벌화 유도 경향 발생

08. 의료서비스 제공과정에서 조직을 둘러싼 모든 위기상황에 대한 사전 대응방안을 마련함으로써 보다 종합적이고 효율적인 안전대책을 구축하는 것은?

① 위험조정(Risk Control)
② 위험예방(Risk Prevention)
③ 위험관리(Risk Management)
④ 위험파악(Risk Identification)

정답 04. ② 05. ① 06. ④ 07. ① 08. ③

09. A병원의 4월 중 성인과 소아의 총 퇴원환자가 300명(사망포함)이었고, 총 재원일수는 2700일이었다. 평균재원일수는?

① 7일 ② 8일
③ 9일 ④ 10일

10. 의료법상 의료인을 모두 고른 것은?

ㄱ. 의사	ㄴ. 치과의사
ㄷ. 한의사	ㄹ. 조산사
ㅁ. 간호사	ㅂ. 의료기사

① ㄱ, ㄷ, ㄹ ② ㄱ, ㄴ, ㄷ, ㅂ
③ ㄱ, ㄴ, ㄷ, ㄹ, ㅁ ④ ㄱ, ㄴ, ㄷ, ㅁ, ㅂ

11. 의료서비스의 특성이 아닌 것은?

① 정보의 대칭성 ② 의료수요발생의 예측 불가능성
③ 외부효과의 존재 ④ 의료공급의 비탄력성

12. 영국과 캐나다와 같은 NHS 제도를 가진 나라에서 의료관광객을 송출할 경우 기대할 수 있는 효과에 대한 설명으로 거리가 먼 것은?

① 의료관광객으로부터 외화수입을 기대할 수 있다.
② 의료관광객들이 신속한 서비스 혜택을 누릴 수 있다.
③ 자국에 있는 환자들의 대기행렬을 줄여주는 효과가 있다.
④ 자국에 없는 서비스나 더 나은 서비스를 받을 수 있어 환자의 선택 폭이 넓어지는 효과가 있다.

13. 효과적인 퇴원계획으로 얻을 수 있는 효과가 아닌 것은?

① 입원기간의 단축
② 입원비용의 감소
③ 재입원의 필요성 증대
④ 가정으로의 복귀나 다음 단계 시설로의 이동에 있어 편안함 부여

정답 09. ③ 10. ③ 11. ① 12. ① 13. ③

14. 출입국관리법령상 의료관광비자를 발급받은 단기체류환자가 국내에 있을 수 있는 최대 기간은?

① 30일　② 60일
③ 90일　④ 120일

15. 환자가 입원결정을 하여 입원진료를 위해 발급받는 문서는?

① 입원약정서　② 입원접수증
③ 입원결정서　④ 요양급여명세서

16. 진료예약제의 효과로 가장 거리가 먼 것은?

① 이용자 만족의 증대　② 병원이용 환자 감소
③ 병원관리의 용이성　④ 업무능률의 향상

17. 외국인 의료사고에 대해 신속하고 공정한 피해구제 조정신청을 할 수 있는 곳은?

① 법원　② 의료심사조정위원회
③ 소비자분쟁조정위원회　④ 한국의료분쟁조정중재원

18. 재외동포의 출입국과 법적 지위에 관한 법령상 건강보험 적용에 관한 내용 중 (　)에 알맞은 것은?

> 주민등록을 한 재외국민과 국내거소신고를 한 외국국적동포가 (　) 이상 대한민국 안에 체류하는 경우에는 건강보험 관계법령으로 정하는 바에 따라 건강보험을 적용받을 수 있다.

① 30일　② 45일
③ 60일　④ 90일

19. 외국 보험사에 진료비 청구 시 보험청구서 이외에 일반적으로 첨부되는 서류에 해당하지 않는 것은?

① 지불요구서　② 영문진단서
③ 세부 진료비 명세서　④ 예약확인증명서

20. 다음 중 무형적 특성의 한방의료관광자원에 해당하는 것은?

① 한방전통음식　② 사상체질분류
③ 십전대보탕　④ 약초(허브)

정답 14. ③　15. ③　16. ②　17. ④　18. ④　19. ④　20. ②

[제2과목] 보건의료서비스 지원관리

21. 병원의 고유 기능과 가장 거리가 먼 것은?

① 진료　　② 교육
③ 임상연구　　④ 고용기회 제공

22. 미국 JCAHO의 영양서비스 관련 평가기준 중 환자 치료에 해당하는 세부기준을 모두 고른 것은?

ㄱ. 진료과정 중 환자 영양상태 평가
ㄴ. 영양 및 치료사에 대한 식사상담 제공
ㄷ. 병원조직 내 영양관리 업무의 방법과 절차의 표준화
ㄹ. 영양적으로 위험이 있다고 판단된 모든 환자에 대한 다각적인 영양치료계획 수립

① ㄱ, ㄴ　　② ㄴ, ㄷ
③ ㄷ, ㄹ　　④ ㄱ, ㄹ

23 응급환자가 발생한 경우 진단검사의학실에서 시행하는 혈액검사는 검체수집부터 결과보고까지 몇 분 이내의 검사소요시간(Turn Around Time)을 유지해야 하는가?

① 30분　　② 1시간
③ 1시간 30분　　④ 2시간

24. 외국인환자가 보내온 임상자료가 메인서버에 저장되는 과정에서 오류가 발생한 경우, 대처방안으로 틀린 것은?

① 환자에게 상황을 설명한다.
② 고객이 갖고 온 원본 파일을 확인한다.
③ 환자의 ID번호 오류가 있는지 확인한다.
④ 한국 의료기관 담당의사에게 문의 연락을 한다.

25. 외국인환자에게 의료관광상품 판매를 위한 대화 시 첫 단계는?

① 설득　　② 신뢰형성
③ 전략적 질문　　④ 아이스 브레이킹

정답 21. ④　22. ③　23. ①　24. ④　25. ④

26. 다음 중 감염병 유행의 필수 요소가 아닌 것은?

① 숙주
② 환경
③ 병원체
④ 감염병에 대한 위협감

27. 보건의료체계의 특성으로 가장 적합한 것은?

① 수요예측 가능성
② 서비스공급의 탄력성
③ 지식과 정보의 대칭성
④ 소비적 요소와 투자적 요소의 혼재

28. 병원의 진료예약제는 의료서비스의 어떤 특성을 보완하기 위한 것인가?

① 무형성
② 이질성
③ 소멸성
④ 비분리성

29. 서비스의 특성에 대한 설명으로 틀린 것은?

① 서비스는 다른 장소로 옮길 수 있다.
② 서비스는 매번 동일한 내용과 수준이 되기 힘들다.
③ 서비스는 고객의 참여 없이 일방적으로 이루어지기 어렵다.
④ 서비스는 저장할 수 없기 때문에 정해진 서비스 상황이 지나면 사라진다.

30. 진료목적의 비자(의료관광비자) 발급 지원과 관련하여 옳은 것은?

① 비자를 발급받았으면 유효기간 확인은 사본으로도 확인 가능하다.
② 비자 발급은 출입국 사무소에 신청 가능하고 개인 신청도 가능하다.
③ 병원 초청장 발급과 관련하여 일반적으로 선입금을 요구할 수 없다.
④ 체류기간은 보통 60일에서 최장 3년이다.

31. 인간의 건강은 병인, 숙주, 환경 간의 균형에 의해 결정된다. 병인(Agent) 중 물리적 요인에 해당하는 것은?

① 약물
② 곰팡이
③ 방사능
④ 바이러스

정답 26. ④ 27. ④ 28. ③ 29. ① 30. ① 31. ③

32. 병원의 의료수요를 추계하는 대표 지표로서 지역주민의 특정 병원 이용 선호도를 의미하는 것은?

① 친화도 ② 병상이용률
③ 병상회전율 ④ 외래환자초진율

33. 아시아권 환자들이 의료관광 의사결정 시 주로 이용하는 정보원천은?

① 친구, 가족 ② 신문, 잡지
③ 병원 웹사이트 ④ 의료관광 유치업자

34. 의료관광서비스와 관련한 환자 가족의 역할이 아닌 것은?

① 의료서비스 제공자 ② 여행계획 수립의 항해사
③ 보살핌을 제공하는 동반자 ④ 의사와 환자 간 의사소통의 지식브로커

35. 양질의 의료를 구성하는 특징이 아닌 것은?

① 접근성(Accessibility) ② 서비스품질(Quality)
③ 무형성(Intangibility) ④ 포괄성(Comprehensiveness)

36. 건강보험의 도덕적 해이를 예방하기 위한 방식이 아닌 것은?

① 공제제 ② 인두제
③ 급여상한제 ④ 급여제한 조항

37. 환자와의 의사소통에 사용되는 비언어적인 요소가 아닌 것은?

① 얼굴표정과 화장 ② 표준어와 사투리
③ 자세와 복장상태 ④ 액세서리와 헤어스타일

38. 병원 고용관계의 특징이 아닌 것은?

① 단일임금체계 ② 직종의 다양성
③ 쟁의행위의 제한 ④ 근무시간의 다양성

정답 32. ① 33. ① 34. ① 35. ③ 36. ② 37. ② 38. ①

39. 높은 의료수준에도 불구하고 대기시간이 길어 해외의료관광 수요가 높은 나라는?

① 미국　　② 영국
③ 러시아　　④ 아랍에미리트

40. 병원에서 일대일 커뮤니케이션을 수행하기 위한 단계로 가장 적합한 것은?

가. 말하고자 하는 메시지가 정확하게 제대로 전달되고 있는가? 나. 메시지의 발송 수단은 적절한가? 다. 송신자가 의도하는 메시지가 수신자에게 접수되었는가? 라. 수신자의 반응과 피드백은 있는가? 마. 각각의 메시지별로 정확하게 이해되고 있는가?

① 가 → 나 → 다 → 라 → 마
② 나 → 가 → 라 → 다 → 마
③ 가 → 나 → 마 → 라 → 다
④ 라 → 나 → 가 → 마 → 다

[제3과목] 보건의료관광 마케팅

41. 신제품 수요예측방법에 대한 설명으로 옳지 않은 것은?

① 구매의향조사에 의한 수요예측방법은 신상품에 대해 설명하고 비교적 간단하게 구매의향을 조사한다.
② 테스트마케팅에 의한 수요예측방법은 실제시장에 신상품을 투입하고 그 반응으로 수요를 예측한다.
③ 인터뷰조사에 의한 수요예측방법은 대상자나 잠재 소비자로부터 상세한 자료를 수집할 수 있다.
④ 델파이법에 의한 수요예측방법은 수요의 총량을 전문가의 직관에 의해 추정하도록 하는 방법으로 단기에 적합하다.

정답 39. ② 40. ① 41. ④

42. 의료관광상품의 개발전략과 가장 거리가 먼 것은?

① 건강지향적인 테마상품 개발이 필요하다.
② 유관단체나 조직들과의 협력관계를 구축하는 것이 필요하다.
③ 상품개발 초기단계는 물론 이후에도 민간보다는 정부 주도로 이루어져야 한다.
④ 다양한 국적과 문화를 가진 고객들을 위해 보다 다양한 상품개발이 필요하다.

43. 다음 내용에 해당하는 분석방법은?

의사의 전문성, 간호사의 친절성, 장비의 첨단성, 입지의 접근성, 진료대기시간 등을 독립변수로 설정하고, 이들 독립변수가 종속변수인 방문 환자수에 어떠한 영향을 미치는지를 분석한다.

① 회귀분석
② 상관분석
③ 판별분석
④ 다차원분석

44. 온라인 마케팅조사에 대한 설명으로 틀린 것은?

① 응답 여부를 확인할 수 있고 늦어질 경우 독촉 메일과 같은 후속조치를 할 수 있다.
② 응답자의 신분을 확인할 방법이 제한되어 있어 응답자 적격성 문제가 발생할 수 있다.
③ 온라인 마케팅조사에는 전자우편조사, 전자설문조사 등이 포함된다.
④ 표본편중의 문제를 쉽게 해결할 수 있다.

45. 의료서비스 마케팅의 특성으로 거리가 먼 것은?

① 공공성과 상업성의 양면성이 있다.
② 의료서비스 상품은 무형성의 특성이 강하다.
③ 의료서비스 상품은 생산과 소비의 과정에서 표준성과 동질성의 특성이 나타난다.
④ 의료서비스 상품은 재고가 없는 소멸성의 특성이 있다.

46. RFM 분석법의 평가요소에 해당하지 않는 것은?

① 최근 구입여부
② 구입횟수
③ 제품구입액의 정도
④ 구입제품의 인지도

정답 42. ③ 43. ① 44. ④ 45. ③ 46. ④

47. 의료관광 시장조사에서 1차 자료수집의 원천에 해당하는 것은?

① 관찰 ② 회사 내 문서기록
③ 의료관광논문집 ④ 과거신문기사

48. 포지셔닝(Positioning) 전략의 수립과정을 올바르게 나열한 것은?

ㄱ. 동일 포지션 내의 경쟁자 확인	ㄴ. 소유하고 싶은 포지션 탐색 및 발견
ㄷ. 현재의 포지션 파악	ㄹ. 자사의 자원 파악 및 효과적인 활용
ㅁ. 획득한 포지션의 유지 및 강화	ㅂ. 포지션의 획득

① ㄴ → ㄷ → ㄱ → ㄹ → ㅂ → ㅁ ② ㄷ → ㄴ → ㄱ → ㄹ → ㅂ → ㅁ
③ ㄷ → ㄴ → ㄱ → ㅂ → ㅁ → ㄹ ④ ㄷ → ㅂ → ㄱ → ㄹ → ㄴ → ㅁ

49. 의료법령상 규제대상이 되는 광고내용을 모두 고른 것은?

ㄱ. 신문, 방송, 잡지 등을 이용하여 전문가의 의견 형태로 표현되는 광고
ㄴ. 소비자로 하여금 치료효과를 오인하게 할 우려가 있는 광고
ㄷ. 진료방법과 관련하여 심각한 부작용 등 중요한 정보를 누락하는 광고
ㄹ. 세계보건기구와 협력을 맺은 국제평가기구로부터 받은 인증을 표시한 광고

① ㄱ, ㄴ ② ㄴ, ㄷ
③ ㄱ, ㄴ, ㄷ ④ ㄱ, ㄴ, ㄷ, ㄹ

50. 유통경로의 기능이 아닌 것은?

① 거래를 표준화시키는 역할을 한다.
② 총 거래수를 감소시키고 거래를 촉진시킨다.
③ 구매자에게 규모의 경제를 가능하게 한다.
④ 생산자와 소비자에게 필요한 정보를 제공한다.

51. 시장세분화의 필요성이 없는 것은?

① 상품수명주기의 단계가 도입기인 경우 ② 고객의 특성이 명확하게 구분되는 경우
③ 경쟁상품이 다수인 경우 ④ 소비자의 욕구가 다양한 경우

정답 47. ① 48. ② 49. ③ 50. ③ 51. ①

52. 신상품 콘셉트(Concept) 평가 시 고려사항으로 거리가 먼 것은?

① 기업의 강점 ② 상품의 목표
③ 표적시장의 크기 ④ 광고전략

53. 시장가격 중심의 가격결정방법 중 상대적 저가격정책에 관한 설명이 아닌 것은?

① 대체로 시장점유율을 높이기 위한 공격적 마케팅의 일환으로 사용된다.
② 동급의 제품을 고가로 책정함으로써 소비자들이 그 제품의 품질이 우수한 것으로 자각하도록 유도한다.
③ 산업의 후발주자는 시장리더의 점유율을 잠식하기 위해 저가격으로 제품을 출시할 수 있다.
④ 할인점이 저가격정책으로 유통시장을 잠식한 것은 상대적 저가격정책의 예라 할 수 있다.

54. 커뮤니케이션에서 발신자가 전혀 의도하지 않았거나 왜곡된 메시지를 수신자가 받게 되는 방해요소는?

① 반응(Response) ② 피드백(Feedback)
③ 해석화(Decoding) ④ 잡음(Noise)

55. 구매의사결정에 관한 설명으로 틀린 것은?

① 구매의사결정은 고관여 의사결정과 저관여 의사결정으로 분류할 수 있다.
② 고관여 구매의사결정은 문제인식 → 정보탐색 → 대안의 평가 → 대안의 선택 → 구매 후 평가의 과정으로 이루어진다.
③ 저관여 구매의사결정은 대안의 선택이 대안의 평가보다 선행한다.
④ 높은 진료능력과 장비, 시간과 비용을 필요로 하는 질병의 경우는 저관여 구매의사결정이 많다.

56. 병원 인적판매의 특징으로 옳지 않은 것은?

① 고객의 요구에 즉각적으로 융통성 있게 대응할 수 있다.
② 고객이 될 만한 사람에게만 초점을 맞추어 접근할 수 있다.
③ 한 번에 대응할 수 있는 고객의 수가 많다.
④ 고객들의 선택을 즉시에 실시간으로 유도할 수 있다.

정답 52. ④ 53. ② 54. ④ 55. ④ 56. ③

57. 고객관계관리(CRM)의 도입배경에 대한 설명과 거리가 먼 것은?

① 고객에서 기업으로 힘의 이동
② 시장의 확산으로 다양한 틈새시장 창출
③ 가격에 대한 고객의 관심 증대로 치열한 가격경쟁
④ 인터넷의 발달과 확산으로 기업의 변화 필요성 증대

58. 서비스 마케팅 믹스(7P)에 해당하지 않는 것은?

① 과정(Process)
② 인적 자원(People)
③ 가격(Price)
④ 계획(Planning)

59. Poter의 산업구조분석 모델에서 산업의 경쟁력을 결정하는 요소가 아닌 것은?

① 잠재적 진입자
② 공급자
③ 대체재
④ 차별화

60. 현재 고객을 대상으로 고객의 충성도에 대해 보상함으로써 반복구매 행동을 구축하려고 설계된 판매촉진방법은?

① 상용고객 프로그램
② 쿠폰
③ 사은품 제공
④ 경연과 추첨

[제4과목] 관광서비스 지원관리

61. 관광서비스의 유형 중 여행업 서비스의 내용과 가장 거리가 먼 것은?

① 안내업무
② 수속대행
③ 인력수급서비스
④ 예약 및 수배

62. 관광자원의 특성으로 보기 어려운 것은?

① 인적이 드문 곳으로 접근성이 떨어져야만 한다.
② 관광자원은 관광객의 욕구를 충족시켜주며 경제성을 만족시킬 수 있어야 한다.
③ 관광객이 원하는 혜택을 제공할 수 있어야 한다.
④ 관광자원은 보존 또는 보호를 하지 않으면 그 가치가 감소되거나 훼손된다.

정답 57. ① 58. ④ 59. ④ 60. ① 61. ③ 62. ①

63. 관광의 구성요소 중 관광객체에 대한 설명으로 틀린 것은?

① 관광대상을 의미한다.
② 관광욕구를 충족시키는 역할을 한다.
③ 관광정보를 포함한다.
④ 관광자원과 관광시설을 포함한다.

64. 항공운송사업의 특성으로 옳지 않은 것은?

① 항공운송사업은 국제성의 특징이 있다.
② 항공운송사업은 계절적 수요 변동이 크지 않다.
③ 항공운송사업은 영업지속의 의무 등 공공성이 강하다.
④ 항공운송사업은 자본집약적인 특성이 있다.

65. 관광서비스는 100-1=0이라고 하는데 이는 무엇의 중요성을 강조한 것인가?

① 고객접점
② 고객창출
③ 고객역할
④ 고객참여

66. 다음 중 관광객으로 보기 어려운 사람은?

① 여가를 목적으로 여행하는 자
② 회의 참석을 위하여 여행하는 자
③ 공항의 지정구역에 잠시 머물렀다 통과하는 자
④ 사업상의 목적으로 여행하는 자

67. 관광쇼핑상품의 특성과 가장 거리가 먼 것은?

① 다양한 관광객 기호를 충족시켜야 한다.
② 관광객이 수용할 수 있는 가격이어야 한다.
③ 보존성이 좋아야 한다.
④ 튼튼하고 부피가 커야 한다.

정답 63. ③ 64. ② 65. ① 66. ③ 67. ④

68. 다음 설명에 해당하는 관광산업의 특성은?

> • 국제친선증진, 국제문화의 교류, 근로의욕고취, 국민건강증진, 교양향상 등 한 국가의 사회문화적 측면에 크게 기여
> • 외화획득, 기술협력, 국제무역증진, 지역소득 증대효과, 고용효과, 지역개발효과 등과 같은 지역경제 활성화에 기여

① 복합성
② 입지 의존성
③ 민감성
④ 공익성

69. 호텔서비스의 특성에 관한 설명으로 옳지 않은 것은?

① 호텔상품이란 환경과 시설, 식음료 서비스 등을 모두 포함한다.
② 호텔상품은 이동 저장하여 판매할 수 없다.
③ 호텔상품은 유형적인 서비스 위주로 판매된다.
④ 호텔은 비숙박객에게도 준공공장소를 제공하는 기능이 있다.

70. 관광활동의 유형에 관한 설명으로 옳지 않은 것은?

① 관광의 유형에는 유동형 관광, 목적형 관광, 체재형 관광으로 구분할 수 있다.
② 유동형 관광에는 자연관찰이나 역사·문화자원을 대상으로 하는 관광활동이 있다.
③ 목적형 관광은 해수욕·골프 등 구체적인 목적을 가지고 관광하는 활동유형이다.
④ 체재형 관광은 종합휴양지를 대상으로 하지만, 숙박은 하지 않는 형태의 관광활동이다.

71. 관광산업의 긍정적 파급효과와 가장 거리가 먼 것은?

① 지역 및 국가 경제성장에 기여
② 국제수지 개선과 국제무역진흥의 기능
③ 민간소비활성화로 물가안정에 기여
④ 고용창출효과 및 조세 수입증대

72. 관광진흥법상 관광사업의 종류가 아닌 것은?

① 여행업
② 관광숙박업
③ 관광객 이용시설업
④ 영상정보업

정답 68. ④ 69. ③ 70. ④ 71. ③ 72. ④

73. 관광교통에서 초과예약(Overbooking)에 관한 설명과 가장 거리가 먼 것은?

① 비수기인 경우 초과예약률을 높게 설정한다.
② 전년도 통계를 참고하여 초과예약률을 설정한다.
③ 계절과 요일에 따라 초과예약률을 탄력적으로 적용한다.
④ N0-show가 초과예약률 설정의 중요한 요인이다.

74. 다음 중 외식산업의 특성으로 옳은 것을 모두 고른 것은?

ㄱ. 낮은 인적 의존도	ㄴ. 생산 · 판매 · 소비의 동시성
ㄷ. 상품의 부패용이성	ㄹ. 낮은 입지의존성
ㅁ. 신규참여 용이성	

① ㄱ, ㄴ, ㄷ ② ㄱ, ㄷ, ㅁ
③ ㄴ, ㄷ, ㅁ ④ ㄷ, ㄹ, ㅁ

75. 관광정보의 정의로 거리가 먼 것은?

① 관광현상과 직접적으로 관련된 정보만 해당한다.
② 관광객들이 목적지향적인 행동을 선택하는데 유용한 일체의 알림사항이다.
③ 국내외의 관광관련업체에서 관광객을 위해 제공되는 자료이다.
④ 관광대상에 대하여 관광객의 관광욕구충족을 위한 관광행위의 수단이다.

76. 장애고객의 응대 시 유의할 사항으로 거리가 먼 것은?

① 누구나 똑같이 대접한다.
② 장애에 초점을 맞추어 비장애인에게 도움을 제공하는 것과는 다르게 도움을 제공한다.
③ 고객에게 의사를 묻지도 않은 채 무조건 돕지 않는다.
④ 사전에 준비하고 지식을 가진다.

77. 외식기업의 신제품 가격결정 전략에서 경쟁기업에 비해 일정한 원가구조상의 우위를 가지고 있고, 시장 수요의 가격탄력성이 높을 때 사용 가능한 가격전략으로 가장 적합한 것은?

① 상대적 고가격전략 ② 시장침투 가격전략
③ 모방 신제품 가격전략 ④ 고품격 가격전략

정답 73. ① 74. ③ 75. ① 76. ② 77. ②

78. 이벤트를 기획할 때 고려해야 하는 요인으로 거리가 먼 것은?

① 이벤트 주최자
② 이벤트의 기간
③ 이벤트의 참가대상
④ 이벤트의 개최목적

79. 다음 중 프론트 오피스의 조직에 포함되지 않는 부서는?

① 현관서비스
② 프론트 데스크
③ 비즈니스 센터
④ 케이터링

80. IATA 기준 우리나라 항공사 코드가 아닌 것은?

① 8B
② BX
③ 7C
④ LJ

[제5과목] 의학용어 및 질환의 이해

81. 주로 흑인에게 유전적으로 생기는 용혈빈혈로 적혈구 헤모글로빈 내에 아미노산 배열의 선천적 이상으로 인해 적혈구가 낫 모양으로 변한 비정상적인 혈구가 말초 혈액에 나타나는 병은?

① 재생불량성빈혈
② 철결핍성빈혈
③ 겸상적혈구빈혈
④ 지중해빈혈

82. 다음 중 순환계통 약물이 아닌 것은?

① cardiotonic
② antacid
③ coronary vasodilator
④ antihypertensive drug

83. 다음 중 핵의학 검사에 해당하는 것은?

① MRI
② PET
③ angiogram
④ chest X-ray

정답 78. ① 79. ④ 80. ① 81. ③ 82. ② 83. ②

84. 수술처치용어의 의미 연결이 틀린 것은?

① fasciectomy - 근막절제술 ② arthrotomy - 관절절개술
③ chondrotomy - 연골절제술 ④ myotomy - 근육절개술

85. 정상적으로 존재하는 혈관과 혈관 사이를 작은 혈관으로 연결하는 것은?

① 동맥절개 ② 죽종절제
③ 연결, 문합 ④ 혈관조영

86. 인체면역계 이상으로 생기며, 뺨과 코 위에 나비 모양의 홍반이 특징으로 피부의 콜라겐과 관절, 장기 등을 광범위하게 침범하는 만성 염증성 질환은?

① impetigo contagiosa ② herpes zoster
③ sysemic lupus erythematosus ④ exanthematous viral disease

87. 다음 중 약어에 대한 뜻이 옳은 것은?

ㄱ. ADH-항이뇨호르몬	ㄴ. UA-요로감염
ㄷ. CRF-만성신부전	ㄹ. UTI-요검사, 요분석

① ㄱ, ㄴ ② ㄱ, ㄷ
③ ㄴ, ㄹ ④ ㄷ, ㄹ

88. 부신피질에서 당질 코르티코이드가 만성적으로 과다하게 분비되어 비만, 고혈당, 남성형 다모증, 생식기능 부전 등이 나타나는 질환은?

① hyperthyroidism ② hypoparathyroidism
③ Cushing's disease ④ diabetes mellitus

89. 조영제를 사용하지 않는 검사는?

① barium ② KUB
③ RGP ④ UGI series

정답 84. ③ 85. ③ 86. ③ 87. ② 88. ③ 89. ②

90. 다음 의학용어 중 접두사의 의미가 다른 하나는?

① exo
② exto
③ extra
④ endo

91. 췌장관이 연결되는 위장관 부위는?

① esophagus
② stomach
③ duodenum
④ colon

92. 눈의 검은자와 홍채 뒤에는 투명한 안구 조직인 수정체가 존재하여 눈의 주된 굴절기관으로 작용한다. 이 수정체가 혼탁해져 빛을 제대로 통과시키지 못하게 되면서 안개가 낀 것처럼 시야가 뿌옇게 보이는 질환은?

① 녹내장
② 백내장
③ 안구건조증
④ 황반 변성

93. 우리 몸에 병균이 침입하면 면역세포들은 다양한 면역매개물질을 분비하여 다른 면역세포들을 불러모으고 활성화시켜서 병균을 물리치는데, 자신의 조직 성분에 대하여 면역을 일으키거나 과민성인 상태로 자신과 외부에서 들어온 물질의 구분을 확실히 하지 못해 몸속의 면역체계가 우리 몸을 스스로 공격하고 파괴하는 것은?

① 면역병
② 세포질환
③ 자가면역질환
④ 전염병

94. 방광경을 통해 카테터를 요관에 삽입하여 조영제를 신우로 주입한 후 X선을 활용하는 검사방법은?

① intravenous pyelography
② cholecystography
③ retrograde pyelography
④ arteriography

정답 90. ④ 91. ③ 92. ② 93. ③ 94. ③

95. 다음 설명에 해당하는 것은?

> 종양실질세포가 상피성 조직에서 유래한 악성종양이다. 이것은 성장이 매우 빠르고 혈액이나 림프관을 통해서 다른 멀리 떨어진 장기로 암세포의 전파가 가능하여 다른 장기에도 암을 전파하는 것이 특징이다. 상피세포의 과도한 증식으로 편평세포암종, 선암종, 미분화암종 등으로 구분한다.

① neoloasm ② carcinoma
③ tumor ④ sarcoma

96. 다음 중 성매개질환이 아닌 것은?

① herpes genitalis ② gonorrhea
③ syphilis ④ balanitis

97. 불안장애에 관한 진단 용어에 표함되지 않는 것은?

① social phobia ② agoraphobia
③ cyclothymia ④ panic disorder

98. 유방 내의 병변을 방사선 영상을 통해 진단하며, 유방암 조기 진단에 유용한 검사는?

① mammography ② bone scan
③ breast sonogram ④ breast biopsy

99. 신경계에서 말하는 efferent란?

① 감각기에서 중추신경으로 자극을 전달하는 원심성
② 감각기에서 중추신경으로 자극을 전달하는 구심성
③ 중추신경계에서 감각기로 자극을 전달하는 구심성
④ 중추신경계에서 감각기로 자극을 전달하는 원심성

100. 다음 중 호흡기계 관련 질환은?

① atrial flutter ② lymphoma
③ hydrocephalus ④ emphysema

정답 95. ② 96. ④ 97. ③ 98. ① 99. ④ 100. ④

✓ 국제의료관광 코디네이터 기출문제(2021년 제4회)

[제1과목] 보건의료관광행정

01. 외국인환자에 대한 위기대응시스템 적용에 관한 설명으로 옳지 않은 것은?

① 외국인환자 국적별 관리방안을 모색하기보다 단일 관리방안을 모색한다.
② 국내환자에 비해 외국인환자는 입국절차부터 진료 후 사후관리까지 세심한 점검 및 관리가 필요하다.
③ 외국인환자와의 의료분쟁 발생 시 국가 간 신뢰문제와 직결되므로 진료 시 발생할 수 있는 분쟁요소를 사전에 예방할 수 있는 방안이 필요하다.
④ 글로벌 시대 국제병원은 사전예방 및 사후대책 매뉴얼 관리를 통해 국내 신뢰도 및 국가 경쟁력을 확보하는 데 노력해야 한다.

02. 의료 해외진출 및 외국인환자 유치 지원에 관한 법률상 '과도한 수수료 등의 제한'에 관한 설명으로 틀린 것은?

① 외국인환자 유치의료기관 외국인환자를 유치할 때 보건복지부장관이 고시한 수수료율의 범위를 초과하는 수수료를 요구하여서는 아니 된다.
② 보건복지부장관은 외국인환자 유치업자의 진료비 부과 실태를 조사하여 공개할 수 있다.
③ 보건복지부장관이 고시한 수수료율의 범위를 초과하는 수수료를 제공받은 자는 3년 이하의 징역 또는 3천만원 이하의 벌금에 처한다.
④ 시・도지사는 과도하게 수수료를 제공받은 자를 관계 행정기관에 신고한 자에 대하여 예산의 범위에서 포상금을 지급할 수 있다.

03. 싱가포르 의료관광시장의 SWOT분석으로 거리가 가장 먼 것은?

① S : 외국어 의사소통 가능
② W : 인접국 의료관광객의 낮은 비중
③ O : 의료관광 수요의 증가
④ T : 의료관광 시장의 경쟁 심화

04. 우리나라 국민건강보험의 특징이 아닌 것은?

① 단기보험
② 보험료 부과의 형평성
③ 건강보험가입의 강제성
④ 보험급여의 차등성

정답 01. ① 02. ③ 03. ② 04. ④

05. 병원의 임상적 리스크 사전예방 정책이 아닌 것은?

① 의료인의 주의의무와 설명의무에 충실하도록 한다.
② 동의서나 진료계약서 등의 양식을 구체적이고 명확히 준비한다.
③ 위험요인별 사전 체크리스트를 준비하여 활용한다.
④ 양방과 한방의 협진진료 체계를 구축한다.

06. 우리나라 의료관광산업이 활성화된 배경으로 보기 어려운 것은?

① 의료시장의 글로벌화
② 국내의 의료자원의 과잉현상
③ 국내의 수요자 부족현상
④ 고부가 가치 산업

07. 의료사고 피해구제 및 의료분쟁 조정 등에 관한 법률상 의료분쟁조정위원회 내 조정부는 사건의 조정절차가 개시된 날부터 며칠 이내에 조정결정을 하여야 하는가?(단, 조정결정의 연장일은 포함하지 않는다)

① 120일 ② 90일
③ 60일 ④ 30일

08. 다음 의료관광의 효과 중 목적지 국가의 긍정적 효과로 거리가 가장 먼 것은?

① 보험자의 비용절감
② 국민 낙수효과 기대
③ 외화수입 증대에 따른 국가경쟁에 기여
④ 보건산업 인프라 개선 및 의료기술의 발달

09. 외국의 의료기관 방문 전 안전사고의 피해자가 될 가능성을 인식하는 것을 뜻하는 것은?

① 신체적 리스크 ② 심리적 리스크
③ 사회적 리스크 ④ 시간적 리스크

정답 05. ④ 06. ③ 07. ② 08. ① 09. ①

10. 관광진흥법에서 사용하는 용어의 정의로 틀린 것은?

① "관광사업자"란 관광 사업을 경영하기 위하여 등록 · 허가 또는 지정을 받거나 신고한 자를 말한다.
② "기획여행"이란 여행업을 경영하는 자가 국내여행을 하려는 여행자를 위하여 여행의 목적지 · 일정, 여행자가 제공받을 서비스 내용과 그 요금 등을 미리 정하고 이에 참가하는 여행자를 모집하여 실시하는 여행을 말한다.
③ "관광지"란 자연적 또는 문화적 관광자원을 갖추고 관광객을 위한 기본적인 편의시설을 설치하는 지역을 말한다.
④ "회원"이란 관광사업의 시설을 일반 이용자보다 우선적으로 이용하거나 유리한 조건으로 이용하기로 해당 관광사업자와 약정한 자를 말한다.

11. 국제의료관광의 이해관계자와 가장 거리가 먼 것은?

① 의료기관
② 정부기관
③ 인접 국가
④ 의료관광의 수요자

12. 의료관광의 의사결정 과정을 '밀어내는 요인(Push Factor)'과 방문국가의 '유인하는 요인(Pull Factor)'으로 구분할 때 '밀어내는 요인'에 해당되지 않는 것은?

① 높은 의료비
② 짧은 대기시간
③ 낮은 의료수준
④ 제한적인 의료수준

13. 진료수입을 효율적으로 관리하기 위한 보고 및 통제체계의 확립방안이 아닌 것은?

① 병원문화의 개선
② 견제기능의 도입
③ 진료비의 총괄관리를 위한 기능 도입
④ 악성 미수금의 조기발견을 위한 제도 도입

14. 의료인 측면에서 의료리스크 예방을 위한 전략과 가장 거리가 먼 것은?

① 설명의무
② 주의의무
③ 결과예견의무
④ 결과포함의무

정답 10. ② 11. ③ 12. ② 13. ① 14. ④

15. 병원이 외국인환자에게 받아야 하는 입원동의서에 관한 설명으로 옳지 않은 것은?

① 구체적이고 자세하게 해당 국가의 언어로 마련해야 한다.
② 의료인이 환자에게 충분한 설명을 한 후에 보호자로부터 직접 서명을 받아야 한다.
③ 입원에 따른 환자와 보호자의 책임이 명시되어 있어야 한다.
④ 의료분쟁 발생 시 절차 및 해결책 등의 정보가 명확히 기술되어야 한다.

16. 상급종합병원에서 원무과 직원이 외래 접수 업무를 진행할 경우 확인사항으로 거리가 가장 먼 것은?

① 선택진료의사의 명단 확인서
② 산재보험환자의 요양승인결정통보서
③ 요양급여절차에 따른 요양급여의뢰서와 신분증
④ 자동차보험환자의 해당 손해보험회사의 지불보증서

17. A 병원의 허가병상은 기준병상이 440병상, 상급병상 300병상, 중환자실 40병상, 응급실 20병상일 때 일반병상의 비중은?

① 45% ② 50%
③ 55% ④ 60%

18. 의료서비스 상품의 특성이 아닌 것은?

① 무형성 ② 동시성
③ 동질성 ④ 소멸성

19. 출입국관리법상 외국인환자가 체류기간을 초과하여 계속 체류하려고 할 때 체류기간 연장 허가권자는?

① 보건복지부장관 ② 문화체육관광부장관
③ 기획재정부장관 ④ 법무부장관

20. 조직의 업무와 자원을 적절히 배정함으로써, 손실 발생 시 조직 전체가 충격을 받지 않도록 하는 리스크 통제 방법은?

① 손실 예방 ② 손실의 격리
③ 위기노출 회피 ④ 비보험적 전가

정답 15. ② 16. ① 17. ③ 18. ③ 19. ④ 20. ②

[제2과목] 보건의료서비스 지원관리

21. 의약품 정보활동과 가장 거리가 먼 것은?

① 약사위원회에서 사용되는 자료의 작성
② 적정 재고수준 유지를 위한 의약품 관리
③ 의사 및 의료관계자의 질문에 대한 정보제공
④ 의과대학 학생, 약학대학 학생, 인턴 등에 대한 교육과 정보 제공

22. 환자와 커뮤니케이션을 하는 의사가 제일 먼저 수집하는 정보는?

① 증상 ② 혈압
③ X-ray ④ 임상병리검사

23. 종합검진을 받는 외국인 고객을 대할 때 유의사항이 아닌 것은?

① 환자와의 비언어적 의사소통에 주의
② 병원의 최신 치료장비에 대한 지속적인 안내
③ 검진결과에 대한 추가 설명 필요시, 사전 안내
④ 낯선 검진환경에 따른 환자의 스트레스 관리

24. 환자의 영양관리업무에 관한 설명으로 옳지 않은 것은?

① 의료인의 감독하에서만 영양평가 가능
② 환자 입원 시 영상상태에 대한 신체 사정
③ 치료효과 제고를 위해 영양상담과 설명 제공
④ 치료식을 제공받는 환자에게 치료식사명과 제공사유, 주의사항 등의 설명 제공

25. 환자와의 면담커뮤니케이션에서 더 많은 정보를 얻기 위해 "팔이 아프다고 하셨는데, 팔의 어떤 부위가 아프며 언제부터 아프신가요?" 처럼 구체적으로 질문하였다면, 이는 어떤 면담방법을 활용한 것인가?

① 개방식 질문법 ② 초점맞춤식 질문법
③ 건강관련 습관탐색법 ④ 바꾸어 말하기법

정답 21. ② 22. ① 23. ② 24. ① 25. ②

26. 다음 중 시대적 배경이 다른 기관은?

① 혜민서 ② 전의감
③ 대의감 ④ 활인서

27. 고객의 불만을 처리하는 행위를 통해 품질의 차이를 유발하는 서비스 단계는?

① 사전 서비스 ② 사후 서비스
③ 제공직전 서비스 ④ 제공시점 서비스

28. 재화에 대비하는 서비스의 특징이 아닌 것은?

① 비소멸성 ② 무형성
③ 이질성 ④ 생산과 소비의 동시성

29. 제조업 분야와 달리, 서비스업 분야에서 추가된 마케팅 믹스 요소는?

① 상품 ② 가격
③ 사람 ④ 유통

30. 사회보험형 의료서비스 지불제도를 가지고 있는 국가는?

① 일본 ② 미국
③ 영국 ④ 덴마크

31. 의료진 간의 커뮤니케이션 방해요소로 볼 수 없는 것은?

① 역할 스트레스 ② 의학용어의 사용
③ 자율성 확보를 위한 갈등 ④ 의료 전문직 간의 상호이해 부족

32. 병원 조직의 갈등을 관리하는 방법이 아닌 것은?

① 타협 ② 경쟁
③ 협력 ④ 통합

정답 26. ③ 27. ② 28. ① 29. ③ 30. ① 31. ② 32. ④

33. 다음 중 대한민국에서 포괄수가제 적용을 받는 진료과목과 진료의 연결이 틀린 것은?

① 외과 - 치질 수술
② 안과 - 백내장 수술
③ 산부인과 - 인공수정 착상술
④ 이비인후과 - 아데노이드 수술

34. 의료광고에 대한 설명으로 옳은 것을 모두 고른 것은?

ㄱ. 의료법인 · 의료기관 또는 의료인이 아닌 자도 의료에 관한 광고가 가능하다.
ㄴ. 치료효과를 보장하는 등 소비자를 현혹할 우려가 있는 내용의 광고는 불가능하다.
ㄷ. 수술 장면 등 직접적인 시술행위를 노출하는 내용의 광고는 불가능하다.
ㄹ. 객관적으로 인정되지 아니하거나 근거가 없는 내용을 포함하는 광고가 가능하다.

① ㄱ, ㄴ
② ㄴ, ㄷ
③ ㄷ, ㄹ
④ ㄱ, ㄹ

35. 우리나라 의사인력에 대한 설명으로 틀린 것은?

① 전문의의 개업비율이 높다.
② 전문의가 일반의에 비해 월등히 많다.
③ 의사의 다수가 의원에 종사하고 있다.
④ 인구 1000명당 의사 수는 OECD 국가 평균에 비해 많은 편이다.

36. 의료전달체계상 1단계 요양급여기관에서 상위단계 요양급여기관에 이송 시 진료의뢰서 없이 진료를 받을 수 있는 경우를 모두 고른 것은?

ㄱ. 분만
ㄴ. 치과 요양급여환자
ㄷ. 응급환자
ㄹ. 혈우병환자

① ㄱ, ㄷ
② ㄴ, ㄹ
③ ㄱ, ㄴ, ㄷ
④ ㄱ, ㄴ, ㄷ, ㄹ

37. 커뮤니케이션의 주요 구성요소가 아닌 것은?

① 환경
② 채널
③ 송신자
④ 메시지

정답 33. ③ 34. ② 35. ④ 36. ④ 37. ①

38. 리스크 관리 대안 중 의료기관이 배상책임보험에 가입하는 것이 해당되는 것은?

① 손실의 격리
② 리스크 보존
③ 리스크 전가
④ 위기노출 회피

39. GATS(서비스 교역에 관한 일반 협정)의 분류에 따라 한 회원국의 서비스 공급자가 다른 회원국의 영토 내에서 서비스를 공급하는 것을 무엇이라고 하는가?

① 해외소비(Consumption Abroad)
② 국경 간 공급(Cross-border Supply)
③ 상업적 주재(Commercial Presence)
④ 자연인의 이동(Presence of Natural Person)

40. 공중보건의 특징이 아닌 것은?

① 치료의학
② 질병예방
③ 수명연장
④ 건강증진

[제3과목] 보건의료관광 마케팅

41. 다음 전자상거래 유형 중 판매가격의 유연성이 없는 방식은?

① 카탈로그 가격방식
② 경매방식
③ 가격흥정방식
④ 역경매방식

42. 의료관광객의 구매행동에 영향을 미치는 요인과 가장 거리가 먼 것은?

① 심리적 요인
② 사회적 요인
③ 문화적 요인
④ 자연환경적 요인

43. 국외여행 패키지를 원가에 가깝게 낮은 가격으로 판매하고 현지에서 선택여행 제품을 비싸게 판매하여 수익을 창출하는 가격결정 전략은?

① 제품계열 가격결정
② 사양제품 가격결정
③ 종속제품 가격결정
④ 묶음제품 가격결정

정답 38. ③ 39. ③ 40. ① 41. ① 42. ④ 43. ②

44. 다음의 고객분석에 관한 설명 중 틀린 것은?

① RFM분석은 고객과의 커뮤니케이션에 초점을 둔 분석이다.
② RFM에서 R은 Recency의 약자로 최근 구매일 관련 자료이다.
③ 평생고객가치는 고객의 등급을 정하는 기준을 제공한다.
④ 고객평생가치는 고객이 기업과의 평생거래에서 얻는 가치이다.

45. 다음 중 성격이 다른 판매촉진 도구는?

① 할인쿠폰　② 사은품
③ 샘플　④ 추첨

46. 다음 설명이 나타내는 것은?

의료서비스의 물리적 특성을 변경하지 않고, 의료의 질 또는 상품 브랜드 등 영업 방법상의 특징을 변화하여 소비자를 새롭게 조정하는 것

① 의료서비스 수정　② 의료서비스 재포지셔닝
③ 의료서비스 추가　④ 혁신상품 개발

47. 마케팅 환경분석에서 거시적 환경요인과 거리가 가장 먼 것은?

① 정치적 요인　② 기술적 요인
③ 사회문화적 요인　④ 시장점유율 요인

48. 다이렉트 마케팅은 고객관계관리(CRM)에서 매우 중요한 수단이다. 다음 중 관계마케팅과 전통적 마케팅의 차이에 관한 설명으로 옳지 않은 것은?

① 관계마케팅 : 고객유지 지향, 전통적 마케팅 : 단순판매 지향
② 관계마케팅 : 고객가치 중심, 전통적 마케팅 : 제품특성 중심
③ 관계마케팅 : 품질에 대한 생산직원의 관심, 전통적 마케팅 : 품질에 대한 전 직원의 관심
④ 관계마케팅 : 장기적 전망, 전통적 마케팅 : 단기적 전망

정답 44. ④ 45. ① 46. ② 47. ④ 48. ③

49. 의료서비스 상품의 수명주기 중 해당 서비스산업이 급속하게 성장하여 새로 개발한 서비스를 제공하고 있는 대부분 병원의 현금흐름이 흑자가 되는 상황을 볼 수 있는 단계는?

① 도입기　　② 성장기
③ 성숙기　　④ 쇠퇴기

50. 기업이 신제품을 개발하여 시장에 진출하고자 할 때 가장 빠르게 시장에 진입할 수 있는 방법은?

① 라이센스　　② 합병
③ 내부개발　　④ 프랜차이즈

51. 다음 사례의 표본추출방법은?

한방의료관광 경험자를 대상으로 고객만족도 조사를 하기 위해 학력과 연령, 성별에 따라 분류하고 각 집단의 크기에 비례하는 수만큼 무작위로 추출하였다.

① 판단표본추출법(Judgment Sampling)
② 할당표본추출법(Quota Sampling)
③ 층화표본추출법(Stratified Sampling)
④ 계통표본추출법(Systematic Sampling)

52. 신상품 콘셉트 개발 후 목표 부합 여부를 판단하는 사업성 평가 방식으로 가장 적합한 것은?

① 총 이익 추정　　② 총 매출액 추정
③ 총 비용 추정　　④ 총 인건비 추정

53. 일반재화와 비교한 의료서비스의 특징으로 틀린 것은?

① 유통경로가 다르다.　　② 품질의 평가가 상대적으로 어렵다.
③ 수요와 공급의 통제 및 제한이 많다.　　④ 가격경쟁이 빈번하게 발생한다.

54. 의료광고 금지규정 위반 여부의 필수 심의 대상이 아닌 것은?

① 전광판 광고　　② 현수막 광고
③ 홈페이지 주소 정보제공 광고　　④ 인터넷 뉴스서비스 광고

정답 49. ② 50. ① 51. ③ 52. ① 53. ④ 54. ③

55. 표적시장 선정 시 기업이 선택할 수 있는 마케팅 전략과 그에 대한 설명으로 옳지 않은 것은?

① 표적시장 선정 시 기업이 선택할 수 있는 마케팅 전략은 무차별적 마케팅, 차별적 마케팅, 집중적 마케팅으로 구분된다.
② 무차별적 마케팅 전략은 세분시장 간의 차이를 무시하고 하나의 제품으로 전체시장을 공략하는 전략이다.
③ 집중 마케팅은 여러 개의 표적시장을 선정하고 각각의 표적시장에 적합한 마케팅 전략을 개발한다.
④ 차별화 마케팅 전략은 소비자의 경제력과 연령 등에 따라 소비자들을 나누고 각 시장의 특성에 맞는 제품을 생산하고 이를 판매하는 마케팅 전략이다.

56. 다음의 마케팅 믹스 전략 중 가장 소극적인 것은?

① 기존의 상품을 경쟁자보다 약간 저렴하게 판매한다.
② 차별화된 서비스상품으로 표적시장을 집중공략한다.
③ 기존에 없던 서비스상품을 최초로 개발하여 출시한다.
④ 경쟁상대를 재포지셔닝시켜 자사 서비스를 차별화한다.

57. 커뮤니케이션 과정 순서로 올바른 것은?

① 발신자 → 메시지 → 부호화 → 수신자 → 해독화 → 반응 → 피드백
② 발신자 → 부호화 → 메시지 → 해독화 → 수신자 → 반응 → 피드백
③ 발신자 → 부호화 → 수신자 → 해독화 → 반응 → 메시지 → 피드백
④ 발신자 → 메시지 → 해독화 → 부호화 → 수신자 → 반응 → 피드백

58. 단일상품보다 다수상품들로 상품라인을 구성하는 이유와 거리가 가장 먼 것은?

① 소비자욕구의 충족 ② 원가우위 확보
③ 소비자의 가격민감도 ④ 경쟁자 진입의 저지

정답 55. ③ 56. ① 57. ② 58. ②

59. 다음 특징을 가지는 소비재 유형은?

> • 소비자 구매행동 : 강력한 상표 선호성과 충성도
> • 유통 : 시장지역에 소수의 판매점으로 독점적인 유통

① 편의품 ② 선매품
③ 전문품 ④ 비탐색품

60. 다음 중 웰니스(Wellness) 관광객 유형에 해당되는 것은?

① 중증치료 목적 추구 ② 경증치료 목적 추구
③ 일반 관광 목적 추구 ④ 의료 및 휴양 목적 추구

[제4과목] 관광서비스 지원관리

61. 문화이벤트와 가장 거리가 먼 것은?

① 퍼레이드 ② 종교행사
③ 산업전시회 ④ 축제

62. 국제관광통계에서 제외되는 비관광객에 해당하는 사람은?

① 국경지대에 거주하면서 인접국에 수시로 출・입국하는 국경통근자
② 친지방문, 보양을 위해 여행을 하는 사람
③ 사업상의 이유로 여행하는 사람
④ 24시간 이상 체재하며, 방문목적이 오락, 스포츠, 회의참석 등인 자

63. 다음 설명에 해당하는 호텔경영 방식은?

> 본사와 가맹점 간 계약을 맺어 본사는 상표권과 전반적 시스템 및 경영노하우를 제공하고, 가맹점은 그에 따른 수수료를 지불하는 형태로 가맹점의 경영권은 독립성이 유지된다.

① 단독경영 ② 임차경영
③ 위탁경영 ④ 프랜차이즈경영

정답 59. ③ 60. ④ 61. ③ 62. ① 63. ④

64. 관광진흥법령상 관광호텔업의 정의로 옳은 것은?

① 관광객의 숙박에 적합한 시설을 갖추어 관광객에게 이용하게 하고 숙박에 딸린 음식 · 운동 · 오락 · 휴양 · 공연 또는 연수에 적합한 시설 등을 함께 갖추어 관광객에게 이용하게 하는 업
② 한국전통의 건축물에 관광객의 숙박에 적합한 시설을 갖추거나 부대시설을 함께 갖추어 관광객에게 이용하게 하는 업
③ 관광객의 숙박에 적합한 시설을 소규모로 갖추고 숙박에 딸린 음식 · 운동 · 오락 · 휴양 또는 연수에 적합한 시설을 함께 갖추어 관광객에게 이용하게 하는 업
④ 의료관광객의 숙박에 적합한 시설 및 취사도구를 갖추거나 숙박에 딸린 음식 · 운동 또는 휴양에 적합한 시설을 함께 갖추어 주로 외국인 관광객에게 이용하게 하는 업

65. 관광안내소의 역할이 아닌 것은?

① 휴식을 취할 수 있는 휴게공간을 관광객에게 제공한다.
② 교통, 숙박, 공연 등에 대한 예약서비스를 관광객에게 제공한다.
③ 관광 정보를 관광객에게 제공한다.
④ 방문객을 공항에서 픽업하여 관광을 시켜준다.

66. 전자항공권의 장점과 가장 거리가 먼 것은?

① 항공권 분실을 걱정할 필요가 없다.
② 종이항공권 수령 시 발생할 수 있는 부대비용(우편료 등)이 발생하지 않는다.
③ 여러 사람의 여정/운임 영수증을 한 장으로 사용할 수 있다.
④ 항공사에서 전자항공권에 대한 특별할인 요금을 적용하여 종이항공권에 비해 저렴할 수 있다.

67. 외식산업의 성장요인과 가장 거리가 먼 것은?

① 경제성장과 국민소득 증대
② 여성의 사회진출 증가
③ 포장기술 및 설비의 발달
④ 수입규제 및 대내외적 경쟁력 약화

정답 64. ① 65. ④ 66. ③ 67. ④

68. 항공사업법령상 항공운송사업자에 해당하지 않는 것은?

① 국내항공운송사업자
② 국제항공운송사업자
③ 항공기사용사업자
④ 소형항공운송사업자

69. 표준여행약관상 계약의 구성에 해당하는 내용의 ( )에 적합한 것은?

여행계약은 여행계약서와 여행약관, ( )를 계약내용으로 한다.

① 결제영수증
② 여권
③ 여행일정표
④ 여권용 사진

70. 관광사업의 파급효과가 아닌 것은?

① 국제수지 개선효과
② 국외산업 진흥효과
③ 문화 관광자원 보호효과
④ 소득창출 및 지역경제 활성화효과

71. 관광진흥법령상 관광객 이용시설업은?

① 여객자동차터미널시설업
② 관광식당업
③ 관광극장유흥업
④ 관광공연장업

72. 의료관광에 대한 설명 중 옳지 않은 것은?

① 의료관광이란 건강을 위한 병원치료와 휴양 및 여가, 문화체험 등 다목적 관광을 일컫는다.
② 의료관광서비스 이용가격이 일반관광서비스에 비해 저렴한 편이며, 체류 일수가 짧은 편이다.
③ 의료관광 활성화를 위해 인프라 구축 및 법적 규제 완화, 의료관광 상품개발 등이 필요하다.
④ 의료관광상품은 질병치료, 미용성형의료, 휴양의료, 전통의료 등으로 분류된다.

73. FIT를 대상으로 한 아웃바운드 여행사의 수입원이 되기 어려운 것은?

① 선택관광 알선 수수료
② 숙박시설 알선 수수료
③ 쇼핑 알선 수수료
④ 항공권 판매 수수료

정답 68. ③ 69. ③ 70. ② 71. ④ 72. ② 73. ③

74. 다음 설명에 해당하는 것은?

> 교통약자 및 출입국우대자는 항공사의 체크인카운터에서 대상자임을 확인받은 후 전용 출국장을 이용할 수 있다.

① 셀프체크인 ② 셀프백드랍
③ 패스트트랙 ④ 자동출입국심사

75. 비수기 수요의 개발, 예약시스템의 도입 등은 관광서비스 특징 중 어떤 문제점을 극복하기 위한 전략으로 볼 수 있는가?

① 소멸성 ② 무형성
③ 비분리성 ④ 이질성

76. 다음 ( )에 알맞은 것은?

> 관광진흥법상 ( )란 관광객의 이해와 감상, 체험 기회를 제고하기 위하여 역사 · 문화 · 예술 · 자연 등 관광자원 전반에 대한 전문적인 해설을 제공하는 자를 말한다.

① 국내여행안내사 ② 관광통역안내사
③ 국회여행인솔자 ④ 문화관광해설사

77. 자동차 대여사업(Rent a Car)의 수요를 촉진시키기 위한 방법으로 가장 거리가 먼 것은?

① 영업거점의 확충 ② 영업시간의 확대
③ 여행사와 제휴강화 ④ 정가요금제도 도입

78. 다음에서 설명하는 관광의 유형은?

> 재난과 참상지를 보며 반성과 교훈을 얻는 관광으로, 미국 뉴욕 9.11테러 현장인 그라운드 제로나 유대인 학살 현장인 아우슈비츠 수용소를 관광자원화한 것을 예로 들 수 있다.

① Peace Tourism ② Dark Tourism
③ Heritage Tourism ④ Cultural Tourism

정답 74. ③ 75. ① 76. ④ 77. ④ 78. ②

79. 다음 설명에 해당하는 서비스는?

> 식당에 Open Kitchen을 조성하여 고객이 직접 조리과정을 지켜볼 수 있으며, 빠른 식사 제공이 가능하다.

① 프렌치 서비스(French Service)
② 게리동 서비스(Gueridon Service)
③ 아메리칸 서비스(American Service)
④ 카운터 서비스(Counter Service)

80. 관광에 관한 설명으로 옳지 않은 것은?

① 일상 생활권을 벗어나 다시 일상생활로 돌아올 때까지의 과정이다.
② 일반적으로 개인의 욕구충족을 위해 행하는 활동이다.
③ 관광지에서의 활동은 자발적인 선택으로만 이루어진다.
④ 관광지의 고유한 문화를 경험하는 활동이다.

[제5과목] 의학용어 및 질환의 이해

81. 1/2T, 1C, 1P로 표시되는 약물의 투여경로는?

① 구강　② 피부
③ 직장　④ 정맥 내

82. 남자아이의 경우, 태아시기에는 복강 내에 있던 고환이 출생과 함께 음낭으로 내려와야 하는데, 어떤 원인에 의하여 음낭까지 하강되지 않은 상태는?

① hydrocele　② cryptorchidism
③ hypospadia　④ phimosis

83. 실제 아무런 질환 없이 신체 동통이나 신체 불편함을 경험하는 것으로 건강에 대한 비합리적 두려움이나 불안함이 나타나는 증상은?

① Post-traumatic stress disorder　② psychosomatic disorder
③ hypochondriasis　④ conversion disorder

정답 79. ④ 80. ③ 81. ① 82. ② 83. ③

84. 결핵균의 감염여부를 확인할 수 있는 검사는?

① Schick test ② Mantoux test
③ Widal test ④ Coombs' test

85. 다음 기능을 하는 소화기계 장기의 연결이 옳지 않은 것은?

① 담즙의 생성 및 저장 - gallbladder
② 해독작용 - liver
③ 인슐린 및 소화효소 생성 - pancreas
④ 복강 내 장기 보호 - peritoneum

86. 다음 중 면역관련 기관에 해당하지 않는 것은?

① spleen ② lymph node
③ thymus gland ④ adrenal gland

87. 심장에 피를 공급하는 혈관이 막혀서 영양분을 공급받는 부위가 괴사에 빠지는 것은?

① 협심증 ② 고혈압 심장질환
③ 심근경색증 ④ 울혈성심부전

88. congestive heart failure에 대한 설명으로 옳은 것을 모두 고른 것은?

가. 심장이 적절한 양의 혈액을 펌프할 수 없다. 나. 심장을 둘러싸고 있는 동맥의 질환이다. 다. pulmonary edema의 원인이 된다. 라. 대동맥과 폐동맥 사이의 작은 관이 열려 있는 질환이다.

① 가, 나, 다 ② 가, 다
③ 나, 라 ④ 라

정답 84. ② 85. ① 86. ④ 87. ③ 88. ②

89. 수용성 조영제를 정맥으로 주입한 다음 일정 시간 경과 후 신장을 통하여 요로로 배설될 때 촬영하여 요로를 조영시키는 것은?

① cholecystography ② intravenous cholangiography
③ hysterosalpingography ④ intravenous pyelography

90. 안구 내의 압력 상승으로 시신경이 손상받는 질환은?

① cataract ② conjunctivitis
③ strabismus ④ glaucoma

91. 근육을 뼈에 연결시키는 결합조직은?

① fascia ② ligament
③ meniscus ④ tendon

92. 다음 중 비뇨기계통 수술명이 올바른 것은?

① circumcision : 고환적출술 ② prostatectomy : 전립선절제술
③ orchiectomy : 포경수술 ④ orchioplasty : 고환고정술

93. 속도를 나타내는 접두사는?

① latero ② terato
③ cyano ④ tachy

94. 다음 중 피부나 피부 부속기관에 속하지 않는 것은?

① iris ② subcutaneous tissue
③ sweat gland ④ dermis

95. 다음 중 임신과 관련된 용어와 가장 거리가 먼 것은?

① amniocentesis ② in vitro fertilization
③ cystoscopy ④ fetal monitoring

정답 89. ④ 90. ④ 91. ④ 92. ② 93. ④ 94. ① 95. ③

96. 암과 관련된 질환명이 바르게 연결된 것은?

① prostate cancer : 전립선암
② lung cancer : 심장암
③ thyroid cancer : 후두암
④ hepatoma : 위암

97. 머리뼈와 가장 바깥쪽 수막 사이에 혈액이 고인 것은?

① epidural hematoma
② intracerebral hematoma
③ subarachnoid hematoma
④ subdural hematoma

98. 부신피질의 가장 바깥층과 과립층에서 생성・분비되는 전해질 조절 스테로이드 호르몬은?

① cortisol
② aldosterone
③ corticosteroid
④ adrenalin

99. 다음 의학용어 중 수술에 대한 접미사가 들어 있는 것은?

① tachycardia
② insomnia
③ splenorrhaphy
④ bronchostenosis

100. 엑스선 촬영 시 위치와 방향에 관한 용어 중 '바로 누운-, 앙와위-(face up)'에 해당하는 것은?

① dorsal
② prone
③ superior
④ supine

정답 96. ① 97. ① 98. ② 99. ③ 100. ④

✓ 국제의료관광 코디네이터 기출문제(2022년 제2회)

[제1과목] 보건의료관광행정

01. 국제의료관광 코디네이터에게 요구되는 역량과 거리가 가장 먼 것은?

① 외국어 능력
② 문화적 역량
③ 임상적 진단 능력
④ 마케팅 지식과 능력

02. 의료 해외진출 및 외국인환자 유치 지원에 관한 법률 시행규칙상 외국인환자 유치의료 기관이 시·도지사에게 보고하여야 하는 전년도 사업실적 내용을 모두 고른 것은?

ㄱ. 외국인환자의 외래 방문일수	ㄴ. 외국인환자의 입국일 및 출국일
ㄷ. 외국인환자의 진료과목, 입원기간	ㄹ. 외국인환자의 국적, 성별 및 출생연도

① ㄱ, ㄴ, ㄷ
② ㄱ, ㄴ, ㄹ
③ ㄱ, ㄷ, ㄹ
④ ㄴ, ㄷ, ㄹ

03. 의료관광이 경제의 성장과 개발에 기여하는 요인으로 거리가 가장 먼 것은?

① 수명연장에 기여한다.
② 외화획득의 원천이 된다.
③ 조세수익의 원천이 된다.
④ 초기단계부터 보건투자에 기여한다.

04. 의료 해외진출 및 외국인환자 유치 지원에 관한 법률상 외국인환자 유치에 대한 등록에 관한 사항으로 옳은 것은?

① 외국인환자 유치에 대한 등록의 유효기간은 등록일부터 5년으로 한다.
② 외국인환자를 유치하려는 진료과목별로 전문의를 2명 이상 두는 것을 원칙으로 한다.
③ 외국인환자 유치에 대한 등록 및 갱신의 절차 등에 필요한 사항은 보건복지부령으로 정한다.
④ 보건복지부 장관은 외국인환자 유치의료기관 및 외국인환자 유치업자에게 등록증을 발급하여야 한다.

정답 01. ③ 02. ③ 03. ④ 04. ③

05. 다음에서 설명하는 지표는?

> • 이 지표는 지역사회에 대한 병원의 신뢰도를 나타내는 지표로 높을수록 신뢰도는 높으며 각종 검사 촬영 등이 많아 수익적 측면에서 많은 도움이 된다.
> • 전체 외래환자 중 초진환자가 차지하는 비율을 나타낸다.

① 응급환자율(%) ② 병상회전율(%)
③ 병상이용률(%) ④ 외래환자초진율(%)

06. 다음 특징에 해당하는 국가는?

> • 경제위기를 극복하기 위해 90년대부터 정부가 적극적으로 의료관광산업 육성
> • 아유르베다, 무술, 음식 등을 스파와 결합한 패키지상품인 문화스파(Cultural Spa) 개발
> • 의료서비스와 관광자원을 접목하여 자국의 브랜드 구축
> • 전통적인 마사지 서비스를 주요 웰니스 관광상품으로 활용

① 터키(튀르키예) ② 태국
③ 일본 ④ 캄보디아

07. 의료사고 피해구제 및 의료분쟁 조정 등에 관한 법률상 의료분쟁의 조정 및 중재에 관한 설명 중 틀린 것은?

① 의료분쟁 조정의 신청기간은 의료사고의 원인이 된 행위가 종료된 날부터 10년으로 한다.
② 의료분쟁 조정의 신청기간은 피해자나 그 법정대리인이 그 손해 및 가해자를 안 날부터 5년으로 한다.
③ 조정부는 사건의 조정절차가 개시된 날부터 90일 이내에 조정결정을 하여야 한다.
④ 의료분쟁의 당사자 또는 그 대리인은 보건복지부령으로 정하는 바에 따라 조정 중재원에 분쟁의 조정을 신청할 수 있다.

08. Caroll(2009)이 분류한 의료기관에서 발생할 수 있는 리스크 유형에 대한 내용이 틀린 것은?

① 의료진 리스크 - 환자 위급 시 대처부실
② 임상적 리스크 - 환자의 임상비밀 누출
③ 재정적 리스크 - 투자 손실, 치료비 미수
④ 자산관련 리스크 - 화재 및 자연재해 등으로 인한 자산 손실

정답 05. ④ 06. ② 07. ② 08. ①

09. 우리나라의 진료비 지불방식에 대한 설명으로 옳은 것은?

① 총액계약제와 일당지료비방식이 병행 운영되고 있다.
② 행위별수가제를 근간으로 일부 질병군에 대한 포괄수가제가 운영되고 있다.
③ 행위별수가제를 근간으로 인두제가 병행 운영되고 있다.
④ 일정기간 동안 공급자가 제공하는 의료 서비스에 대한 총비용을 사전에 책정하여 지불하는 총액계약제가 운영되고 있다.

10. 출입국관리법령상 체류자격 변경허가에 관한 사항으로 ( )에 알맞은 기준은?

주한외국공관(대사관과 영사관을 포함한다)과 국제기구의 직원 및 그의 가족은 그 신분이 변경되어 체류자격을 변경하려는 사람은 신분이 변경된 날부터 ( )일 이내에 법무부장관의 체류자격 변경허가를 받아야 한다.

① 7　② 30
③ 60　④ 90

11. 국제보험사가 피보험자 또는 의사, 의료기관 등에게 진료비 지불에 대하여 보증해 주는 서류로, 보험청구금 상환의 근거가 되는 것은?

① 지불 상세설명서(EOP)
② 수혜내역 설명서(EOB)
③ 진료비 지불보증서(GOP)
④ 진료비 명세서(Itemized Bill)

12. 의료법상 의료광고에 관한 사항으로 옳은 것은?

① 수술 장면 등 직접적인 시술행위를 노출하는 내용의 광고를 할 수 있다.
② 신의료기술에 대한 평가를 받지 않았더라도 신의료기술에 관한 광고를 할 수 있다.
③ 다른 의료기관 개설자, 의료기관의 장 또는 의료인의 기능 또는 진료 방법과 비교하는 내용의 광고를 할 수 있다.
④ 의료기관 개설자, 의료기관의 장 또는 의료인이 아닌 자는 의료에 관한 광고를 하지 못한다.

정답 09. ② 10. ② 11. ③ 12. ④

13. 재외동포의 출입국과 법적 지위에 관한 법률상 출입국과 체류에 관한 사항으로 틀린 것은?

① 재외동포체류자격에 따른 체류기간은 최장 3년까지로 한다.
② 국내거소신고를 한 외국국적동포가 체류기간 내에 출국하였다가 재입국하는 경우 재입국 허가가 필요하다.
③ 대한민국 안의 거소를 신고하거나 그 이전신고(移轉申告)를 한 외국국적동포에 대하여는 외국인등록과 체류지변경신고를 한 것으로 본다.
④ 재외동포체류자격을 부여받은 외국국적 동포의 취업이나 그 밖의 경제활동은 사회질서 또는 경제안정을 해치지 아니하는 범위에서 자유롭게 허용된다.

14. 의료분쟁은 다른 법적 분쟁과는 다르게 굉장히 특수한 성격을 띠고 있는데 그 성격으로는 의료행위의 특수성, 의료소송의 특수성, 의료행위의 적법성이 있다. 다음 중 의료소송의 특수성 요소에 해당하지 않는 것은?

① 형사사건화 경향
② 낮은 책임인정률
③ 낮은 화해(합의) 비율
④ 폐쇄성으로 인한 입증 곤란

15. 병원정보시스템의 주요 구성요소와 거리가 가장 먼 것은?

① 업무 및 재무 시스템
② 의무기록 시스템
③ 지역보건 시스템
④ 진료지원 시스템

16. 원무관리의 필요성이 증가하게 된 이유로 거리가 가장 먼 것은?

① 개인의원의 증가
② 진료과목 및 대상의 다양화
③ 병원 업무의 전문화 및 분업화
④ 의료보장제도의 확대 및 다변화

17. 리스크 관리 단계를 바르게 나열한 것은?

ㄱ. 리스크 대안 분석	ㄴ. 리스크 확인 및 분석
ㄷ. 리스크 관리방안 실행	ㄹ. 리스크 관리방안 선정
ㅁ. 리스크 관리방안 모니터링 및 개선	

① ㄱ → ㄴ → ㄷ → ㄹ → ㅁ
② ㄱ → ㄴ → ㄹ → ㄷ → ㅁ
③ ㄴ → ㄱ → ㄷ → ㄹ → ㅁ
④ ㄴ → ㄱ → ㄹ → ㄷ → ㅁ

정답 13. ② 14. ③ 15. ③ 16. ① 17. ④

18. 다음 중 우리나라 건강보험제도의 특징으로 옳은 것은?
① 자율가입 ② 장기보험
③ 보험급여 불균등 ④ 보험료 징수의 강제성

19. 관광진흥법령상 다음 ( )에 알맞은 내용은?

( )(이)란 국내 의료기관의 진료, 치료, 수술 등 의료서비스를 받는 환자와 그 동반자가 의료서비스와 병행하여 관광하는 것을 말한다.

① 의료관광 ② 의료개발
③ 의료활성화 ④ 의료프로세스

20. 리스크 관리의 기대효과와 거리가 가장 먼 것은?
① 손실비용 축소 ② 조직성과에 기여
③ 조직원의 사기저하 ④ 합리적이고 체계적인 대응

[제2과목] 보건의료서비스 지원관리

21. 임금 차등의 정당한 근거로 볼 수 없는 것은?
① 기술의 차이 ② 근무연수의 차이
③ 근무조건의 차이 ④ 성장해온 문화의 차이

22. 의료서비스의 질 평가 중 과정적 접근에 기초한 질 관리프로그램은?
① 신임제도 ② 면허제도
③ 의료이용도 조사 ④ 고객만족도 조사

23. 외국인환자가 자신의 건강습관과 인식의 문제점을 솔직히 나타내 보이는 행동은?
① 자기이해 ② 자기수용
③ 자기개방 ④ 자기주장

정답 18. ④ 19. ① 20. ③ 21. ④ 22. ③ 23. ③

24. 사우디아라비아의 의료체계는?

① 포괄형
② 자유기업형
③ 복지지향형
④ 사회주의형

25. 의료체계에 대한 설명 중 틀린 것은?

① 사회보험방식(National Health Insurance : NHI)은 보험료가 주요 운영 재원이다.
② 국가보건서비스방식(National Health Services : NHS)은 조세가 주요 운영 재원이다.
③ 미국은 공적의료보장이 아닌 민영보험방식의 의료체계 위주로 운영된다.
④ 국가보건서비스방식(NHS)은 상대적으로 양질의 의료서비스를 제공할 수 있으나 국민의료비억제기능이 취약하다는 단점을 가진다.

26. 의료서비스에 대한 설명 중 틀린 것은?

① 의료인 중심의 상품
② 진단과 치료가 본질적인 행위
③ 병원에서 제공되는 의료 및 진료 행위
④ 보건관련 전문인에 의한 신체적·정신적 안녕상태 보존 행위

27. 다음을 통해서 측정되는 서비스품질 요소는?

- 병원은 약속대로 서비스를 제공한다.
- 병원은 오류 없는 서비스를 고집한다.

① 유형성
② 대응성
③ 신뢰성
④ 확신성

28. 진료비 지불제도의 유형 중 포괄수가제에 관한 설명으로 틀린 것은?

① 의료비를 절감할 수 있다.
② 환자의 재원일수가 증가한다.
③ 의료비의 사전 예측이 가능하다.
④ 진료비 청구 및 심사업무가 간소화된다.

정답 24. ① 25. ④ 26. ① 27. ③ 28. ②

29. 외국인환자의 입원 전 단계에 진행되는 업무가 아닌 것은?

① 수술동의서를 요청한다.
② 보험사 회원여부를 확인한다.
③ 보험사로부터 지불보증서를 수신한다.
④ 수술견적서를 동봉하여 지불보증서를 요청한다.

30. SF-36척도는 어느 모델에 준한 것인가?

① 서브퀼모델
② MOS 모델
③ 도나베디안 모델
④ 건강관련 삶의 질 모델

31. 조직 내 비공식적 의사소통의 순기능과 거리가 가장 먼 것은?

① 조직 구성원들 간의 유대감 형성
② 개인의 인사 정보를 신속하게 전달
③ 인간관계 향상 및 사교적 분위기 증진
④ 공식채널에서 다루지 못하는 정보와 아이디어 발굴 가능

32. 세계보건기구(WHO)의 건강증진 원칙과 거리가 가장 먼 것은?

① 건강증진을 위한 환경개선 노력 지원
② 범사회적 동참을 유도하는 행정적 지원
③ 첨단 의료기기 활용의 확대로 건강증진을 위한 의료적 지원
④ 생활양식개선 등을 유도하는 건강증진 활동의 교육적 지원

33. 사증(VISA) 발급 지원절차에 해당하지 않는 것은?

① 진료비 입금계좌의 파악
② 초청장 발급을 위한 공증
③ 환자 동행자 동반 여부의 파악
④ 대한민국 사증 소유 여부의 파악

34. 만성질환의 특징과 거리가 가장 먼 것은?

① 원인이 명확하다.
② 기능장애를 동반한다.
③ 호전과 악화를 반복한다.
④ 유병률이 연령증가와 비례한다.

정답 29. ① 30. ④ 31. ② 32. ③ 33. ① 34. ①

35. 의원급 의료기관의 종류에 해당하지 않는 것은?

① 의원 ② 치과의원
③ 한의원 ④ 소아전문병원

36. 의료서비스 특성으로 옳은 것은?

① 무형성이 높다. ② 저장성이 높다.
③ 수요예측이 가능하다. ④ 기대와 실제성과의 일치성이 높다.

37. 의료관광에이전시의 역할이 아닌 것은?

① 환자의 대변자(Advocate) 역할 ② 의료기관들의 경쟁자(Rival) 역할
③ 환자에 대한 교육자(Educator) 역할 ④ 환자와 의료기관 연결의 다리(Bridge) 역할

38. 외국인환자에게 응대하는 방식으로 틀린 것은?

① 문화권별 차이를 인지한다.
② 환자의 표정에 의존해서 통증 정도를 파악한다.
③ 사전에 환자의 종교와 관련된 주의사항(음식 등)을 숙지한다.
④ 통역이나 코디네이터만 보지 말고 직접환자를 보면서 대화한다.

39. 의료진이 보호자와 의사소통 시 행동으로 적절하지 않은 것은?

① 보호자와 잦은 의사소통 시도 ② 보호자의 비협조 시 직설적 비판
③ 진료과정에서 보호자의 중요성 인지 ④ 환자나 보호자에게 상세한 설명 시도

40. 다음 설명이 의미하는 것은?

- 우발적인 사고에 대한 손실대비 및 경제적 필요를 충족시키기 위한 다수 경제주체의 공동기금 구성
- 피해자에게 상호부조의 성격으로 그 부담을 경감해 주는 제도

① 환불 ② 청구서
③ 보험 ④ 진료비

정답 35. ④ 36. ① 37. ② 38. ② 39. ② 40. ③

[제3과목] 보건의료관광 마케팅

41. 다음에서 설명하는 촉진예산 책정방법은?

> • 제한된 자금을 갖고 있는 기업에서 촉진을 위해 지나치게 많은 비용을 배분하지 않으려는 의도로 사용
> • 매년 회사의 자금사정에 따라 책정되는 것이기 때문에 장기간에 걸친 마케팅 계획을 수립하기에는 부적합

① 매출액 비례법　② 경쟁자 기준법
③ 가용예산 활용법　④ 목표 및 과업 기준법

42. 다음 중 설문지의 개별문항으로 적합하지 않은 것은?

> ㄱ. 귀하의 성별은?
> ㉮ 남자　㉯ 여자
> ㄴ. 귀하는 본 한방건강검진서비스의 적정가격은 어느 정도라고 생각하십니까?
> ㉮ 10만 원 미만　㉯ 10만 원~20만 원
> ㉰ 20만 원~50만 원　㉱ 50만 원 이상
> ㄷ. 귀하는 향후 한방건강검진서비스를 받을 의향이 있으십니까?
> ㉮ 있음　㉯ 없음
> ㉰ 모름
> ㄹ. 귀하의 자녀는 몇 명입니까?
> ㉮ 없음　㉯ 1명
> ㉰ 2명　㉱ 3명 이상

① ㄱ　② ㄴ
③ ㄷ　④ ㄹ

43. 거시적 환경에 해당하지 않는 것은?

① 경쟁업체 환경　② 정치법률적 환경
③ 인구통계적 환경　④ 사회문화적 환경

정답 41. ③ 42. ② 43. ①

44. 신제품 개발 시 소비자들에게는 이미 널리 알려진 제품이지만 기업에게는 신제품으로 분류되는 유형은?

① 제품개선
② 재포지셔닝
③ 제품수명주기
④ 제품계열의 추가 및 확장

45. 의료관광상품의 평가 중 고객 내원 후 지원사항이 아닌 것은?

① 외국인 고객의 방문계획 수립을 지원한다.
② 외국인 고객을 위한 전담 의료진이 편성되어 있다.
③ 외국인 고객을 위한 전용 병동을 운영하고 있다.
④ 외국인 고객이 내원 시 담당 코디네이터가 에스코트 서비스를 제공한다.

46. 다음 중 마케팅 믹스의 차원이 다른 하나는?

① PR/홍보/광고
② 판매촉진
③ 웹 프로모션
④ 브랜드 네이밍

47. 유통과정에서 중간상의 역할과 거리가 가장 먼 것은?

① 생산자와 소비자 사이의 교환과정을 촉진하는 역할을 한다.
② 생산자와 소비자 사이에서 수요와 공급을 조절하는 역할을 한다.
③ 생산자에게 적정 이윤을 보장하는 역할을 한다.
④ 생산자와 소비자 사이의 접촉횟수를 줄이는 역할을 한다.

48. 다음 설명에 해당하는 것은?

> 다양한 분석기법을 활용하여 고객 데이터로부터 개별고객의 가치, 욕구, 행동 패턴 등을 예측하여 고객만족을 위한 고객관리전략을 수립하고 고객과의 관계를 지속하는 마케팅 방식

① CRM
② CSR
③ RFM
④ EDLP

49. 다음 중 상대적인 고가전략이 효과적인 경우는?

① 경쟁상대의 추격이 쉬울수록
② 기존 상품과 차별성이 작을수록
③ 서비스기업의 이미지가 낮을수록
④ 서비스품질 수준과 보장성이 높을수록

정답 44. ④ 45. ① 46. ④ 47. ③ 48. ① 49. ④

50. 통합적 마케팅 커뮤니케이션이 이루어지는 과정으로 옳은 것은?

① 발신자 → 메시지 → 부호화 → 수신자 → 해독화 → 반응 → 피드백
② 발신자 → 부호화 → 메시지 → 해독화 → 수신자 → 반응 → 피드백
③ 발신자 → 부호화 → 반응 → 수신자 → 해독화 → 메시지 → 피드백
④ 발신자 → 메시지 → 부호화 → 해독화 → 반응 → 수신자 → 피드백

51. 마케팅에서 시장크기를 분석하는 방법에 해당하는 것은?

① 시장수요예측　② 가격분석
③ 홍보분석　④ 포지셔닝

52. 시장세분화를 위한 소비자의 행동분석적 요인에 해당되지 않는 것은?

① 편익　② 생애주기
③ 제품사용경험　④ 제품의 사용정도

53. 다음 중 높은 선별성, 상호작용성, 저비용의 이점을 가지는 광고매체는?

① TV광고　② 옥외광고
③ 인터넷광고　④ 인쇄매체광고

54. 유통경로전략을 수립할 때 일반적으로 직접유통경로(또는 유통단계의 축소)를 선택하는 경우와 거리가 가장 먼 것은?

① 경쟁의 차별화를 시도할수록　② 제품이 표준화되어 있을수록
③ 제품의 기술적 복잡성이 클수록　④ 소비자의 지리적 분산정도가 낮을수록

55. 의료관광 신상품 개발 프로세스로 옳은 것은?

ㄱ. 전략적 분석 및 계획	ㄴ. 아이디어 창출
ㄷ. 시장조사	ㄹ. 상품콘셉트 개발 및 평가
ㅁ. 신상품 개발 및 상품화	

① ㄱ → ㄴ → ㄷ → ㄹ → ㅁ　② ㄱ → ㄷ → ㄴ → ㄹ → ㅁ
③ ㄴ → ㄱ → ㄷ → ㄹ → ㅁ　④ ㄴ → ㄱ → ㄹ → ㄷ → ㅁ

정답 50. ② 51. ① 52. ② 53. ③ 54. ② 55. ②

56. 마케팅 커뮤니케이션 활동인 촉진믹스(Promotion Mix)와 거리가 가장 먼 것은?

① 광고 ② 구매시점 진열
③ PR(Public Relations) ④ 선별적 유통점포 개설

57. 다음 중 가격결정 방법과 거리가 가장 먼 것은?

① 판매유도 가격결정 ② 원가중심 가격결정
③ 경쟁자중심 가격결정 ④ 소비자중심 가격결정

58. 신상품의 테스트와 사후평가에 대한 설명으로 틀린 것은?

① 사후평가는 잠식화(Cannibalization)에 대한 분석까지 포함된다.
② 사후평가에는 신상품의 판매량 및 수익예측이 포함된다.
③ 신상품 테스트에 실험시장기법이 포함되는 것이 바람직하다.
④ 실험시장기법은 전문가에게 신상품 시장전망을 묻는 기법이다.

59. 비공식적인 커뮤니케이션으로 구매의사결정과정에서 의료관광객에 의해 높은 신뢰성을 가진 정보로 간주되는 것은?

① PR(Public Relation) ② 구전
③ 광고방송 ④ 텔레마케팅

60. 시장세분화의 조건과 이에 대한 설명으로 틀린 것은?

① 측정가능성 : 세분시장의 규모와 구매력을 측정할 수 있는 정도
② 접근가능성 : 일정기간 일관성 있는 특징을 지녀야 함
③ 실체성 : 세분시장의 규모가 수익을 내기 충분해야 함
④ 실행가능성 : 세분시장 공략을 위한 마케팅 믹스의 개발가능성

정답 56. ④ 57. ① 58. ④ 59. ② 60. ②

[제4과목] 관광서비스 지원관리

61. 공연안내서비스에 대한 설명으로 틀린 것은?

① 문화예술 매개체를 통한 접근이 직접적인 제품광고에 비해 소비자의 거부감을 높일 수 있다.
② 관광공연장업이란 관광객을 위하여 적합한 공연시설을 갖추고 공연물을 공연하면서 관광객에게 식사와 주류를 판매하는 업이다.
③ 문화예술을 여타 관련 산업의 소비를 진작시키는 파급효과를 가지고 있다.
④ 한 국가의 경쟁력이 물질적, 경제적 요인에서 문화적 요인으로 전환되고 있다.

62. 한국표준산업분류상 음식점업(소분류)에 포함되지 않는 것은?

① 제과점
② 커피 전문점
③ 치킨 전문점
④ 출장 음식 서비스업

63. 관광진흥법령상 관광객 이용시설업의 종류를 모두 고른 것은?

ㄱ. 종합휴양업	ㄴ. 관광펜션업
ㄷ. 관광공연장업	ㄹ. 자동차야영장업

① ㄱ, ㄷ
② ㄱ, ㄴ, ㄹ
③ ㄱ, ㄷ, ㄹ
④ ㄴ, ㄷ, ㄹ

64. 관광이벤트에 관한 설명으로 틀린 것은?

① 관광적인 요소와 테마를 지닌 것을 의미한다.
② 관광객을 유인할 수 있는 매력이 있어야 한다.
③ 관광상품 가치와 목적에 부합하지 않아도 된다.
④ 이벤트의 성격이 독특하여 관광상품 매력을 발휘해야 한다.

정답 61. ① 62. ② 63. ③ 64. ③

65. 항공업무에서 예약코드 중 "HS"가 뜻하는 상태는?

① 대기자로 예약할 경우 사용하는 코드
② 좌석을 판매한 상태로 Confirm을 나타내는 코드
③ 좌석 및 부대 서비스 요청 시 사용하는 가장 기본적인 요청코드
④ 해당 항공사는 취소 전문을 전송하지 않고 TOPAS PNR상에서만 해당 여정 취소 코드

66. Maslow의 인간욕구단계 중에서 관광객의 관광동기와 가장 연관성이 높은 것은?

① 생리적 욕구
② 사회적 욕구
③ 자아실현의 욕구
④ 소속과 애정의 욕구

67. 관광주체와 관광객체 사이를 연결해주는 관광매체가 아닌 것은?

① 여행사
② 교통수단
③ 관광안내소
④ 관광목적지

68. 관광산업에 대한 설명으로 틀린 것은?

① 재화와 서비스를 생산하는 산업적, 상업적 활동의 총체이다.
② 관광욕구 만족을 위한 서비스 기업, 조직, 시설로 이루어진 집합체이다.
③ 재화와 서비스는 외래관광객에 의해서만 소비된다.
④ 관광객의 체험을 구성하는데 조합되는 모든 요소를 의미한다.

69. 관광종사원에 대한 설명으로 틀린 것은?

① 관광종사원은 업무의 영역을 폭넓게 파악해야 한다.
② 관광종사원은 특별한 전문성을 갖추기 위해 투철한 관광 마인드를 가져야 한다.
③ 관광종사원은 관광객을 간접적으로 대면하는 종사원을 말한다.
④ 관광종사원은 관광객과 함께 관광현장에 존재하고 관광객의 관광경험의 일부가 된다.

정답 65. ② 66. ③ 67. ④ 68. ③ 69. ③

70. 관광자원의 유형별 특성에 대한 설명으로 틀린 것은?

① 위락적 관광자원은 이용자 중심형 자원으로서 인공적 시설물이 가미된 것을 말한다.
② 산업적 관광자원 가운데 주목받는 것은 한 지역 혹은 생활문화를 엿볼 수 있는 재래시장이다.
③ 사회적 관광자원은 유형의 자원도 있으나, 형태가 보이지 않는 무형의 자원도 다수 포함된다.
④ 자연적 관광자원은 삼림욕, 목장, 어촌, 농장 등으로서 훌륭한 자연교육의 기회를 제공한다.

71. 고객만족도 조사의 3원칙이 아닌 것은?

① 계속성의 원칙
② 정량성의 원칙
③ 정확성의 원칙
④ 서비스성의 원칙

72. 외식업의 특성과 거리가 가장 먼 것은?

① 신규진입장벽이 낮다.
② 소품종 대량생산의 주문판매 사업이다.
③ 인적 구성요소의 비중이 큰 노동집약적 산업이다.
④ 점포위치에 따라 경영에 영향을 받아 입지지향적 특성을 가진다.

73. 호텔 경영방식에 의한 요금제도 중 경영자 입장에서 다음과 같은 장점이 있는 요금제도는?

• 객실수입 외 식음료매출 증대	• 식사고객의 수요예측이 가능하여 원가절감
• 회계절차 간소화	• 한정된 메뉴작성으로 조리사에 대한 인건비 감소

① 듀얼요금제도(Dual Plan)
② 미국식 요금제도(American Plan)
③ 유럽식 요금제도(European Plan)
④ 대륙식 요금제도(Continental Plan)

정답 70. ④ 71. ④ 72. ② 73. ②

74. 관광산업에서 여행사의 시스템구조가 틀린 것은?

① 현지 가이드 – Tour Conductor
② 소매 여행사 – Retail Travel Agency
③ 현지 여행사 – Local Travel Agency
④ 도매 여행사 – Wholesale Travel Agency

75. 관광교통의 종류와 특징이 바르게 연결된 것은?

① 전세관광버스 : 대량인원 수송이 가능하고, 고속성의 특징을 갖고 있다.
② 크루즈 : 숙박 · 음식 · 위락 등 관광객을 위한 시설을 갖추고 수려한 관광지를 여행한다.
③ 기차 : 가장 신속하고 안전하나 연착이 발행하는 경우가 빈번하여 정시성 확보가 어렵다.
④ 항공 : 가장 불안전하다는 특징을 갖고 있으며 저가로 이동이 가능하고 쾌적하지 않다는 단점이 있다.

76. 항공운송업에 대한 설명으로 틀린 것은?

① 부정기항공사는 비정기적으로 화물을 운송한다.
② 정기항공사의 주요 목적은 전세기를 운항하는 것이다.
③ 부정기항공운송사업은 정기항공운송사업 외의 항공운송사업을 말한다.
④ 정기항공사란 한 지점과 다른 지점 사이에 노선을 정하고 정기적으로 항공기를 운항하는 항공운송사업이다.

77. 관광진흥법령상 다음에서 설명하는 호텔업의 종류는?

> 배낭여행객 등 개별 관광객의 숙박에 적합한 시설로서 샤워장, 취사장 등의 편의시설과 외국인 및 내국인 관광객을 위한 문화 · 정보 교류시설 등을 함께 갖추어 이용하게 하는 업

① 호스텔업
② 관광펜션업
③ 의료관광호텔업
④ 한국전통호텔업

78. 관광서비스의 특성이 아닌 것은?

① 무형성
② 계절성
③ 저장성
④ 생산과 소비의 동시성

정답 74. ① 75. ② 76. ② 77. ① 78. ③

79. 관광정보에 관한 설명으로 옳은 것은?

① 관광정보는 절대적이고 보편적인 가치를 전달한다.
② 관광객들은 관광정보를 통하여 관광자원을 인지하고 이해한다.
③ 관광정보는 공급측면에서 관광객의 욕구를 충족시키고 목적 지향적인 관광활동을 위하여 가치있는 형태로 처리, 생산, 전달되는 관광관련 정보이다.
④ 관광정보는 수요측면에서 관광객들이 관광행동을 선택, 결정하는데 필요로 하는 정보를 제공할 목적으로 관광객들의 경험에 대한 정보를 수집한다.

80. 세계관광기구(UNWTO)가 정한 관광객(Tourist)의 방문국 체류시간 기준은?

① 6시간 이상
② 12시간 이상
③ 18시간 이상
④ 24시간 이상

[제5과목] 의학용어 및 질환의 이해

81. 정맥으로 주입된 조영제가 신장에서부터 요로로 배설되는 것을 방사선으로 촬영하여 신장의 각종 질환을 진단하는 검사법은?

① cholecystography
② pneumoencephalography
③ intravenous pyelography
④ digital subtraction angiography

82. 다음에서 설명하는 질환을 뜻하는 용어는?

> 스트레스, 흡연, 바이러스 감염, 약물, 과도한 알코올 섭취 등으로 위 내벽에 생기는 염증으로 복부팽만, 복통, 소화불량, 구역질 등의 증세를 보인다.

① gastritis
② hepatitis
③ stomatitis
④ stomach cancer

83. 뼈의 화학적 조성에 변화가 없는 상태에서 뼈의 전체 양이 병적으로 감소된 상태로 뼈의 무기질과 단백질이 줄어들어 뼈 조직이 엉성해지는 증상은?

① sprain
② dislocation
③ osteoporosis
④ osteoarthritis

정답 79. ② 80. ④ 81. ③ 82. ① 83. ③

84. 부정맥(arrythmia) 종류에 해당하지 않는 것은?

① flutter　② fibrillation
③ heart block　④ regurgitation

85. 종양실질세포가 상피성 조직에서 유래한 악성종양은?

① sarcoma　② neuroma
③ carcinoma　④ granuloma

86. 부고환에 생긴 염증은?

① vasitis　② orchitis
③ prostatitis　④ epididymitis

87. 여성 생식기 계통의 수술명 중 틀린 것은?

① myomectomy : 근종적출술　② salpingotomy : 난관결찰술
③ hysterectomy : 자궁절제술　④ ovariectomy : 난소절제술

88. '관절'을 의미하는 연결형은?

① glyc/o　② cyst/o
③ arthr/o　④ erythr/o

89. 약물복용 횟수와 관련된 용어가 아닌 것은?

① qd　② po
③ bid　④ qid

90. 뇌와 척수를 덮고 있는 뇌(척)수막의 감염으로 열, 두통, 오한, 구토 등의 증세를 보이는 질환을 나타내는 용어는?

① meningitis　② hematoma
③ meningioma　④ cerebral infarction

정답 84. ④ 85. ③ 86. ④ 87. ② 88. ③ 89. ② 90. ①

91. 접미사 '-ectomy'가 의미하는 것은?

① origin ② excision
③ repair ④ deficiency

92. 조혈기관의 급성 혹은 만성적 악성질환으로 골수와 혈액 내에 비정상적인 백혈구들이 나타나는 질환은?

① leukemia ② hemophilia
③ lymphoma ④ polycythemia

93. 정신건강의학과에서 사용하는 정신질환 용어의 의미가 틀린 것은?

① autism : 자폐증 ② anxiety : 불안
③ depression : 우울증 ④ schizophrenia : 양극성 장애

94. 숨 쉴 때 공기가 드나들며 후두에서 폐로 연결된 관모양의 부위는?

① pleura ② trachea
③ larynx ④ nasal cavity

95. 혈액 중의 항체에 의해 매개되는 면역으로 항원이 처리되는 반응을 말하는 것은?

① natural immunity ② humoral
③ cell-mediated ④ macrophage phagocytosis

96. 신장을 절제하는 수술명은?

① nephropexy ② nephrectomy
③ nephrostomy ④ nephrorrhaphy

정답 91. ② 92. ① 93. ④ 94. ② 95. ② 96. ②

97. 진피(dermis)에 관한 설명을 모두 고른 것은?

ㄱ. 멜라닌을 분비하는 멜라닌 세포가 있음
ㄴ. 딱딱한 단백물질인 케라틴으로 차 있는 각질세포가 있음
ㄷ. 진피의 섬유는 주로 질기고 유연한 교원질섬유로 이루어져 있음
ㄹ. 진피에는 혈관, 신경섬유와 부속기관(털주머니, 땀샘, 피지샘)이 있음

① ㄱ, ㄴ
② ㄱ, ㄹ
③ ㄴ, ㄷ
④ ㄷ, ㄹ

98. exernal ear에 해당하는 해부학적 구조로만 나열된 것은?

① cerumen, auricle
② oval window, auricle
③ external auditory meatus, auricle
④ auricle, tympanic membrane, cochlea

99. 진단용어가 바르게 연결된 것은?

① colitis : 췌장염
② goiter : 왜소증
③ pancreatitis : 대장염
④ diabetes mellitus : 당뇨병

100. 다음의 약어 중 의미가 틀린 것은?

① CT : 컴퓨터방사선촬영
② IVP : 정맥신우조영술
③ PET : 양전자방출단층촬영술
④ MRA : 자기공명 혈관조영술

정답 97. ④ 98. ③ 99. ④ 100. ①

참고문헌

류정걸(2011), 병원관리실무, 백천.

산업연구원(2013), 의료관광산업의 국제경쟁력 분석과 정책과제, 산업경제정보.

안상윤 · 문상식 · 오상환(2013), 보건의사소통, 보문각.

이정학(2013), 서비스경영 4판, 기문사.

이정학(2013), 관광마케팅 2판, 기문사.

이정학(2013), 관광학원론 3판, 대왕사.

이정학(2011), 축제이벤트 2판, 대왕사.

이정학(2012), 호텔경영의 이해, 기문사.

정부대표 블로그 정책공감.

피에르 제르마, 김혜경 역(2000), 세계의 최초들 1, 하늘연못.

한국관광공사(2013), 2012 한국 의료 및 관광서비스 만족도 조사.

한국관광공사(2014), 2013 한국의료관광총람.

한국산업보건진흥원(2014), 2012 외국인환자통계.

한국의료분쟁조정중재원(2014), 2013년 의료분쟁 조정 · 중재 통계연보.

현대경제연구원(2013), 성장동력으로서의 의료관광산업육성을 위한 제도적 개선방안.

Boon, L.E., David l. Kurtz(2001), Contemporary Marketing, 10th ed., Fort Worth, Tex.: Harcourt College Publishers.

Connell, John(2006), Medical tourism: Sea, sun, sand and... surgery, Tourism Management, 27(Jan. 1): 1093-1100.

Goeldner Charles R., Brenr Ritchie, J.R., & Mcintosh(2001), Tourism, John Wiley & Sons, Inc.

Henderson, J.C.(2003), Healthcare Tourism in Southeast Asia, Tourism Review International, 7(3-4): 111-121.

Lovelock, C.H., & Wirtz, J.(2004), Service Marketing, 5th ed., Pearson Education International.

Medical Overseas(2014), Asia top in medical tourism industry Because Low Medical Cost, July 30.

Mckinsey(2008), Mapping the market for medical travel, The Mckinsey Quarterly, May.

OECD(2014), Health at Glance 2013.

Stephanie(2013), Top Countries for Medical Tourism in Asia, January 29.

UIA(2014), International Meetings Statistics Report for the Year 2013.

UNWTO(2008), International Recommendations for Tourism Statistics 2008.

찾아보기

N

O

P

Q

R

ㄴ

ㄷ

ㄹ

저자약력

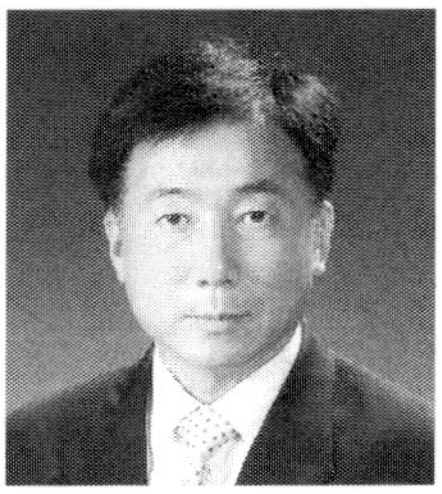

이 정 학

〈학력 및 주요 경력〉

- 동아대학교 관광경영학과 졸업(1987)
- 동아대학교 경영대학원(관광경영전공) 경영학석사(1999)
- 동아대학교 대학원 관광경영학과 관광경영학박사(2004)
- Hyatt Regency Pusan(특1급) 등 10여 년 근무
- 2000~2020년 울산과학대학교 교수(명예퇴직)

〈그 외 경력〉

- 2006~2010년 울산광역시 시정자문위원(문화관광분야)
- 2008~2011년 한국관광협회중앙회 정책자문위원
- 울산광역시 문화관광해설사 선정 심사위원
- 울산 세계옹기문화엑스포 조직위원
- 울산지역 각종 축제 자문 및 추진위원
- 울산시 고래관광산업진흥기획단 위원
- 동해안권(울산, 경상북도, 강원도) 발전 공동협의회 위원
- 울산관광수기공모전 심사위원
- 관광통역안내사 자격시험 출제위원
- 울산 관광상품 개발 공모전 심사위원
- 문화관광해설사 배치위원회 위원
- 동해안권 발전 공동협의회 위원
- 동남권(부산, 울산, 경남) 관광협의회 위원
- 울산 시티투어 자문 및 평가위원
- 울산방문의 해 추진협의회 위원
- 사)태화강생태관광협의회 대표
- 울산광역시 의정자문 위원
- 한국관광레저학회 부회장

〈수상경력〉

- 경기대학교 주최 전국 대학생 관광학술논문 발표대회 우수상 수상(1985)
- 문교부 후원 제10회 전국 대학생학술연구대회 사회과학분야 장려상 수상(1985)
- 세계 관광의 날 경상북도 관광협회 표창장 받음(1994)
- 2008 관광의 날 문화체육관광부 장관 표창장 받음(2008)
- 2017 울산방문의 해 표창패 받음(2017)

〈저서〉

- 호텔식음료실무론, 기문사, 1998
- 서비스경영, 기문사, 2001. 2판(2006), 3판(2009), 4판(2013), 5판(2016)
- 국제매너, 기문사, 2001
- 호텔경영의 이해, 기문사, 2002. 2판(2008), 3판(2010), 4판(2015)
- 관광마케팅, 기문사, 2003. 2판(2008), 3판(2015)
- 호텔식음료실습, 기문사, 2004. 2판(2008), 3판(2012)
- 주류학개론, 기문사, 2005. 2판(2012)
- 외식사업경영실무론, 대왕사, 2005. 2판(2011)
- 관광학원론, 대왕사, 2005. 2판(2010), 3판(2013), 4판(2015)
- 현대사회와 매너, 기문사, 2006
- 호텔연회관리론, 기문사, 2006
- 축제이벤트, 대왕사, 2008. 2판(2011)
- 에티켓과 매너, 기문사, 2009
- 서비스마케팅, 대왕사, 2009
- 문화관광의 이해, 대왕사, 2011
- 레저의 이해, 대왕사, 2012
- 가비에서 카페라떼까지(한국 커피와 다방의 사회문화사), 대왕사, 2012
- 호텔연회 & 컨벤션 실무, 기문사, 2013
- 마케팅전략72계, 백산출판사, 2014
- 호텔객실실무, 기문사, 2014
- 의료관광학개론, 백산출판사, 2015
- 방어진 근대의 길을 걷다, 울산발전연구원, 2016

이 은 지

〈학력 및 경력〉

- 울산대학교 경영학과 졸업(2012)
- 부산대학교 대학원 관광컨벤션학과 석사(2014)
- 부산대학교 BK21사업 참여연구원
- 부산대학교 대학원 관광컨벤션학과 박사 수료
- 울산발전연구원 연구원 근무
- 현) 울산과학대학교 강사

〈주요 논문〉

- 의료관광도시에 대한 잠재외국인 의료관광객의 정서적 도시이미지, 도시명품지수, 의료관광위험지각, 방문의도간의 관계연구: 메디컬호텔 이용의도의 조절효과와 함께(2014년 한국호텔외식경영학회 최우수 논문 선정) 외 다수

저자와의
합의하에
인지첩부
생략

의료관광학개론

2015년 5월 6일 초 판 1쇄 발행
2023년 6월 10일 제3판 1쇄 발행

지은이 이정학 · 이은지
펴낸이 진욱상
펴낸곳 백산출판사
교 정 성인숙
본문디자인 이문희
표지디자인 오정은

등 록 1974년 1월 9일 제406-1974-000001호
주 소 경기도 파주시 회동길 370(백산빌딩 3층)
전 화 02-914-1621(代)
팩 스 031-955-9911
이메일 edit@ibaeksan.kr
홈페이지 www.ibaeksan.kr

ISBN 979-11-6639-354-9 93980
값 26,000원